百年*协和*护理

PUMCH's 100 Years of Nursing Excellence

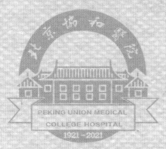

迈向协和新百年

PUMCH's 100 Years of Nursing Excellence

百年协和护理
——献礼北京协和医院百年华诞

主　审　张抒扬

主　编　吴欣娟　郭　娜

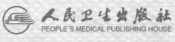

人民卫生出版社
PEOPLE'S MEDICAL PUBLISHING HOUSE

·北　京·

图书在版编目（CIP）数据

百年协和护理 / 吴欣娟，郭娜主编. —北京：人民卫生出版社，2021.4

ISBN 978-7-117-31429-9

Ⅰ. ①百… Ⅱ. ①吴… ②郭… Ⅲ. ①北京协和医院—护理学—研究 Ⅳ. ①R47

中国版本图书馆 CIP 数据核字（2021）第 056275 号

人卫智网	www.ipmph.com	医学教育、学术、考试、健康，购书智慧智能综合服务平台
人卫官网	www.pmph.com	人卫官方资讯发布平台

百年协和护理

Bainian Xiehe Huli

主　　编：吴欣娟　郭　娜
出版发行：人民卫生出版社　（中继线 010-59780011）
地　　址：北京市朝阳区潘家园南里 19 号
邮　　编：100021
E - mail：pmph @ pmph.com
购书热线：010-59787592　010-59787584　010-65264830
印　　刷：北京盛通印刷股份有限公司
经　　销：新华书店
开　　本：710×1000　1/16　印张：28
字　　数：351 千字
版　　次：2021 年 4 月第 1 版
印　　次：2021 年 4 月第 1 次印刷
标准书号：ISBN 978-7-117-31429-9
定　　价：169.00 元

打击盗版举报电话：010-59787491　E-mail：WQ @ pmph.com
质量问题联系电话：010-59787234　E-mail：zhiliang @ pmph.com

编委会

5

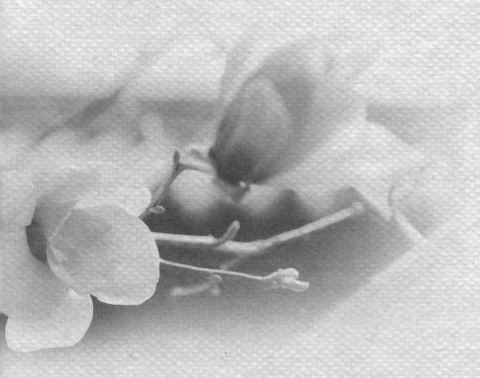

序

北京协和医院不仅是培养医学大师的摇篮，也是培养护理精英、护理领军人才的摇篮。一百载风雨洗礼，协和护理人栉风沐雨、历练成钢，一路上有传承、有变革、有创新、有突破，先后涌现出聂毓禅、王琇瑛、陈坤惕、陈淑坚、林宝善、黄人健、李纯、孙秀霞等众多护理领军人才。一代又一代的协和护理人攻坚克难、务实创新，为祖国的护理事业发展做出了突出贡献，留下了宝贵的精神遗产与护理足迹，也成为了协和金字招牌的重要部分。

大"护"精诚，永怀恻隐行"护"之心，这是协和护理人广施人道、不分贵贱的工作情怀；苟利国家生死已，岂因祸福避趋之，这是协和护理人激昂高亢的爱国长歌；雄关漫道真如铁，而今迈步从头越，这是协和护理人在笃定实干、守正创新的铿锵进行曲；国难天灾，从容奔赴，这是国家有难、协和有责的华丽咏叹调；扎根边区，奉献青春，这是协和护理人无畏艰险、忧国忧民的济世情怀；科学改变思维，创新引领护理，这是协和护理人与时俱进、开拓进取的稳健步伐；一枝独放不是春，百花齐放香满园，这是协和护理人以护理事业发展为己任的胸怀与格局。

作为中国护理事业的摇篮，协和始终坚持高标准、严要求，用科学管理推进护理质量持续改善，以行动提升协和精度；用规范培养搭建优秀护理人才梯队，以实力攀登协和高度；用暖心服务给予广大患者细致呵护，以关爱打造协和温度。希望新一代协和护理人承载责任与使命，不断探索、传承精进，为协和新百年和新时代卫生健康事业发展再续华丽篇章！

北京协和医院名誉院长
中国科学院院士
中国科协副主席
中华医学会常务副会长

2021年3月

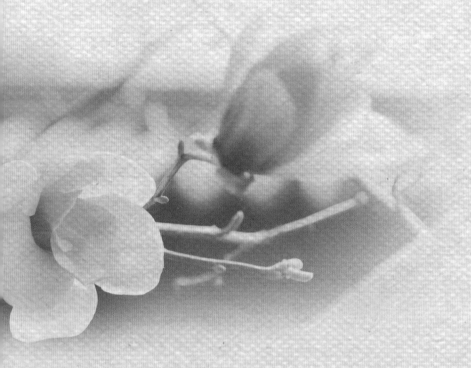

前　言

二十世纪初，美国洛克菲勒基金会创立了北京协和医院和与之匹配的高级护士学校。协和不仅是培养医学大师的摇篮，也是培养护理精英和领军人才的摇篮。一百年来，协和护理人砥砺奋进，为推进中国护理事业的发展谱写了浓墨重彩的华章。

时光荏苒，岁月如歌，2021年9月，北京协和医院迎来建院百年华诞。在建院100周年之际，协和护理人回首往昔，梳理百年来协和护理走过的轨迹，特组织编写《百年协和护理》一书，将对协和护理的深情与热爱凝结于字里行间。

《百年协和护理》图文并茂地记录了协和护理发展历程中的珍贵瞬间，也折射出中国护理事业的发展轨迹。本着尊重历史、求真求实的原则，本书编写小组查阅了大量文献，包括院史馆馆藏资料、公开发表的护理刊物等，采访了护理前辈，对书中所涉及的人物、历史事件及时间进行反复核实，争取最大限度还原历史。

《百年协和护理》以时间为主线编纂，通过历史记忆、峥嵘岁月、改革开放、继往开来四个版块，生动再现了不同历史时期协和护士担负的使命与责任，展现出护理专业的广度、深度与温度，鼓舞和激励后来者继承和发扬前辈优良传统，将护理精神继续传承和发扬光大，使护理事业不断开拓创新和持续发展。

在本书编纂过程中，得到医院领导、护理前辈、中国医学科学院档案中心及诸多方面的鼎力支持，在此表示衷心的感谢！限于篇幅、时间和人力等因素，只能通过某些人物、故事、案例来反映，不妥之处恳请护理前辈、护理同仁及所有关心协和护理发展的朋友们批评指正。

风疾浪涌征帆举，云蒸霞蔚日华新。全体协和护士将秉承历久弥新的协和精神，怀揣希望与梦想，坚守誓言与初心，在传承中发展、在探索中前行、在创新中超越，为推动中国护理事业的发展作出更大贡献！

北京协和医院护理部
2021年2月

目 录

历史记忆

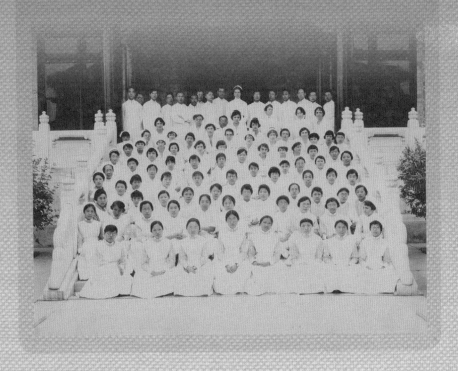

协和——梦开始的地方

　　1917年，由美国洛克菲勒基金会创办的北京协和医学院（Peking Union Medical College，PUMC）奠基。他们以美国约翰·霍普金斯医院为标准，立志把这所医学院打造成为与霍普金斯比肩的全球医学教育典范。因此，筹建一所与医学院培养目标相匹配的高级护士学校，也成为他们的东方梦想。

筹建北京协和医院——不惜工本，精打细磨

在协和的历史上，有一个名字不得不提，他就是洛克菲勒——世界最有影响的慈善家之一。弗雷德里克·盖茨是促使洛克菲勒把财富投向慈善事业的关键人物。而且，盖茨对中国怀有浓厚的兴趣。在二十世纪初，他向洛克菲勒建议，在中国投资兴建一所综合性大学，以推动中国教育事业的发展。洛克菲勒二世对此非常重视，连续三次派出考察团来到中国，最终决定在中国投资医学教育，并在北平购买豫王府建造一座医学殿堂——协和。

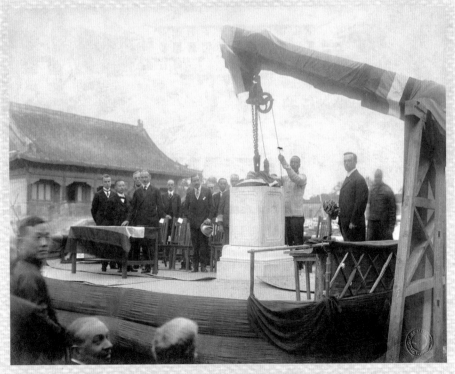

1917 年 9 月 24 日北京协和医学院解剖楼南墙奠基

豫王府位于北京的东单三条，最早是豫亲王多铎的王府。清亡民国立，传到豫亲王端镇时，已家道中落，经济窘迫。1916年，端镇不得不将豫王府卖给了洛克菲勒基金会。

基金会最初计划建造医院的预算是150万美元。设计师在王府建筑的设计理念上，建起了中西合璧、用料考究、设施完善的协和建筑群，并从美国购买了当时最先进的装修材料、家具设施以及各种先进的医学设备，最终花费750万美元。

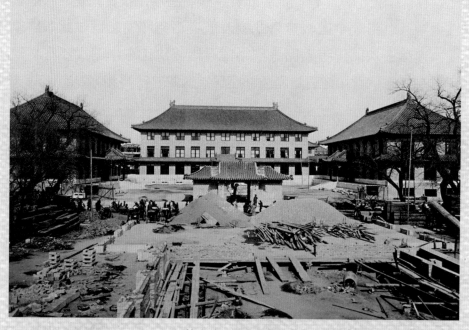

协和施工时的情景

协和建筑群有14座主楼，考虑到医疗、教学和科研的需要，从病房、教室到实验室，用的都是当时最考究的西式设备。院内的供电以及给排水等都有独立的系统，即使某个楼或某个房间的管路出现问题，也不会影响其他区域，这也是医院建筑系统最关键的一部分。医院的时钟设计也别具匠心，不管走到协和的哪个地方，都可以方便地看到走廊里的壁钟。全院的壁钟属于子钟，与会议室母钟相连。通过母钟可调节全院各个子钟的快慢，所以，在协和的任何角落，时间都是一致的。设计师还特意设计了总钥匙和分总钥匙，由专人保管。当夜间值班工作需要时，总钥匙可以打开全院任何一个房间；每个楼层的负责人可以用分总钥匙打开相应楼层的任意房间，但无法用于其他楼层。这就保证了整个院区的安全和秩序。

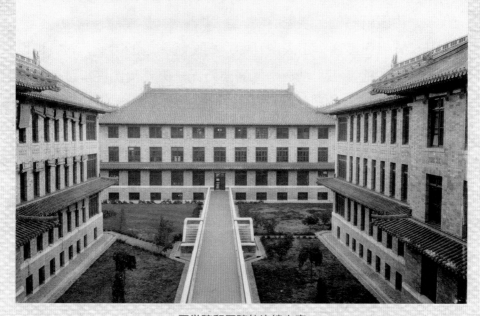

医学院和医院的连接走廊

协和所有门廊和大门进口处，都由匠人按中国传统工艺描画了红、蓝、绿、金的彩绘，整体建筑最大限度的保留了中国古典设计。建造团队特别聘请来以前在皇宫里工作过的工匠，重开官窑烧制琉璃瓦。那覆盖着绿色琉璃瓦屋顶的楼群，远远望去，就像一座"绿城"。南门门口的一对卧狮是当年豫王府拆除时唯一保留下来的物件。

开业典礼——浓墨重彩，巨匠云集

1921 年 9 月 16 日，北京协和医院开业典礼在人们的期待中如期而至。宾客包括来自欧洲、美洲、亚洲部分国家的大学校长和教授、洛克菲勒二世、洛氏驻华医社代表、洛氏基金会会长、中国政府代表、中国著名的医学家等。

开幕式当日凌晨，工人便开始打扫医院周边的街道，对各种设施进行最后的检查和调试，确保盛典万无一失。美国驻华董事会秘书曾如此描述当日的典礼："初秋的北京分外美丽，胡同里不像平日那样尘土飞扬。透过明朗的天空，远处的西山山色如黛，近处的紫禁城金色屋顶熠熠生辉。与这些相比，绿色琉璃屋顶的豫王府——我们新的医院耸立其中，毫不逊色。"

开业典礼当天，工人们早早做好了拉响礼炮的准备。护士们穿着整齐的制服站在广场西侧，和来自不同国家的协和同事们共同期待着医院拉开新的帷幕。开幕式后的大合影成为了北京协和医院永恒的诞辰纪念。

开幕式的隆重还表现在同时举行的国际医学学术会议上，会议安排了为期一周的主题广泛的学术前沿讲座、临床展示和科学研讨会。当时《纽约时报》形容这是一场国际医学名家"无可比拟的知识巨匠的聚会"。

洛克菲勒二世在开业典礼上宣读了父亲的贺电："所有走进协和的人，望你们心存服务与奉献的精神。也祝这所医院发挥更大的作用，促进中国人民的身体、心理和精神之健康。"

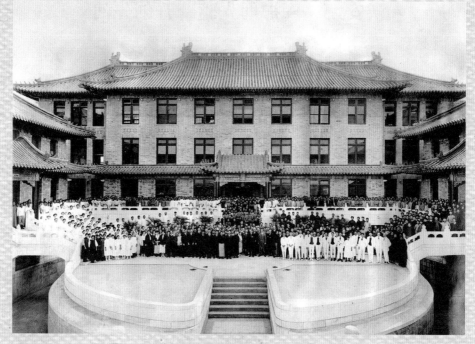

1921 年 9 月 16 日开业典礼合影

沃安娜——护理先驱，开创先河

长期以来，护理被认为是门槛较低的行业。直至 1860 年，南丁格尔创办了世界上第一所正规的护士学校，护理教育才逐步实现从学徒制培养向学历教育的转变。

如果医疗决定一家医院的高度，那么护理则展现了它的温度和厚度。全球的高等护理教育从二十世纪初才真正起步。1909 年，明尼苏达大学开办了大学水平的护理教育，并于 1919 年开始授予学士学位。1920 年，全美国也只有 11 个本科学历的护理培训项目。

1919 年，年仅 29 岁的沃安娜得到了洛克菲勒基金会的邀请，来到中国筹办北京协和医学院护士学校。沃安娜于 1920 年担任护士学校校长，并于此后兼任北京协和医院首任护理部主任。作为当时美国为数不多接受过高等教育的女性，沃安娜一生的梦想就是能在大学建立高等护理教育体系，并为此进行了一系列开拓性的努力。而她朝着梦想迈出的第一步，就在中国，中国也由此成为世界上最早开展本科护理教育的国家之一。

当时的中国，教会医院训练的护士主要是男护士。对于中国父母来说，让女儿去接触男性患者的身体，是无法接受的事情。当时中国社会中受过良好教育的女性根本就不认为护理是一个职业。但协和希望沃安娜能够创新建立一所"以培养女护士为主"的学校，因为他们认为女性在照顾患者方面比男性更适合。沃安娜果断摒弃了当时通行的陈腐习惯，制订了协和护校的课程与管理规范，使用约翰·霍普金斯医院的护士培训教材，全英文教学，无论是教师水平还是教学内容都与当时的国际水平相当，高标准、严要求、高质量成为协和护校的办学方针。协和对护理学生的入学资质要求严格，年满 18 岁、未婚、中学毕业以及精通英语是基本要求，还要通过包括数学在内的一系列考试。符合标准的人并不多，尽管如此也不放松要求。1920 年 9 月协和护校开始招生时，第一批只招收到 3 名女生。在协和学习还要经历严格的淘汰制，最终只有 1 名学生毕业。因此，1920 年协和护校一经成立，就迅速站在了全国乃至全球护理教育的前沿，开创了中国高等护理教育的先河。

为了筹建护校和北京协和医院，沃安娜废寝忘食。她不懂中文，中美的文化差异也常常给她带来困扰。为了尽快适应在协和的工作，她花了大量的时间收集和学习中国社会和医疗护理的相关资料，下班后时常留在办公室查阅资料。夜班工作人员巡夜时，经常看到她午夜 12 点仍在工作。功夫不负有心人，经过沃安娜和同事们的精心筹备，北京协和医院于 1921 年正式开业。

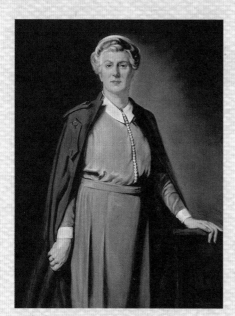

沃安娜简介

沃安娜

（Anna D.Wolf）

1911 年于古彻学院获得学士学位

1915 年于约翰·霍普金斯医院护校获得护理培训证书

1916 年于哥伦比亚大学师范学院获得硕士学位

1919 年来华筹建北京协和医学院护士学校

1920—1925 年任北京协和医学院护士学校校长

1921—1925 年任北京协和医院护理部主任

护理工作报告——一份珍藏百年的历史记忆

有一份 1921 年的护理工作报告，一直静静地躺在北京协和医学院档案室里。

这份报告是由北京协和医院首任护理部主任沃安娜女士亲自撰写，记录了 1920 年底至 1921 年底北京协和医院筹建及开业后的工作情况，其中很多珍贵的细节向我们展示了协和最初的模样。这份报告记录了建院之初的工作情况，也开启了协和为患者提供世界一流护理服务的伟大理想。

THE NURSING SERVICE.

The hospital year 1920-21 marks many changes in the nursing service of the hospital. With the work in the Hsin Kai Lu Hospital, with the opening of clinics for obstetrical and gynecological patients and infants and two wards of the new hospital, and with the constant preparations for moving into the new buildings, the activities of the nursing staff have been widely divided.

All of the work in the old hospital has been under the able direction of Miss Ruth Ingram, the assistant superintendent of nurses. The many changes in the visiting staff—which obviously mean changes in routine and technique—has necessitated a larger group of foreign nurses as head nurses. A foreign nurse has also been in charge of the eye clinic and the ear, nose and throat clinic.

As formerly, the greatest part of the nursing service in the men's wards has been done by men nurses, both graduates and undergraduates. As our men's school is not open to the admission of new students, the number has been inadequate for the care of all men patients. We have been glad to obtain the services of three graduates of other schools, but even with this addition to our staff, we have had to enlarge it further by the use of dressers, some of whom have had partial nurses' training, and by the use of orderlies. These men relieve the nurses of much of the routine work in the wards and out-patient clinics of the hospital. The surgical out-patient department has been under the supervision of one of our graduate men nurses whose work has been very commendable.

As the private ward of the Hsin Kai Lu Hospital has been unusually busy throughout the year, an increased number of nurses has been necessary. Graduate Chinese women nurses under the supervision of a foreign trained nurse, have provided all the service on this ward. It has been most gratifying to note the results of the work of these nurses, on whom we shall in the future largely depend for our nursing service.

In the new hospital the first call upon our service was made by the obstetrical and gynecological department in the opening of an out-patient clinic. A foreign nurse was put in charge, but later, with the development of that clinic and also a clinic for children under two years of age, a Chinese graduate nurse was added to the staff.

The opening of the isolation ward in late January necessitated the services of two private nurses, and during the spring as the number of patients increased, a staff of Chinese and foreign nurses was engaged for the care of these patients.

Also during January a floor of the new private patient pavilion was opened, and a foreign head nurse put in charge with the assistance of three foreign staff nurses and one Chinese graduate nurse.

Instruction has been given to nineteen men nurses. Lectures, classes and demonstrations have been arranged according to the prescribed curriculum, and have been given by doctors and nurses. In addition to nursing subjects, English has been taught these students, as that language is used exclusively in all written reports and charts. Five of our men students graduated in June, 1921, having previously passed the N. A. C. examinations, and six other students took the examinations this spring. On account of illness one student withdrew from the school, three were dismissed and one readmitted to the intermediate class. This leaves a total of eleven students in this school.

Although the school for women nurses opened this fall, no nursing service has been given by them to the hospital, their school work being totally in the class room.

The death of Miss Frances Stockett Hall, who was night supervisor of the Hsin Kai Lu Hospital, was a great loss to us. Up to the time of her illness in early March, she gave her service devotedly to her work, and her loss is mourned deeply.

Miss Martha Schaur resigned from the staff to be married, and left the service the end of December, 1920.

Since November, eight foreign graduate nurses have spent full time in language study, giving relief whenever their services were required.

This report indicates the variety of demands which have been made upon the nursing service and gives in brief the adjustments by which these demands have been met. The geographical unity of the new hospital buildings will do much to simplify the problem in the future, and the completion of this initial language study term for most of the foreign nurses places us in greater readiness to deal successfully with the nursing side of the hospital service.

1921 年的护理工作报告

建院之初，北京协和医院共设立 10 个护理单元，包括 8 个病房、门诊和手术室，这些护理单元从 1921 年初开始试运行，各项护理工作流程也在试运行过程中不断完善，工作人员数量逐渐增加。

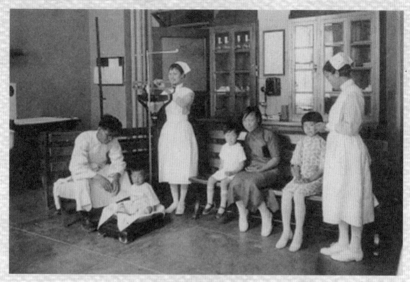

门诊护士接诊小患儿

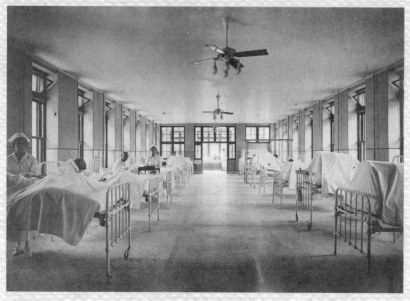

宽敞明亮的病房

北京协和医院开业时，医院共聘任中外护士 68 人，其中外籍人员 30 人。当时护理部有管理人员 4 人，包括护理部主任沃安娜，第一副主任盈路德（Ruth Ingram，后来成为协和第二任护校校长和护理部主任）主管病房工作，第二副主任 Mary Purcell 主管门诊工作，还有夜班督导的 Virginia Harrell。当时，美国的很多护士学校都没有专职培训老师。沃安娜在协和聘请了 Mary Louise Beaty 和 Lila Dalrymple 作为专职培训老师，负责护校学生及医院护士的培训。同时，医院还设护士长 9 人。中国护士中女护士 21 人、男护士 17 人。开业之初，协和护士来自于中国的 20 家和美国、加拿大的 28 家医院。

为了使护士们的工作达到统一的标准，北京协和医院设置了 50 小时完善的理论及临床培训课。医院定期对所有护士进行考核，如果他们不能持续进步以满足医院的发展需要，将被劝退。如果其他医疗机构需要帮助时，协和也会根据情况，建议护士或学生到其他地方工作。采取这一政策，一方面，医院希望中国护士把他们在协和的培训经历作为在其他医院和护理机构担任重要职位的准备；同时也希望未来他们可以把自己在协和学到的经验传授给更多的护理人员，以提高中国整体的护理服务质量。

医院为新入职的护士开设英语培训课程，所有入职不到一年的中国护士都有学习英语的机会。此项目鼓励所有在这里工作并希望提高英语水平的人参加。

隔离病房在 1921 年初的试运行阶段启用。出于对感染控制的考虑，病房区域相对独立，对医疗流程进行了合理规划，并聘任 2 名优秀护士提供护理服务。1922 年初，随着患者数量增多，又增加了 5 名护士照顾这些隔离患者。

护理部非常高兴能够邀请到外籍护士长及护士来协和工作，这些护理人员都具有丰富的经验和对工作的极大热情。尽管这些外籍护士在临床工作中还需要做许多调整，但他们在与中国护士的合作中，能够迅速克服困难，为医院工作作出贡献。比如一些外籍护士利用业余时间支援门诊，更多地与中国患者交流，消除彼此在沟通上的障碍。

在年度报告的最后，沃安娜女士满怀信心地写道：通过大家的努力，协和的护理服务质量将在未来不断提高。

自此，北京协和医院的传奇故事拉开帷幕，一代代协和护理人也用自己的努力，书写着属于自己时代的护理篇章。

北京协和医院

"三线"风格与"勤、慎、警、护"

　　北京协和医院的护理管理一直以严格著称，从最基本的病室规范到细致的规章制度，是百年来协和护理水平保持领先的先决条件。护理前辈们口传心授，其中病室规范中的"三线风格"是令护士们印象深刻制度之一。

　　"勤、慎、警、护"是北京协和医学院护士学校的校训，也是百年来支撑协和护理人走到今天的核心理念。该怎样理解其中的精髓呢？如果问护士们对这四个字的理解，他们会回答的通俗恳切：勤就是勤奋，就是护士不怕苦不怕累；慎就是对待工作要谨慎，每一项工作都是人命关天的大事；警就是时刻警醒，发现患者有什么异常，观察要仔细，眼睛要随时发现问题；护就是要细心照顾，解除患者的痛苦。从建院初期起，协和护士们真的把"勤、慎、警、护"落到了实处。

三代外籍护理部主任创建协和护理管理制度

　　北京协和医院的前三位护理部主任都是美国人，她们分别是沃安娜、盈路德和胡智敏（Gertrude E.Hodgman）。三位主任的到来，为协和乃至中国的护理发展带来了春天。

　　沃安娜主任的管理风格以严格著称，每天她都会亲自到各个护理单元督导，对于每一位护士的要求都非常严格。据曾经在老协和工作过的美国护士回忆，每当看到沃安娜来查房的身影，都会莫名地紧张。沃安娜口袋里总会揣着一副纯白的手套，她会随时带上手套检查病室的清洁程度，包括病房的走廊扶手、患者的床旁座椅、护士站的台面等，如果触摸到灰尘，当班护士就会受到严厉的批评。因此，每一位护士工作时都会非常谨慎仔细地完成相关工作，不敢打一点折扣。

　　盈路德于 1925 年接任为北京协和医院第二任护理部主任，为协和护理发展开启了新的篇章。

　　盈路德是出生于中国的美籍护士，由于长期居住在中国，她可以讲流利的汉语，在中国没有任何的沟通障碍。受中国文化的熏陶，她越来越喜欢中国的生活方式和工作。1920 年，由于出色的管理才能，盈路德得到沃安娜的赏识，曾协助沃安娜创建北京协和医院。

　　她总是操着一口流利的北京腔，在查房及工作中与大家打成一片，但是高大的身材及金发碧眼又分外引人注目，很多患者时常对这位"京腔"老外投来疑惑的目光，但是瞬间又被她的亲切吸引，她总是这样散发着个人独特的魅力。盈路德于 1929 年离开中国回到美国工作。

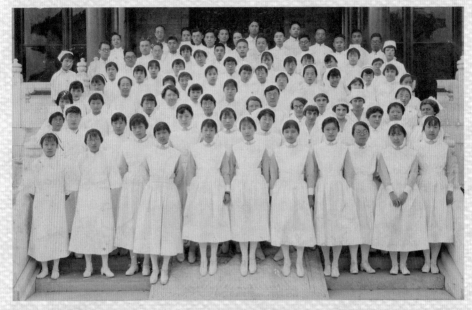

1926 年全体护士合影

　　胡智敏是第三任护理部主任。她毕业于美国瓦萨大学和普金斯医学院护士学校，曾任耶鲁大学护理系主任，有着丰富的护理工作经历。胡智敏任职期间，和之前一样，护理部设立第一、第二副主任，分别负责病房及门诊护理工作的督查，并解决日常工作中的问题。在职十年间，胡智敏女士为各专科聘请专人担任授课和督导员职务，加强病室行政管理和青年护士的培训工作，维持协和高级护士水准。这样的设置也使严格管理、精益求精的精神植根于每一位协和护士的思想中。

　　三位护理部主任将美国先进的护理理念与中国国情相结合，制订了一系列规章制度及操作规程。老协和的每个病房里都有一本"绿皮书"，在其绿色的封面上印着"Hospital Routine"，这是一套严格的医院规章制度和各种技术操作规程，它体现了当时医院标准化管理的高度。各科护士都必须按照"绿皮书"上的护理常规进行操作，包括整理病房环境。病房环境一直是老协和的一道亮丽的风景线，走进协和的病房，一切都是那么井然有序。每次晨间护理之后，所有的开窗角度都是一条线；床单洁白平展，枕头开口、暖瓶把手、小茶壶壶嘴都是朝着一个方向，并且呈一条线；病床的轮子统一向里，也是笔直的一条线。协和的护士们就是在这种"三线"一致的风格下，日复一日为患者提供着优质的护理服务。

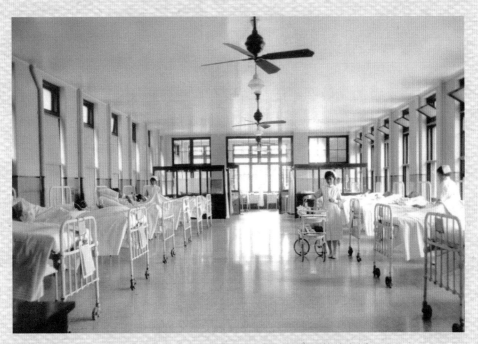

病房宽敞明亮，开窗角度保持一致，病床摆放整齐划一

"三线"风格是协和病室规范化管理的缩影，直到二十一世纪的今天，北京协和医院病室里硬件设施十分完善，同时对于病室规范的管理要求仍旧沿袭了"三线"风格的传统。时代变迁，变化的是病室内设施，不变的是协和护理人对规范化护理标准的坚守；规范的病室管理不仅仅是让患者有温馨舒适的就医环境，更是对预防医院感染的高度重视，也是严谨求精的协和精神的具体体现。协和护士除了在规章制度、操作规程、病室规范等的落实执行方面一丝不苟，在治疗护理、患者照顾、健康教育等工作中也处处散发着人文气息，"勤、慎、警、护"是其精华所在。

勤——"勤奋学习，勤劳工作，勤俭生活，勤于思考，勤于发现和解决问题。"

在建院之初，医院要求所有的护士必须住在医院宿舍，这样的安排使临床有需求时，护士们都能迅速赶到患者身边。护士的班次也是根据患者的需要调整的，每日6点白班护士就要到病房，参与晨间护理，协助患者洗漱，完成更换床单等工作。由于建院初期人力有限，护士都要连续上一个月的夜班才能够换成白班，这是对护士精力和体力的挑战。夜间他们一丝不苟的工作，白天在病房顶层的值班室休息，如遇突发情况，他们随时会被唤醒，支援病房工作。在建院之初，每位护士平均每周工作52小时，1925年后才调整为46小时。

据一位协和老护士回忆，第一次进入病房时，她被分配到一间有八位患者的病室，其中包括四位卧床患者。八位患者的晨间护理需要在1小时内完成，包括整理床单位、更换被服、为卧床患者擦澡、更衣等等。在协和上班就是分秒必争，行走如飞。这样若干年后，协和护士的行走速度都很快。护士们每日几乎一刻不停地在患者床旁忙前忙后，下班回到宿舍后才感到全身疲惫，很多年轻护士经常来不及更换便装就倒在床上睡着了。

慎——"工作谨慎小心，严格执行操作步骤，一个人工作时更要慎独。"

协和护理从百年前创立之初到现在，都离不开谨慎工作的氛围和对一切护理行为的严格要求。

建院之初，医院高度重视护士对临床工作的执行情况。当时外籍医护所占比例较大，需要快速提高中国籍护士的英语能力，才能更好的沟通和配合，便于精准执行各项护理操作。医院制订了明确的教学计划，开设专门的课程，仅在 1922 至 1923 年一年间，就有 16 名护士在不同的科室、病房接受临床英语指导。所有入职不到一年的中国护士都必须学习英语，并且鼓励所有在院的希望提高英语水平的人参加这些课程。医院设立的所有培训课程均采取英文教学，参考书亦为英文原版。早期医院和学校中大多数外籍教师不懂中文，只能用英文讲授，医院的病历、处方、化验报告以及各种护理表格也均为英文。如此培养出的协和护士，不仅具备专业的临床护理能力，同时具备良好的英文听、说、读、写能力。

所有新护士在接受 50 个小时的护理流程培训中，每个病房还会配备一名受过外国医院培训的主管护士协助管理，定期对护士进行培训与考察，如果考核不合格，会与本人沟通并劝退。

老协和对于护士的工作细节也有着严格的要求。毕业于协和医学院、后成为妇产科专家的叶惠芳博士曾撰文回忆当年的协和护士："护士们的行动教育了我们医学生，我们初到病房，就处处受到护士的指点和帮助。例如，工作时病房必须安静、整齐；椅子挪动时要端起来；打开抽屉后要轻轻关；走路要抬起腿，不能发出鞋拖地的声音；关门要用手扶着轻轻闭上或推开，绝不允许门窗、桌

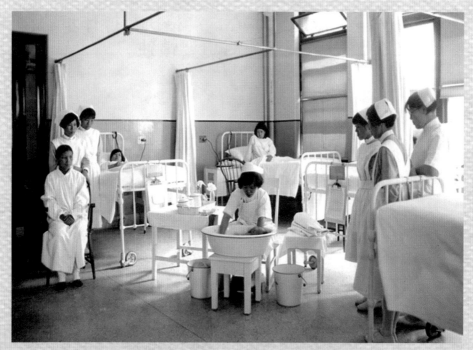

为新护士、护生示教新生儿沐浴和测量体重

椅乒乓乱响，惊动患者。夜里只能踮着脚走。总之，绝对不会发生在病房大声嬉闹、互开玩笑和扎堆聊天的情况。护士陪我们去检查患者，先要把患者四周的布帘拉上，灯光调节好，轻声告诉患者，然后帮助患者把检查的部位显露好，检查完立即为患者盖好……"这些都是协和护士保持至今的优良传统。协和护理的优良传统体现在护士们的一举一动中，时时刻刻严于律己，将患者的舒适放在首位，为患者提供安静、舒适的就医环境已成为协和护士们心照不宣的行为准则。

随着护理人才的不断储备及护理事业的发展，医院逐步建立了更加规范的护理规章制度。时代进步，病室环境及设施不断发展更新，"绿皮书"对病室规范的要求始终是协和护理人不懈的坚守与追求。

警——"严密观察病情进展，警惕患者情绪变化，保持高度的责任感，灵敏机警地处理问题。"

在北京协和医院，对护士观察能力的要求非常高。由于护士在患者身边的时间更多，很多病情变化的征兆都是被护士敏锐捕捉到的。即使是倒便盆也并不是一件简单的工作：要观察患者的大便颜色是否正常，有无血液、胆汁、黏液等。在晨间护理中，年轻护士跟随老师和护士长，在完成护理工作的同时，还要善于与患者沟通和观察判断，熟悉不同疾病的变化规律和早期征象，以便早期发现或预见病情发展，赢得救治时机。

"警"字当头，除了体现在对患者病情的观察外，还体现在护理工作中保持高度的责任感。一位年轻护士在婴儿室工作期间，有一名婴儿因使用羊奶喂哺而导致严重消化不良。一天下午，护士长交代说："停喂羊奶，一会儿有母乳送来。"到了喂奶时间，母乳还没有到，这名年轻护士没有沟通就将羊奶喂给了婴儿。沃安娜主任得知此事后对这位年轻护士说："做护士应当认真负责，一丝不苟，善于思考和解决问题，不能擅自更改护士长的指导。"这位护士后来无论大事小事都严格要求自己，并把这种时时警醒的工作作风落实到每一项护理工作中。

护——"用真心、爱心、责任心呵护患者，照顾并尊重患者的生活习惯，尽力使其身心舒适和迅速康复。"

在工作中，护理部要求护士们要结合实际为每一位患者制订个性化的护理方案，将心理学、社会学知识应用到临床护理工作中。在护理患者的过程中通过交谈和观察，了解其社会和家庭背景、是否有思想顾虑等，全方位照顾患者，促进其康复。此外，还要向患者宣传预防为主的思想以及出院后如何保持身心健康的方法等。这些细节都是现在整体护理思想的体现，在当时也是非常先进的。

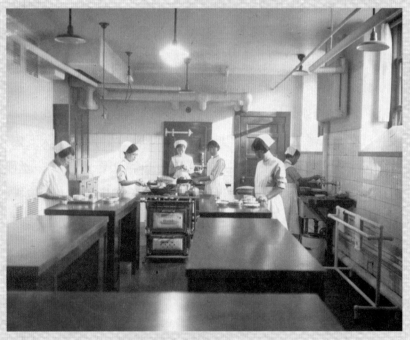

护士学习如何为患者进行营养配餐

协和要求护士和患者接触要有和蔼的态度，使患者感到温暖，护士亲自为患者进行营养配餐，强调"三分治疗，七分护理"。

在 1924 年第一期《协医校刊》中，瑞典籍的护理系学生令瑞雅（Svea Lindberg）描述了协和的圣诞节："节前一周，大家开始准备节日庆祝活动。在平安夜，当我走进病房，推开了一扇贴着红纸的门，红纸上面用中文表达着圣诞节到来的喜悦之情。在病房内，我看见一棵装饰着各种彩色灯泡的圣诞树，每间病房的门都被装饰成供圣诞老人出入的壁炉。圣诞节早晨 5 点，护士们唱着圣诞歌从病房穿过。9 点，圣诞老人再次出现，给每位患者、医生以及护士发放礼物。下午 3-4 点，在门诊部举办了儿童聚会，背景中传来圣诞颂歌，圣诞老人从火炉中跳出，和孩子们游戏。孩子们小辫子上扎着鲜艳的丝带，从厚厚的棉衣中伸出稚嫩的小手，捧着圣诞老人的礼物，欢快的笑声充满整个诊室。"严寒的冬日里，护士们精心准备的节日庆祝如同圣诞老人火红的装扮一般，温暖着患儿，也温暖了整座医院。临床的护士老师经常会强调，英文中的"hospital（医院）"和"hospitality（好客、热情）"十分相近，医院就是患者的新"家"，要尊重患者，给予他们家人般的照顾。

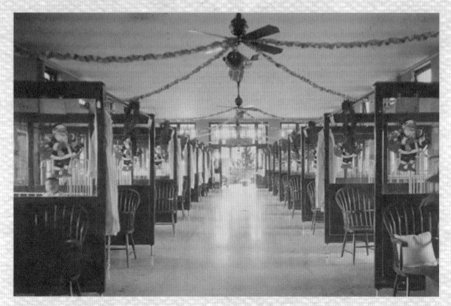

充满圣诞节气氛的病房

浓厚的学术氛围，严谨的治学态度，使北京协和医院成为全国护理人员的向往之地。自 1925 年起，北京协和医院护理师资和公共卫生护理进修班开始招生。培训班多为 9 个月，还有为期 4 个月的营养护士、手术室护士进修班，平均每年招收 200 名进修护士，为提高全国护理质量起到重要作用。有些进修生曾前往美国参观考察，她们认为北京协和医院的护理质量比当时美国一些医院还要好。

"勤、慎、警、护"四个字代表了北京协和医院建院之初对护理工作的严格要求，也代表了护士们高水准的护理水平。正是这种一丝不苟、精益求精的态度和精神，使得协和护理成为专业领域的优秀范例。一代代协和护士始终秉承这样的高标准，不断为患者提供着更加专业且温暖的服务。

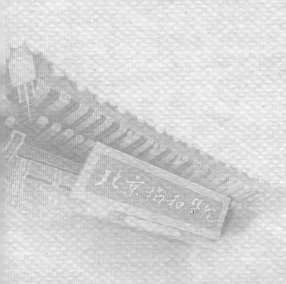

院校合一的护士培养模式

　　十九世纪下半叶，护理学正在经历从学徒教育向学历教育的转变，直至 1916 年耶鲁大学才创立了 5 年制的护理学专业。二十世纪初，洛克菲勒基金会（Rockefeller Foundation）在对中国医疗工作及医学教育的考察中发现，护理人力缺乏且质量很低。为了创办更高质量的护理教育，提高护理水平，基金会决定筹办高等护理学校。

协和护校的创立

洛克菲勒基金会于 1919 年 6 月聘请沃安娜（Anna D.Wolf）女士负责筹办北京协和医学院护士学校。沃安娜与她邀请的 12 名护理教师，经过一年多的筹备，护士学校于 1920 年 9 月正式开学。护校在美国纽约州立大学及中华护士学会注册，具有与西方高级护校同等的教育水平。

北京协和医学院护士学校的宗旨是培养具有良好文化教育、自然科学、社会科学、预防保健、医疗和护理学科水平的护理骨干、师资和领导人才，以提高护理专业水平，适应护理事业迅速发展的需要。

北京协和医学院护士学校的校徽为金质长方形徽章，上有龙头，中为蓝底，蓝底上龙口下镶有珍珠一颗，珠下为金色的"北京协和医学院"英文缩写"PUMC"，两边金底上分别刻有"勤、慎、警、护"四字校训。学生于毕业后方可佩戴校徽，其姓名及毕业年份刻于校徽背后。校歌英文歌词由护校毕业生江桂兰编写。

北京协和医学院护士学校为大学水平的护理专业学校，设本科和进修班，大学预科修完必修科目、成绩优良者可直接转入护校本科学习。为了保证护校的宗旨得以实现，学校为教师和学生配备了较为完善的设备，创造了良好的学习、教学、工作和生活的条件。当时的入学要求为：至少念大学 1 年，即预科 1 年，在大学及护校共学习 5 年后，可得学士学位。协和护校开设护理预科后，通过考试直接招收本科生，择优录取。毕业后可担任医院副护士长、护士

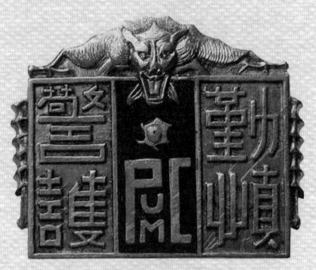

北京协和医学院护士学校校徽

长及教师等职务。自 1921—1951 年共毕业 28 届，培养毕业生 263
名；他们当中很多人曾在全国各省市护理领导岗位工作，并兼任中
华护理学会理事长、秘书长、理事等职。

护校严格的考评制度

在贫病交加的旧中国，预防的重要性远远大于治疗。护校设置了公共卫生课，让学生不仅学会如何护理患者，也要具有宣传预防疾病和进行健康教育的本领。除此之外，学生还要学习心理学和社会科学课程。

护校非常注重学生早期接触临床实践，树立正确的职业价值观。要求学生每学习一项操作或一种疾病之后，都要到病房观摩、练习，并注重学生在临床工作中慎独品质的培养。在课堂教学和临床指导中，护校始终要求学生认真核查，这便是早期的查对制度。对于每一项操作，教师会不厌其烦地反复演示、纠正，谨慎对待每一个操作流程。正是在这种"严谨、求精"的协和精神的熏陶下，一代代协和护理人成长起来了。

护校采用了淘汰制方式培养护理人员，教学以操作为主，理论学习为辅。衡量学生优劣以操作成绩为主要标准。一般入学时有十多人，到毕业时只剩四五个人，不适合做护理工作的学生，一般都在第二年被淘汰。学校认为，一名合格的护士不仅要学习丰富的护理知识，还要把知识和日常工作结合起来，善于观察，不怕脏、不怕累，并乐于做护理工作。

从入学起，护生们就要开始密切接触临床。每天早晨 6 点到病房参与晨护，9 点再回到课堂上课。正式实习期间，白班工作时间为每星期 60 小时，每日工作 9 小时。夜班工作时间为每星期 91 小时，从晚上 7 点到第二天早上 8 点，每班 3 个月，3 个月的夜班结束后有一天半休息。全校护生每 3 个月进行白班、夜班轮换，换班时由校长（护理部主任）重新安排工作，并进行口头讲评，对每位护生在过去 3 个月中的工作表现给予评定，提出以后的工作要求。护生们感觉每 3 个月的大换班就像是一次大过关，因为有被开除的危险，因此学生们都很紧张。

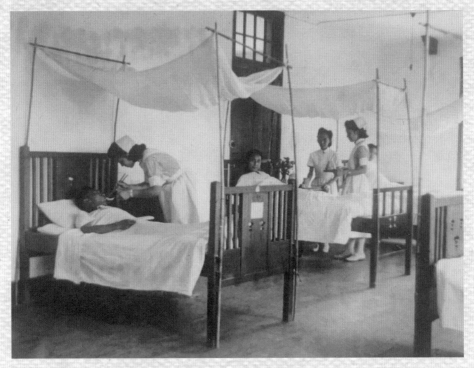

护生每天早晨 6 点到病房参与晨护

有 30 张病床的大病区内，白班除了一名外籍护士长外，还有四五名护士值班。夜班则只安排一位护士，工作非常紧张。护生在医院实习必须满 3 年才能毕业。最后招收的三期学生根据中华护士学会的规定，改为 4 年毕业。

护生的毕业考试，由中华护士学会组织考试委员会统一进行，称为公考，凡加入护士学会的学校必须参加这种公考。考试分为理论和操作两部分：理论考试由考试委员会将统考题寄到每所学校，规定考试日期和时间，给每位学生编号，答卷时只准写号不准写姓名，由考试委员会评卷。操作考试由其他两个护校各派一名护士来校主持。公考及格者颁发公考证书和本校证书，凡持有公考证书的护士才能加入中华护士学会。经过严格的筛选，能考上协和护校并完成学业的人寥寥无几。

此外，为鼓励优秀学生，护校设立了奖学金及贷款。奖学金由护校行政委员会推荐授予；贷款由需要者申请，基金委员会批准。

协和特色的精英教育

辛亥革命后的旧中国，护理被视为门槛极低的低端行业，在社会上备受歧视，更不用说年轻女子为男患者护理时所承受的社会压力了。只有极少数优秀女性愿意报考护校。曾宪章（晚清重臣曾国藩后裔、武汉著名牧师曾兰友的长女）成为北京协和医学院护士学校第一批录取的 3 人之一，也是那届唯一一位坚持完成所有学业的协和护校毕业生。此后协和护校一直保持着宁缺毋滥的高标准。

这种严格的精英式教育为协和培养了大批职业素养高、工作踏实认真、待人真诚的护士。每一位毕业生都对护士这个职业有着新的理解：护士的职责范围不局限于医院患者，应当包括整个社会群体；护士不仅要护理患者的身体，还要全面了解其心理因素、状态、家庭、职业和社会环境对他的影响。

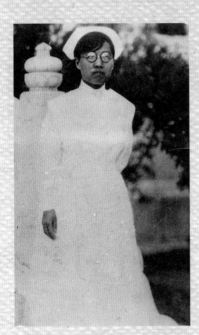

协和护校第一届唯一的毕业生曾宪章

1930 年，胡智敏接任第三任校长。她曾在美国、法国、叙利亚等地担任领导开展护理教育、公共卫生、红十字会护理等工作，还在耶鲁大学护理系任教，是美国知名护理专家。在任期间，胡智敏将护士教育按最高水准办学作为始终不变的信念，为维护高级护士教育的水准，她在保持与燕京大学的协作之外，还与金陵女子文理学院、齐鲁大学、东吴大学、岭南大学建立协作关系，设立护理系，扩大护生来源。另外，她充实课程内容，增加了公共卫生护理实习课，安排护生去北京的学校、工厂、家庭和农村进行治疗、护理和卫生宣传实践。由于护理教学内容丰富、质量提高，愈来愈多的学生愿意学习护理，大学毕业生报考协和护校的也大有人在，这便促使护生的素质与医学生不相上下。1932 年，协和护校有 39 位毕业生，相比以往近十年的毕业生数量有着明显增长。其中 35 名女毕业生积极投身护理事业，在协和分别从事教育、护理、公共卫生、助产等工作。胡智敏在协和任职的 10 年，成就了协和护校的黄金时期，也为协和培养了一批又一批优秀的护理人才，成为中国早期的护理专业骨干。

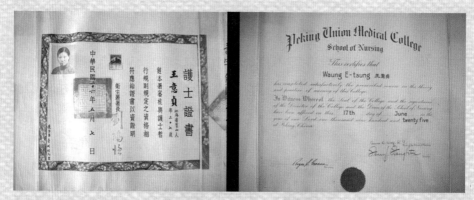

1937 年协和护士学校学生毕业证书

首位中国籍校长聂毓禅

　　1940 年，聂毓禅接任第四任校长，成为北京协和医学院护士学校第一位中国籍校长，同时兼任北京协和医院护理部主任。她的心愿是为中国人争气，把护校办得更好。每天早上 6 点半她就会到办公室工作。在教学方面，她十分重视课程设置，认为要进入护校的学生必须在大学里修完社会学、教育学、心理学、生物学、化学等社会科学和自然科学的课程，这样在护校的学习才能从生理、心理和社会等角度来思考和分析有关健康、疾病与护理的问题。在临床方面，她十分重视对护士和护生道德品质的培养，会亲自为护士讲授伦理学。同时，她认为在学习中必须理论联系实际。她要求教师在讲授某种疾病、护理和技术操作时，一定要带学生到病房进行临床观察。学生在实习中要以所学理论为指导，学用一致，各种护理操作必须有三次以上的实践经验方可毕业。每个学生在内科和外科病房实习后都要完成一例个案研究，由教师选择病例，指定学生负责从患者入院到出院的全面护理。

　　在聂毓禅的领导下，北京协和医院的护理质量成为全国典范，协和护校也培养出一批优秀的护理师资和行政管理人才。我国第一位南丁格尔奖章获得者、著名公共卫生护理专家、中华护理学会荣誉理事长王琇瑛，南丁格尔奖章获得者、恢复我国高等护理教育的倡议者和开创护理工作国际交流与合作的专家、第 19 届中华护理学会理事长林菊英，中国人民解放军首位南丁格尔奖章获得者、"三级护理"理论创立人之一、解放军西北军区第一陆军医院附设护士学校校长黎秀芳，以及众多在教学和医院领导岗位上的老一辈护理专家，都曾是聂毓禅的学生。

1933 年 1 月 28 日，"一·二八"事变一周年时，时任中华护士会北京分会理事长的聂毓禅组织了全市救护训练班。多名协和护校毕业生及医院护士担任了止血、伤口包扎、搬运课程的教学任务，并参与了设在医院附近伤员收容所的护理工作，在设备简陋的条件下，对伤员进行科学护理，防止交叉感染。

协和护校西迁

1941 年珍珠港战争爆发，情况突变。那天清晨，日本兵突然包围了北平协和医学院和医院，并进入院内的各个角落。那天恰好护士学校三年级的学生要参加毕业会考，考试内容为护理技术操作。聂毓禅先生一如既往早早来到医学院，对于日军的突然占领，聂先生沉着应对。为了不让正在考试的学生们受到影响，她对学生们说："今天可能有日军参观学校，考试照常进行，大家不必慌乱。"这番话如一颗定心丸，稳住了年轻学子的心。

考试结束后，受战争影响，北平协和医院于 1942 年停业，护校也面临存亡的选择，最紧迫的问题就是如何安排学生。在征求学生们的意见后，对愿意回家的学生，学校协助其回家；希望继续求学的，则尽量帮助其联系其他学校。经过再三考虑，聂毓禅决定把北京协和医学院护士学校迁到重庆。

迁往重庆，这一路艰辛可想而知。老师和学生都是女性，没有便捷的交通工具，大家基本都是靠两条腿走路。在聂毓禅的带领下，大家经过两个多月的长途跋涉，一面躲避日本兵，一面谨防行骗者、偷盗者、敲诈者。面对种种困难，聂毓禅致电正准备去重庆工作的三弟帮忙，不幸的是，她的三弟在即将抵达西安时被国民党军人枪杀。聂毓禅忍着巨大的悲痛将他安葬后，又匆匆奔赴重庆。

1943 年，聂毓禅终于带领护校师生抵达重庆。考虑当时成都学生来源及师资力量多，经过美国医药援华会和中央卫生署讨论，北平协和医学院校董会决定在成都复校，由聂毓禅担任校长。她同

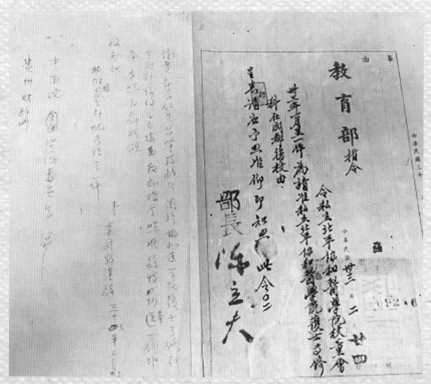

教育部指令：北平协和医学院校董会批准北平协和医学院护士专修科在成都复校

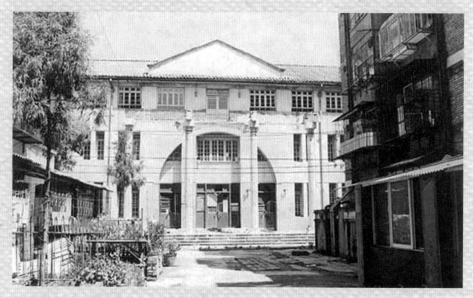

北平协和医学院护士学校迁址四川成都华西联合大学

时协助华西联合大学建设了一所新医院，并担任新建医院的护理部主任。

所谓复校，实际上是白手起家，重新办学。教室、设备和食宿，这些都是摆在聂毓禅眼前要解决的问题。一位在这里接受护理教育的学生回忆说："在成都'八角楼'的生活，自成天地。校长和老师住在四楼，学生宿舍在三楼，二楼是教室。这里活动范围不大，但是师生关系密切，同学亲如姐妹。这里像是一个大家庭，是一个独特的小天地。宿舍家具少而粗糙，没有电力供应，只能在昏暗的烛光下配药。"当时纸张奇缺，经济困难的学生就用四川特产的"竹纸"裁成笔记本大小，自己装订成册。为了在实习中更便利的和当地患者接触，学生们还学说四川话。

最难的是师资问题，聂毓禅本想聘请当时在中央卫生署工作的协和护校校友，却未成功，因此她只能另谋出路。她四处游说，费尽唇舌，终于请到了几位专职教师，教授各科的临床护理理论及实习课。其他基础课、临床课，则请华西大学医学院的教授讲授。各课程的实验室和实习基地，向华西大学医学院借用。

接下来面临的就是招生问题。当时成都有不少从沦陷区迁来的著名大学，包括燕京大学、齐鲁大学、金陵女子文理学院等，聂毓禅与各家大学联系，招收了 20 名预科学生。由于放宽了招生范围，新招收的学生中大的年龄近 30 岁，最小的只有 19 岁。

1943 年 9 月，复校后的协和护校终于在成都开学，共招收了三个班的学生。聂毓禅看到当时十分缺少护理师资和领导骨干，于是又办了一届两年制的进修班，招收优秀的毕业护士，培养出一批富有才干的护理骨干人才。成都的教学条件虽然不如北平本校优越，但在聂毓禅的精心主持下，不降低标准，不放松要求，师生同心协力，使协和护校保持了原有的特点和水平。

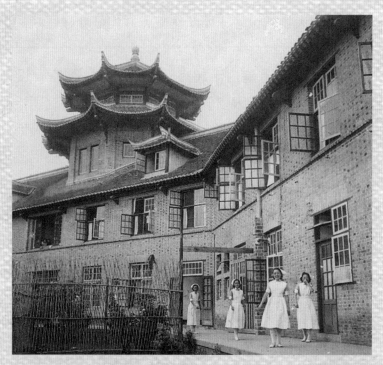

北平协和医学院护士学校学生在四川成都华西联合大学的校舍

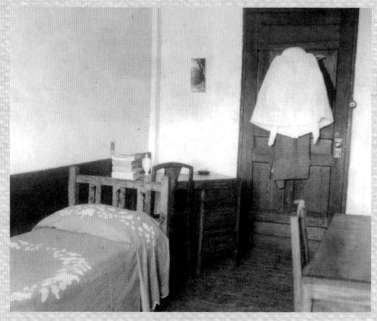

干净整洁的宿舍（成都）

1945 年，抗日战争胜利。协和护校根据医学院董事会的决定，计划于 1946 年暑假前迁回北平。同年 5 月，聂毓禅率领全校 60 多名师生，分别乘 3 辆大卡车，告别成都，踏上返回北平的征途。他们到陕西换乘火车，经河南、安徽、江苏到上海，又改乘海轮到天津，最后再换火车到达北平，路上走了两个月，换了 6 次交通工具。这长达 1 900 公里的跋涉虽然辛苦，但大家回家的心情是充满期待和欢声笑语的！

对于协和护校在成都的复校和顽强办学状况，费孝通先生曾回忆道："战时知识分子的生活是够严酷的，但是谁也没有叫过苦，叫过穷，总觉得自己在做着有意义的事。我们对自己的国家有信心，对自己的事业有抱负。那种一往情深，何等可爱。"

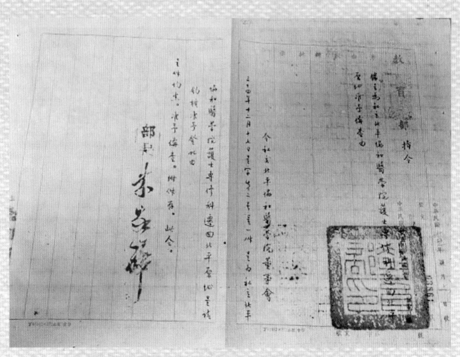

教育部指令：北平协和医学院校董会令护士专修科迁回北平原址

私立北平協和醫學院護士專修科遷返北平員生名册

姓名	職別	性別			備註
聶毓禪	科主任	女	三	八十	
王瑛瑛	教職員	女	三	八十	
闓重華	教職員	女	三	八十	
王懿	教職員	女	三	八十	
謝秋松	教職員	女	三	八十	
方文淵	牧職員	女	三	八十	
羅壯珍	牧職員	女	三	八十	
何佩芬	教職員	女	三	八十	
李漢姫	教職員	女	三	八十	
闓麗資	教職員	女	三	八十	

北平协和医学院护士专修科迁回北平部分教师名册

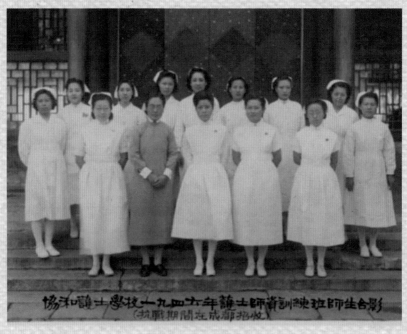

北平协和医学院护士学校 1946 年护士师资训练班师生合影（成都招收）

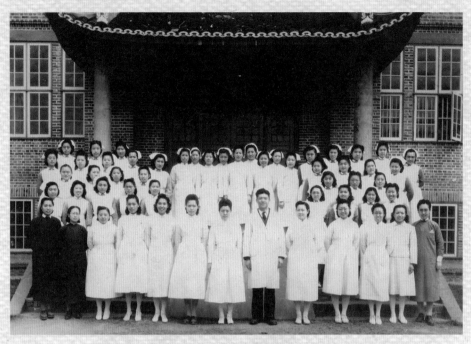

1946 年 4 月中旬全体老师和学生从成都迁回北平前留影

北京协和医学院护士学校为我国护理教育奠定了高起点，培养了众多高素质的临床护理及护理管理人才，留下了十分宝贵的办学经验、临床培养经验和巨大的精神财富，对我国医学和护理教育的发展及医疗卫生事业的进步起到了重要的作用。

北京协和医院

琉璃瓦下的一道风景线

　　1921 年，北京协和医院刚刚建立，为了达到"亚洲第一、世界先进"的宏伟目标，医院提出了高起点、高水平的协和标准。自 1920 年医院筹建开始，协和在可谓"严苛"的征聘要求下，依然吸引了国内外大批应征者。除了职业信仰和个人追求外，协和对员工的关爱，也具有协和水平，让协和的护士岗位成为当时"炙手可热"的职业。

护士的饮食起居

1921 年随着实习护士人数的增加和大量毕业生留用，奥利弗·琼斯（Oliver Jones）宿舍、劳拉·斯贝尔曼（Laura Spelman）住宅和一间未开放的病房全年都在超负荷运转，供护士住宿使用。为了能够接收更多的护士，护理部把附近的一处住宅改造成宿舍，并附加相应设施。这个翻新的建筑为四个护理主管提供了一个套房，为 60 名学生和一名女舍监提供了卧室、大客厅、餐厅、宽敞的浴室以及厨房。

为了能够让护士们安心工作、按时上班，1922 年起医院专门为护士们建造了宿舍大楼，名为哲公楼。哲公楼分为南翼和西翼，可容纳 106 人，面向中国护士开放，护生和护士们入住后发现，这里不但拥有舒适的客厅、接待室、内院，还为护士们提供了具有吸引力的生活和社交条件。1925 年，哲公楼重建扩大，更名为护士楼。

为了保证夜班护士及护生的睡眠，在四楼顶层设有安静、舒适、具有遮光设备的夜班休息室。宿舍 2～8 人一室，护士长及临床护理教师 1～2 人一室。宿舍供应全部床上用品及沐浴盥洗用品，如枕头、床单、毛毯、大小毛巾、肥皂、卫生纸等。哲公楼昼夜供应热水，每周洗衣两次。每次只需填写洗衣单，注明预约日期及需要清洗的衣物数量即可，后期由专门的后勤工人负责收纳、洗涤、熨烫、配送。每日还有专职服务人员负责为护士整理房间、刷洗白鞋、缝补工作服等。宿舍设舍监 2 人，负责宿舍的管理工作，监督规章制度的实施，检查卫生状况。

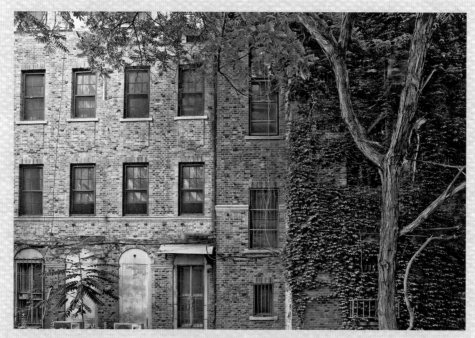

哲公楼

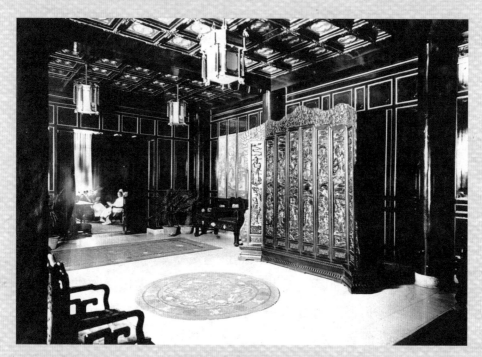

内设会客室，供护士休息、娱乐和会客

医院的食堂 24 小时为护士服务。食堂除供应营养丰富的三餐外，上午另加牛奶或半磅可可，每日有免费的水果及午后茶点，并提供点餐及送餐服务，方便护士随时就餐。建院之初，护士们来自不同的国家和地区，饮食风格也大不相同。如果护士想吃的菜肴不在食堂的清单之列，也可以付小部分费用，由食堂工作人员专门采购食材制作各地菜肴，家乡的味道在很大程度上缓解了护士们的思乡之苦。

1924 年，在奥利弗·琼斯宿舍，医院为外国护士开设招待所，设置套房，这一群体的生活条件也得到了充分的保障。随着护理人员的增加，1928 年开始，一部分已婚男护士被安排住在医院附近，位于三条胡同的花园房。1936 年，护理部明确制订了医院与护校宿舍空间分配方案，有 11 名护士长和 90 名护士获得额外补助，以代替给予宿舍。这一方案具有相对灵活性，可以满足护士们的不同需求。

护士丰厚的薪酬待遇

　　建院初期，协和护士的待遇在当时可谓优厚：普通护士月薪最低 25 元，每年工资稍有增加。每位职工都拥有一份"退休金"保障，即采用健康保险制度，每月工资扣取 5%，加上医院预算中提出同量的钱数，一并积存。精通英语并受良好高等教育者在北京协和医院工作 1 年后，经考察认为是可造之才，可得学费津贴赴美留学深造。据护理前辈们回忆，当时协和护士的收入处于中上等水平，护士们从不会为生计犯愁。在协和附近的街道上，经常能看到下班后的护士穿着精心设计过的旗袍，优雅穿行，成为街道上一道亮丽的风景线。每到假日，护士们也会相约出行，由于薪金丰厚，大家多半会选择乘坐洋车。这在工薪阶层眼里，也算是比较奢侈的出行方式了。

　　除了优厚的薪酬待遇，护理人员在轮班休息期间，也可以有很好的环境去放松身心。医院为此寻找了一个位置便利、可在一年中随时开放的休息场所，使护士们能远离医院恢复体能或休息几天放松身心。曾任北洋政府国务总理、去职后投身慈善与教育事业的熊希龄先生特别在西山甘露酒店附近提供庭院，为协和护士们创造了一个愉快的度假之家，让每位护士都有机会在幽静舒适的环境中疗养放松。

人性化的班次改革

1921 年，由于在中国受训的毕业护士数量不能满足临床需求，因此夜班值班时间一直实行 10 小时制。1923 年 7 月，随着护理队伍的不断扩大，所有夜班护士被安排为 8 小时值班，一名夜班主管二级助理和一名初级值班夜班护士成为首批"体验者"。这项改革让护士们的工作时长更加合理，得到了大家的认可，夜班不再令人抵触，护士们的身心状况也得到明显的改善。经过长达 8 年的验证，8 小时夜班制深得护士队伍的认同。为了提供更有效和令人满意的护理服务，护理部设立了专职夜班护士岗位，其任命周期可以达到至少两个月，并且有护士提交了延长夜班护士岗位任命周期的请求，这充分说明了 8 小时夜班制的合理性。

此外，为了努力减少护理人员的流动，并尽可能改善护士的健康、生活及工作条件，护理部改革了护士每周的工作时间。1921 年护士每周要工作 52 小时，1925 年护士每周工作时间减少至 46 小时，护士们每周工作 6 天，有 1 天是 6 小时，其余 5 天每天 8 小时，每周可以休假 1 天。

关爱护士的健康

护士们拥有健康身体才能更好地照顾患者健康。1925 年底，流感的流行侵袭了北京协和医院的护理人员，最多时有 25 名护士同时因病请假。但整个护理队伍非常团结敬业，那些能够继续值班的人加倍努力工作，患者依旧可以与往常一样得到精心护理。教职员卫生处和学生处一直对护士的健康给予充分的关怀和关注，截止到 1927 年初，护士群体患病天数较前一年减少了近 140 天。

在那个时代，我国肺结核处于高发时期，也是不断威胁护理人员健康的主要疾病。1930 年，全体护士病假天数较前一年多了 143 天，有 4 名护士因肺结核并发气胸而接受治疗，并长期休息。为降低护士的患病率，护理部聘用邵桂英作为健康督查护士。她通过整理世界卫生组织（世卫组织）早期疾病报告，制订了有效的预防措施；对大约 1 500 名雇员及其近亲属进行保健监督，总计 4 500 余人。利用相关经验，邵桂英还承担起门诊随访工作，为治愈的肺结核患者推荐后续的家庭保健方案，并为当时医院周边社区居民传染病防控提出建议，仅 1933 年她就完成了 1 858 次家访和 32 次健康讲座。此外，她还承担了对医院周边工业区所有地方进行卫生检查的工作。

在 1930—1935 年，医院认真研究护士的健康问题，并制订预防疾病的措施，采取的最重要的措施包括：①聘用 1 名专职卫生护士，协助协和医学院卫生服务部门实施此计划；②更严格地筛选那些健康有问题、但又按月领薪的护士（21 人合约终止在 1933—1934 年；5 人合约终止在 1934—1935 年）；③加强对护理技术的监督，对患者进行不同类型的隔离护理。另外，对所有新入职人员进行胸部 X 线检查，了解其最基本的健康信息。

通过不懈努力，护理人员患病人数逐年减少，每位护士的平均患病天数在 5 年内减少了 9 天。1934—1935 年，全体护理人员中没有出现肺结核病例。

护士职业发展平台

在协和任职的护士有定期被保送出国进修的机会，根据本人专长和教学需要，经过推荐及教育委员会讨论后，可纳入全院选送出国进修考察的计划。为了稳固人才，并保证进修成果在工作中发挥作用，协和在出国前对员工有明确的规定：出国进修后必须返回原聘工作岗位并至少工作两年，不得借故不归或离职。这项制度促使护士们不断进取，在出国进修后的学习紧密结合自己的专业，时刻跟紧国外先进水平，大大提高了返院后的临床护理及教学质量。被选派出国的护士，如为国内 5 年制大学毕业、已有学士学位者，通过进修可获得硕士学位。有部分护士赴英国进修后，获得助产士证书，为我国解放前的助产士教育作出相当大的贡献。

对于当时身处贫苦和动荡岁月的护士而言，协和给予他们像家一样的归属感与安全感，协和对他们的关怀成为他们更加努力工作的动力之一。时至今日，"待同事如家人，提高员工幸福感"仍是北京协和医院办院理念的重要组成部分，让护士们的心感受到温暖，让护理团队一直能够保持团结与奋进，并将心中这份蓄积百年的温暖传递给来到协和就诊的每一位患者！

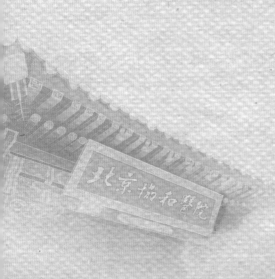

书写公卫护士传奇

　　直到二十一世纪的今天，再提起 1918 年起源于西班牙的大流感在全球大暴发，依然让人心有余悸。那场流感导致当时世界三分之一的人口被感染、五千万至一亿人死亡，因流感死亡的人数超过第一次世界大战。

那次流感暴发迫使美国关闭了学校、教堂和剧院等公共场所，仅仅一年就有67.5万美国人死亡，被感染者由于缺氧最终窒息而死。

当时的美国公共卫生协会采取一系列干预措施，包括检疫、隔离和加强卫生，为了保护被感染者设立单独隔离的仓库，这是现代"方舱医院"的雏形。美国公共卫生服务的一幅海报也警告美国人如何保护自己免受疾病的传播，其中包括不建议到人群聚集处、咳嗽打喷嚏用手帕捂住口鼻、不随地吐痰、不使用公用水杯和毛巾、戴口罩等，这些举措使流感的传播得到一定的控制。

洛克菲勒基金会认识到公共卫生在疾病控制中的作用，因此在筹建协和之初就决定开设公共卫生专业课程，并设立中国第一个公共卫生教授职位。可以说，北京协和医院是中国公共卫生的起源地之一。

公卫护士培养

公共卫生护士（简称公卫护士）起源于英国，1859年一位名为威廉·勒斯朋（William Rathbone）的贵格会教徒在利物浦开始对穷人实施护理照顾的服务，他将社区划分为18个地段，每个地段派一名护士和一名"女访视者"，这两名女性共同实施护理、健康教育和社会工作者的职能。到1893年，南丁格尔呼吁关注"卫生护理"。同年，美国开始重视公共卫生护理的发展。

二十世纪初的中国，帝制落幕、新制方兴，屡遭天灾人祸的神州大地，卫生条件普遍较差，人们因此饱受各种传染病的折磨。天花、鼠疫等在各地猖狂肆虐，肺结核更是夺去了无数人的宝贵生命。然而，当时的公共卫生领域一片空白，广大民众对公共卫生的认知几乎为零，导致在那个年代各类传染性疾病的死亡率极高。

1921年，美国密歇根大学医学院的兰安生（John B. Grant）受洛克菲勒基金会之托来到中国。兰安生到达中国后，在传统思想下开展公共卫生工作，经历了诸多困难。当时的中国民众对于公共卫生事业非常抵触，他想解剖尸体探究病因十分困难。兰安生深知，只有在全社会推广公共卫生，才是解决广大人口卫生保健的有效办法。

1922年，兰安生首次在北京协和医学院护士学校开展公共卫生护理教学。协和护校的公共卫生护理教学重视预防与护理的结合，在第一学年即开始10学时的个人卫生课程讲授，使学员重视培养个人卫生习惯，保护自己和患者健康；第二学年的第二学期即开设22学时的卫生教育课程，使学员可在临床实习中对各科患者宣传卫生保健知识；公共卫生重点课程安排在第三学年的第一学期，利用 13 周的时间系统讲授理论课 77 学时，实习 494 学时。

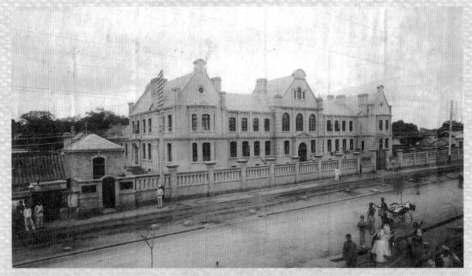

北京协和医学院公卫楼

1925 年 9 月，"京师警察厅试办公共卫生事务所"成立（1928 年改名为"北平市卫生局第一卫生事务所"），距北京协和医学院只有 800 米。兰安生将该公共卫生事务所作为护校学生学习和实习公共卫生护理的基地，培训公共卫生专业人员和公卫护士。护生在学校进行一定的基础学习后，就可去基地实习，在教师的带领和指导下进行卫生宣教、护理示教、家庭访视等，并配合当地卫生室处理伤病等工作，有些学生还被安排到定县、通县等处实习农村卫生护理。

公卫护士是护理的一个特殊领域，由护理技能、公共卫生和某些社会协助共同组成。由于护士和其护理的家庭之间传统的密切关系，公卫护士经常被作为其他公共卫生和社会服务推向公众的渠道。

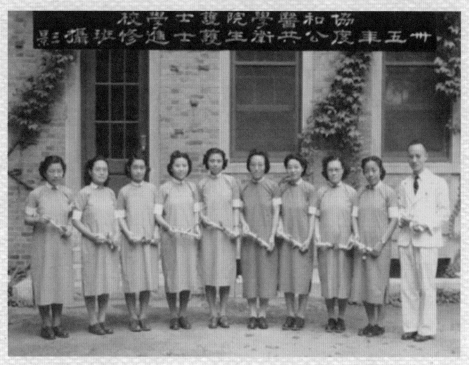

公卫护士毕业合影

　　协和作为中国公共卫生事业的领头者，培养优秀的公卫护士责无旁贷。1927年北京协和医院将新入职护士令瑞雅女士派往美国，主要培养她去学习公共卫生护理，但令瑞雅于次年不幸病逝，因此，没能完成在门诊发展公卫服务的初步计划。

　　1927年聂毓禅毕业后，作为一名正式护士与病房患者交流，了解他们的病情，她认识到如果患者能够早点掌握一些公共卫生知识，养成良好的卫生习惯，就可降低发病率。当时公共卫生护理还在起步阶段，如果成为专职的公卫护士，需搬出护士宿舍且酬劳较低。聂毓禅为了帮助广大群众掌握公共卫生知识，防病于未然，毅然决定离开病房，专职开展公共卫生护理工作。1929年聂毓禅因表现优异，被送到加拿大多伦多大学医学院公共卫生系进修；1930年获得公共卫生护理证书；1931年再赴美国继续深造，获得护理学士学位。聂毓禅回国后，担任北平市卫生局第一卫生事务所公共卫生护理主任，除为北平协和医院培养学员外，还招收全国各医院男、女护士，开办公卫护士训练班，每年招收四个月一期和九个月一期的两个班。

北京协和醫學院護士學校
附設公共衛生護士訓練班課程表

科目名稱	時數	備註
I. 理論課程		
1. 社會學	22	
2. 心理學	22	
3. 個人衛生	22	
4. 營養及烹飪學	40	包括營膳室實習
5. 寄生蟲學	16	
6. 衛生教學法	22	
7. 公共衛生學	54	
8. 公共衛生護理學	54	包括各科技術原理
9. 個案研究法	10	
10. 護理技術	30	（各種護理法示範）
11. 公共衛生護理行政及職業問題	10	
12. 醫務机関參觀	24	
共計理論課程時數	326	
II. 實習課程 (13-14週)		
1. 家庭護理及地段工作	195	（包括婦嬰衛生傳染病護理衛生宣傳及組織等）
2. 學校衛生	117	
3. 工廠衛生		
4. 各科門診	117	
5. 選修	78	
共計實習時數	507	
總計	833	

北京协和医学院护士学校公卫护士训练班课程表

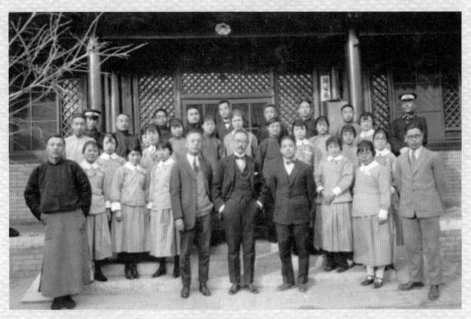

公卫护士训练班合影

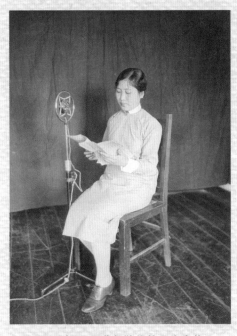

1936 年王琇瑛在做公共卫生宣传

在中国公共卫生事业的开创初期，公卫护士发挥了重要作用，北京协和医学院护士学校作为中国公卫护士诞生的摇篮，培养了中国最早的一批公卫护士，开辟了公共卫生护理的道路。

王琇瑛在 1931 年从北平协和医学院毕业后，一直任北平协和医学院护士学校助教及北平市卫生局第一卫生事务所公共卫生护理与健康教育课教师，为公共卫生护理培养人才。1935—1936 年，王琇瑛到美国哥伦比亚大学师范学院护理系进修，获文科硕士学位。回国工作后的她发现内科病房中有半数以上是感冒、伤寒、疟疾、肺结核和性病等传染病的患者。因此，她申请继续到北平市卫生局第一卫生事务所去从事公共卫生护理和健康教育课程的教学工作，致力于公共卫生事业。1943年随协和护校西迁后，王琇瑛在四川期间，利用暑假与华西联合大学社会系数人共同前往彝族地区考察，向彝族同胞传播卫生知识。1946年，王琇瑛随护校迁回北平，直至解放初期，一直担任着北平协和医学院公共卫生护理主任。1936—1950年，王琇瑛培养了公共卫生护士近500名，对公共卫生事业影响深远。

公卫护士工作

北平市卫生局第一卫生事务所最初成员包括 6 名医生、17 名护士、1 名牙科保健员、1 名药剂师、3 名卫生督察员、1 名书记以及 3 名事务员，服务范围东至东黄城根、西至西黄城根、南至崇文门、北至东四西大街，所辖区域内共有 5 万余名居民、1 800 余名学生及 1 200 余名工人。

公卫护士在北平市卫生局第一卫生事务所得到了锻炼和成长。所内设有行政管理、生命统计、传染病管理、卫生保健及公共卫生护理部门，每个部门称为"股"，各股由股长负责。公共卫生护理股的工作内容包括卫生宣教、地段家庭访视、学校卫生护理、工厂卫生护理，并配合其他股的工作。

卫生宣教是一切工作的中心环节，为了提高居民的健康水平，必须使广大群众自觉掌握基本的卫生保健知识，养成健康的生活习惯。公卫护士与居民的接触最多，对其健康情况了如指掌，在家庭、学校、工厂等各个群体中，她们都是健康教育的启蒙老师。公卫护士会把健康教育贯穿在日常工作中，使预防与治疗密切地结合起来。根据不同的家庭和群体，有针对性的运用健康教育的内容和教学方法进行卫生保健知识的宣传。

除了卫生保健知识宣讲，公卫护士还对辖区内环境卫生管理进行宣教。对垃圾、粪便、污水的处理，饮水和食品的卫生要求，都制订了宣教及监督办法。公卫护士会定期巡查示范区内的三十余处公厕、街道卫生和垃圾污水处理情况，巡查饭馆、摊贩、澡堂和理发店的卫生情况，帮助民众培养良好的卫生习惯。

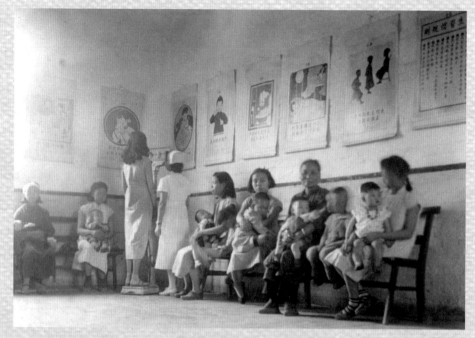

候诊时为患者做健康指导

　　地段家庭访视是公卫护士的基本功。在北京协和医院的病历封皮上，如印有"PH"两个大写字母，表示此患者住址位于访视地界内；各科门诊（以妇产科、小儿科、内科、性病、牙科、传染病科为多）会有专人负责填写通知单，将就诊后需要随访的病例及时转到公卫护士手中；护士根据患者病情轻重决定访视次数，做出访视计划，按常规进行护理指导；对患传染性疾病的患者要进行家庭消毒、隔离的护理技术指导，保护家庭其他成员和邻居不受传染。

　　孕妇保健是家访的重点，根据门诊检查结果和受孕月数，按常规规定对所有孕妇都要做首次访视，以了解生活情况。联络感情、介绍孕期保健知识，督促受访孕妇按期到门诊检查。一切正常的孕妇，可暂不家访，而是在门诊学习到应该了解到的卫生知识。到第六月胎龄再访时，则要确认孕妇是否实行孕期保健等事项，特别是每日乳头的擦洗、预防乳腺炎的重要意义和示范、产前运动、营养、婴儿用物准备等。如决定在家中分娩，给予必要的迎产知识，如月经纸、丁字带的消毒法等，这些做法在现在看来也很先进。

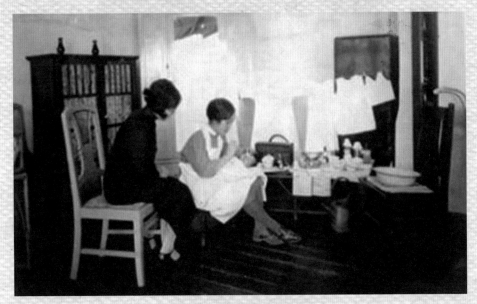

公卫护士指导母亲护理婴儿

为工作便利及职业标志，公卫护士必须穿着统一的简朴制服。每位公卫护士都有蓝布旗袍、白领、白袖三套制服，着装需保持整洁，并配备统一的家庭访视皮包。

除了统一制服，为了保证家庭访视护理的质量，使预防保健工作适应千差万别的家庭环境，必须掌握统一的护理技术原则和操作规程。因此，给每名护士发放一个家庭访视皮包，其中备有肥皂、肥皂盒、小毛巾、围裙、体温表、消毒纱布块、棉签、棉球、消毒脐带纱布1包、绷带1～2卷、胶布1卷、剪刀1把、镊子1把、75%酒精1瓶（消毒体温计及皮肤用）、95%酒精1瓶（燃烧后消毒器皿用）、眼药水及滴管、旧报纸数张，如护理传染患者，另加隔离衣一件。家庭访视皮包十分方便、实用。

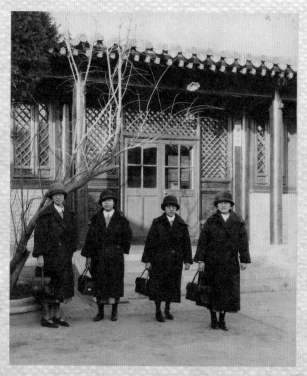

公卫护士整装待发

到学校进行卫生宣传与护理，大多集中在新生入学和学生定期体格检查时。辖区内每所学校至少指定一名护士，从对幼儿园进行检查、免疫接种和医疗照顾开始，直到中、小学生的卫生保健；低年级学生每天有健康检查，每月测量体重，并有持续的饮食管理；协助与其他相关医院或门诊联系，如矫治视力、治疗扁桃体炎、填补龋齿或拔牙；一般砂眼、头癣、蛔虫和结核可在校医室治疗；施行全校师生员工的体检和预防接种工作；家访旷课3日以上的学生，了解原因及健康情况，协助家长解决问题；定期检查学校、教室、宿舍、饭厅、厕所及全校的环境卫生，如有问题，可提出改进意见。特别对教室采光、照明、新鲜空气流通等予以指导。这种跟踪式的护理保健无疑是非常先进、有效的工作方式，工作范围明确，职责具体，甚至值得今天的公共卫生机构学习。

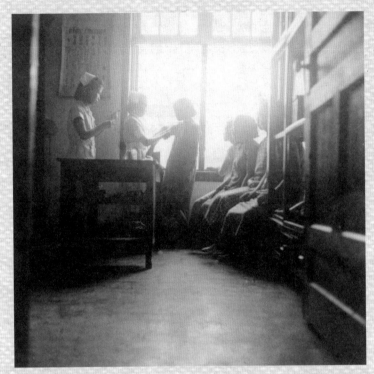

为学生预防接种

工厂卫生护理在当时是具有前瞻性的，工人的健康直接影响工厂的生产力。

"当时北京市的工业尚不发达，只有燕京和仁立两个地毯工厂与我们合作，示范如何开展工厂卫生保健。工厂卫生护士的主要工作包括全厂员工的体格检查，如胸部透视、测验视力与听力、矫治体格缺点等，督促工人掌握劳动保护的知识以及劳动保护设备的应用，如防护面具、防护衣、口罩、眼镜、橡皮靴、耳塞等防护设备的功能及应用。北平市卫生局第一卫生事务所负责的是地毯工厂，多注意尘肺和手外伤的防护措施，但工人很不习惯戴口罩，效果很不明显。公卫护士就反复宣讲，直到他们接受。"

——王琇瑛

公卫护士还督促工人遵守工厂规定的作息时间，保证适当的文体活动，改变抽烟、喝酒不良习惯。最重要的是督促工人工作完毕彻底洗净双手，防止疾病传染；着重关注如何防治职业病和工人常见的营养不良、肺结核。

精神疾病的治疗在那个年代还不为人们接受，住院治疗精神疾病受到很多人的质疑，导致患者的精神疾病越来越严重。1934 年，北京协和医院决定与北平市精神病院开展合作。在协和公卫专家的帮助下，北平精神病医院的新大楼于 1934 年末启用，时任北京协和医院男子普通外科病房的护士长高玉华被派往该院担任男单元护士长。后来，协和护校助理讲师王建晨被指派负责妇女单元的工作。他们注重临床培训及实践，为患者制订个性化的诊治及康复方案；还多次组织与上海和苏州地区的精神病医院交流学习，派出护士前往长沙湘雅医院进行为期两周的观察和研究，以提升临床实践及教学能力。更加难得是，他们还深入患者的家庭，提供精神卫生方面的相关指导，提升家属的应对能力，帮助很多患者回归家庭。

公卫护士工作成绩

协和公卫护士参与到公共卫生领域各个方面的工作中，他们深入社区、工厂、学校，使预防保健的观念深入人心，帮助居民实现从被动接受到主动要求预防保健的思想转变，从根本上提高了公众的健康水平。

北平市卫生局第一卫生事务所的护士负责人描述了中国家庭对公卫护士态度的转变：一开始，当两名穿着制服的护士一起外出进行家庭访视时，有些人感兴趣地听，有些人不以为然，还有人向她们尖叫，叫她们"洋鬼子"。但到后来，公卫护士逐渐被居民接受并视为真正的朋友。大部分家庭盼望着她们的到来，因为她们能够为居民提供帮助，指导居民如何养成良好的卫生习惯、如何预防接种、生病了要做些什么并帮助居民保持健康。

TABLE I. CAUSES OF DEATH AND DEATH RATES
SPECIAL HEALTH STATION CENSUS,
SEPTEMBER 1925–FEBRUARY 1926

Causes of Death	Total Number of Deaths	Death Rates per 100,000 population
All causes (exclusive of still births)	484	2,220.4
Pulmonary tuberculosis	97	445.5
Influenza and pneumonia	67	307.4
Organic heart disease	64	293.6
Apoplexy	49	224.8
Dysentery	32	146.8
Tetanus neonatorium	22	100.9
Diarrhea and enteritis (under 2 years)	17	78.0
Meningitis	16	73.4
Tuberculosis (all forms exclusive of pulmonary)	15	68.8
Diarrhea and enteritis (over 2 years)	9	41.3

SOURCE: "Memorandum on the Need of a Public Health Organization in China," presented to the British Boxer Indemnity Commission by the Association for the Advancement of Public Health in China, Peking, April 1926.

北平市卫生局第一卫生事务所的公卫统计数据

一份当时北平市卫生局第一卫生事务所的公卫数据清楚地反映了 1925 年 9 月至 1926 年 2 月，在 6 个月的时间内北京的死亡人数及其死亡率。与国外资料对比分析：婴儿死亡率为 149.3‰，是当时英国的 2 倍；新生儿死亡率为 275‰，是英、美的 3.6 倍；产妇死亡率为 17.6%，是英、美的 3 倍，死因多为产褥热、大出血等可以避免的原因。

在旧时代，产妇生产是由接生员来做的，但她们的细菌学知识十分匮乏，新生儿破伤风往往是婴儿高死亡率的直接原因。有些贫穷的家庭，产妇将一簸箕沙倒在炕上，直接坐在上面生孩子，脐带还是自己剪的，这也是产妇死亡率特别高的原因。而产后护理由协和助产士和访视护士负责后，大大降低了产妇、婴幼儿的死亡率。

北平市卫生局第一卫生事务所成立了第一个妇幼保健机构后，建立了产前、生产、儿童保健三个门诊，不再使用传统的接生员。产后护理由助产士和公卫访视护士负责。经过 3 年的时间，484 名妇女接受了产前护理，298 名妇女在分娩时得到帮助，17 516 名儿童接受保健治疗，产妇及婴幼儿的死亡率均大幅降低。

谢云华是协和护校培养的第一批公卫护士之一。她入职后，凭借扎实的基础，承担了医院部分公卫工作，控制院内传染病的传播。以护士群体结核患病率为例，1932 年，在谢云华与各个护理单元的共同努力下，护士的结核病患病率较前一年有明显下降，护士因患结核病导致的平均缺勤天数由 7.6 天下降到 5.8 天。1934 年一位具有公卫研究生学历的护士加入到结核病门诊工作，越来越多的护士选择投身于公共卫生事业。

公卫护士与医生、社会工作者会定期举行个案会议，防止工作重叠，为患者提供更全面、更科学的服务。公卫护士的服务范围逐渐扩大，到产科、儿科和结核病诊所进行随访和教育工作，还经常进行家访。其教育形式也越来越多元化，从简单的宣传、访问到健康讲座，从对患者的监督到对其亲属的监督，其形式还有信件往来、出版儿童保育小册子等。

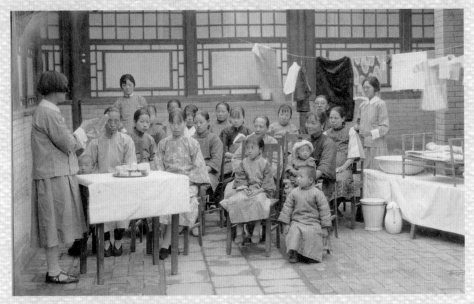

公共卫生护士入户讲解妇婴保健知识

当时协和公卫护士还承担了北平地区多个单位的公共卫生服务。据记载，1932 年协和公卫门诊护士为对接单位的雇员及其亲属共计 4 500 人建立了健康档案。1933 年，公卫门诊护士对建档人员进行了 1 858 次家访和 32 次健康讲座，为陷于疾苦的患者带来一丝光明。

随着公卫护士队伍的不断壮大，他们在重大灾害及流行病暴发等重大公共卫生事件中，也发挥了重要作用。1932 年湖北武汉发生水灾，疫病流行，协和组织了 3 支公卫队伍，前往灾区进行紧急救援工作。1933 年还有 12 名男护士 4 次参与红十字会进行伤员救治。

1950 年，协和公卫护士与具有公卫背景的协和护校毕业生，前往原察哈尔省参与鼠疫检疫工作。据原协和护理部副主任潘孟昭回忆，有一次她和其他医护人员下乡为当地百姓注射鼠疫疫苗，当地卫生服务站条件极其简陋，只能用筷子包棉球后在碗里蘸碘酒消毒。虽然医疗卫生条件十分落后，但对于协和人来讲，能够贡献自己的一份力量，使人民群众的身体健康得到保障，是义不容辞的事情。

协和护校 1930 年的毕业生，曾任中国护士学会（现中华护理学会）理事长的徐蔼诸高度评价公卫护士："近百年来，因科学昌明、医学发达，故公共卫生护士之学术，亦日渐进步。服务范围亦由个人推及至全社会。工作内容不仅护理患者，且为促进卫生教育，改革人民不良生活，保障健康。举凡公共卫生发达之国家，莫不有公共卫生护士之功绩。故今日公共卫生护士事业，莫不认为系保健工作之一。"

协和培养出大批公卫护士，他们克服重重困难，与其他医务人员一起，通过不懈努力，在新中国成立后的传染病防治工作中发挥了重要作用。一个个闪光的名字，一个个洁白的身影，见证了中国公卫护士那圣洁而崇高的职业理想：从群众中来，到群众中去，用最无私的爱，用最赤诚的心，为最广大人民群众的基本健康而奔忙！

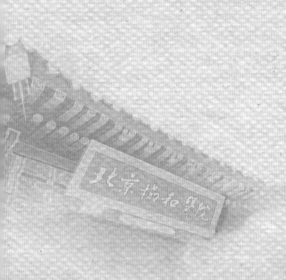

男护士的百年传承

　　说起协和的男护士，最远要追溯到协和医学堂时期（1906年）。当时协和医学堂附属医院是男性医院，护士学堂只招收男护士。后来在协和医学院第一任校长麦克莱恩博士的积极倡导下，1920年创办了男女兼收的北京协和医学院护士学校。

建院初期的男护士

建院初期，男性病房的大部分护理服务都是由男护士完成的。男护士制服为直领双排扣的白衬衫，西裤配白鞋袜。1921年，外科门诊在一位高年资男护士的督导下运行，他利用自己的专业知识和经验迅速制订了门诊工作流程，保证外科门诊在建院之初高效运行。在外科门诊有很多创伤及重症患者，男护士们凭借体力上的天然优势，在搬运及转运工作中发挥了不可或缺的作用。

受封建思想的影响，在外科进行换药的很多男患者拒绝女护士照护，门诊男护士几乎承担了当时所有男患者的护理工作。他们在为男患者服务的同时，也把护理专业男女平等的理念灌输给大众，为之后女护士开展工作做好铺垫。

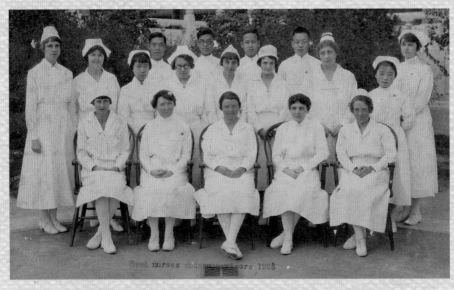

1926年护士长和护理督导合影（后排为男护理督导）

　　在当时的社会大背景下，女护士结婚生子会被医院辞退，因此女护士的流动性很大，而男护士则不受影响。男护士离职率较低，是当时护理队伍中稳定的力量。但 1923 年原协和医学堂最后一班男生从北京协和医学院护士学校毕业以后，护校招收的女护生数量逐渐多于男护生，此后，女性参与到护理工作中的人数比例持续增高。

支援爱国行动

1925 年，发生了举国震惊的"五卅惨案"，北京各阶层群众及爱国学生以游行的方式来反抗帝国主义及军阀统治，却受到镇压和迫害。当时美国董事会极力反对协和的医护人员参与对伤员的救治，很多知名外籍专家纷纷选择离开协和回国。时任协和护理部主任的盈路德女士，对出生地北京有着深厚的感情，毅然选择留在了协和。

此时的北京协和医院也处于水深火热之中。帝国主义表面上尊重协和，对医院人员的活动不加限制，却在暗中监视医院的一切行动，连收治患者也要向他们汇报。以罗玉麟为代表的一批协和男护士组织了救护队，冒着风险承担起对爱国群众和学生的救护工作。由于美国董事会的态度，男护士救护队的工作受到阻碍，但是他们并没有放弃。他们组织起为数不多的人员，下班后自买纱布、棉球、酒精灯等医用品，轮流救护伤员。在盈路德的默许下，罗玉麟还率领医护人员建立秘密基地用以治疗伤员，甚至将伤员偷偷带回自己家中休养。

救护队意识到仅凭自己的力量难以使更多人的健康得到保障，于是从慈善界人士那里借到小轿车，又筹得帐篷和更多的医药用品。在他们的影响下，女护士也逐渐参加进来，使这支救援队伍的力量不断壮大。这批正义的协和护士保护了爱国群众和学生的身体健康，完成了爱国运动的救护工作。

与此同时，北京协和医院还积极组织护士支援中国红十字会的工作。他们细心为伤病员进行伤口消毒、包扎伤口、翻身、吸痰等操作，还将自己的食物拿给伤病员吃，并不断为患者进行心理护理，增强他们战胜困难的信心，让他们看到生活的希望。

冲在一线的男护士

1949 年后，随着护理事业的不断发展，男护士数量已逐渐增多。据最新统计，我国现有男护士比例约为 1.7%，而协和的男护士比例为 6.6%，远超国内平均水平。无论在哪个年代，协和男护士在各类急、难、危、重事件中都发挥出非常重要的作用。

1952 年，参与抗美援朝志愿手术队救治工作。

1963—1975 年，加入协和救灾医疗队，分赴河南、河北邢台、西藏阿里、云南等地参与救援。

1971 年，加入协和援藏医疗队，队员们克服路况不佳、气候环境以及高原反应等困难，向藏族同胞们传播卫生知识，救助患者，带去党中央对藏族同胞的关怀。

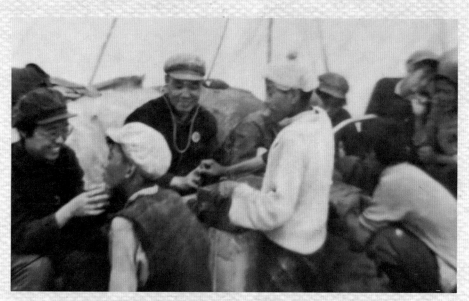

1971 年援藏医疗队员向藏族同胞传播卫生知识（左三：内科护士黄金龙）

　　1982 年，男护士黄金龙被聘为夜班总护士长，长期在夜班岗位上兢兢业业的值守，本着一切以患者利益为重的理念，努力处理好夜班所遇到的一切事情。

　　2020 年初，一场席卷全球的新冠肺炎疫情汹涌而来，协和男护士们积极投入到各项抗疫工作中去。有 6 位来自 ICU 的男护士临危受命、火速集结，成为第一批协和援鄂抗疫医疗队队员。此后，又有 22 名男护士分批次加入医疗队。武汉疫情得到控制后，我院医疗队整体完成任务回京时，优秀男护士李尊柱和刘金榜与我院感染内科、重症医学科 4 名医疗专家留守武汉，后来，他们又加入到国家专家督导组团队，指导当地医务人员进行重症患者的救治工作，攻克最后的"重症堡垒"。他们以严谨、求精、勤奋、奉献的协和精神，为援鄂工作的圆满完成贡献出自己的力量。

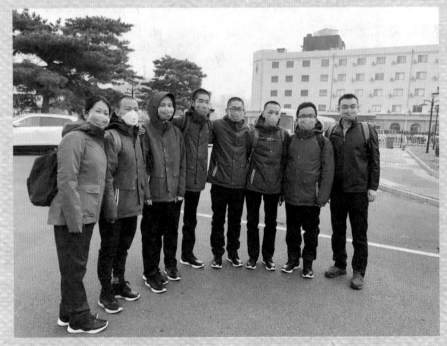

第一批 6 位援鄂男护士出发前

（从左二依次为：赵明曦、万朝阳、崔文博、吕洪维、马鸿鸣、刘金榜）

当代男护士的风采

在现代护理发展过程中，护理工作逐渐演变成以女性为主导的职业，男护士变得相对稀缺。在很长一段时间内，各大医院鲜有男护士的身影，选择将护理工作作为事业发展的男性屈指可数。

随着护理事业的发展和护理模式的转变，越来越多的男性投身到护理事业，中国男护士群体的数量和整体素质有了长足进步，在各自的岗位上发挥其特有的优势，并取得不俗的成就。

截至 2020 年底，北京协和医院有男护士 132 名，涵盖了研究生、本科及专科不同学历层次，主要分布在手术室、重症医学科、急诊科、骨科、国际医疗部及保健医疗部等科室，形成了多层次、全方位的人才梯队。

现代护理工作已不再局限于打针、发药等简单工作，更需要护士具有敏锐观察、严谨思考、亲切沟通、快速救治的综合素质，给予患者及家属有效帮助。许多男护士能够在临床工作中充分发挥体魄强健、精力充沛、思维缜密和沉着冷静的优势，迅速成长为各科室护理骨干。有些男护士精通摄影或计算机技术，还有一些人喜欢钻研电子设备，科室的仪器设备如果出现小故障，他们很快就能解决。这些独特的技能，使男护士们在临床中备受青睐，有了更多的发展机会。生活中的他们多才多艺，热爱生活，护理团队中因为有了男护士的加入变得充满活力、更加快乐。因此，男护士普遍受到护士姐妹们的欢迎，在工作和生活中都得到了全方位的关注和照顾。

2015 年 12 月 17 日，北京协和医院"男护士工作组启动会"隆重举行，ICU 护士长李尊柱当选为首任组长。男护士工作组以促进男护士的专业成长、提升男护士的业务水平和工作能力、明确男护士的职业规划为工作目标，为全院男护士搭建了一个集临床、教学、科研、职业规划为一体的、全方位的学习和支持平台。工作组每季度组织男护士参加相关学科的培训与交流；推行"ICU 男护士开放日""手术室男护士开放日"等活动，带动平台科室与全院其他科室间护理工作的无缝对接；开展北京协和医院男护士"走进校园""走进社区""走进养老院"等系列公益活动，成功树立北京协和医院男护士品牌形象；定期开展心理讲座，关注男护士群体的身心健康。

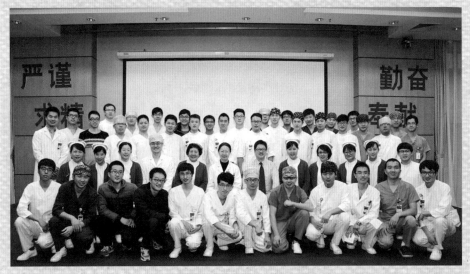

男护士工作组启动会合影

此外，工作组还要求男护士不断拓展学习自己所在领域的新知识、新技术、新理念，鼓励男护士积极参与医院组织的各项活动。目前在临床、教学、科研、管理各方面都活跃着一批优秀男护士的身影。男护士工作组的成立，为医院男护士群体营造了职业归属感，激励他们为医院发展贡献更多的力量。2015 年，由协和男护士自创的微电影《"男"丁格尔的守护》被广泛传播，打破了人们对护士职业性别的固有看法，向全社会展示了协和男护士群体的阳光形象。

峥嵘岁月

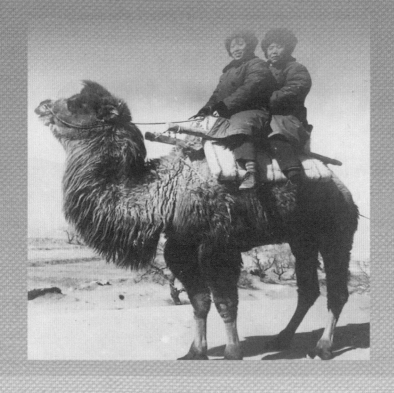

战火洗礼后的重整出发

　　1945年抗日战争胜利后，北平协和医学院董事会和中华医学基金会从日寇手中收回协和护校校产。聂毓禅校长率领60余名护校教职员及学生从1946年5月开始，历经2个月的艰苦跋涉回到北平。当时，北平协和医学院及医院的房屋几乎被日军糟蹋得面目全非，房舍在战后被北平军事调处执行部借用，直至1947年5月才全部收回。

　　1948年北平协和医院正式复院，聂毓禅继续被聘任为护理部主任，将护理部重新组织起来，做好各病房重新接收患者的准备，并尽可能招聘原北京协和医院的护理人员任职，曾在护校工作过的教师及医院护士被陆续召回。1948年5月1日，北平协和医院以全新的面貌迎接了战后的第一批患者。同年10月27日，北平协和医学院正式开学。

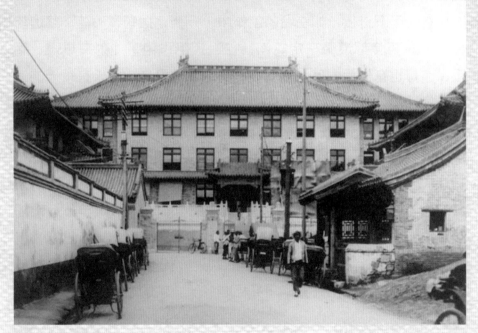

解放初期的北平协和医院

"严"字当头的制度定策与执行

在中国医学科学院档案室保存的一份1956年北京协和医院护理工作材料中提到：病房管理有全面计划，各项工作有条不紊，及时检查、了解进度。如在给药工作中，开药、摆药、领药、整理药柜、抄对药牌都遵循一定时间；在治疗工作中，注射、热敷、滴眼、点鼻也有先后顺序。每周有每周的工作重点，每天有每天的工作秩序，晨护、开饭、记录体温、保洁、查房、写病情报告都按顺序安排和进行。总之，无论是在病室还是办公室，药疗、保洁、饮食等各项工作均遵守"定时、定量、定质"的原则，全部工作井井有条，多个科室有机配合。

曾任北京协和医院护理部主任的李纯回忆，1960年董炳琨任北京协和医院副院长时，对临床护理及护理管理工作非常重视，恢复或重建各项有利于患者及工作的制度，如夜班制度、功能制护理、分级护理，提出并实施了高标准、严要求的医疗护理管理体制改革。

从那时起，北京协和医院在老楼7楼2病房和8楼2病房试行医护配合的工作模式，提高了医疗护理质量，之后在全国得到推广。医护配合模式的工作流程非常明确：如每天早晨夜班护士会把所有的换药物品放在托盘上准备好，早交班后医护一起查房，查房结束后管床护士会配合医生给患者换药，之后再进行晨护、用药及心理护理。医护关系非常融洽，配合也很默契，工作质量提高很多。

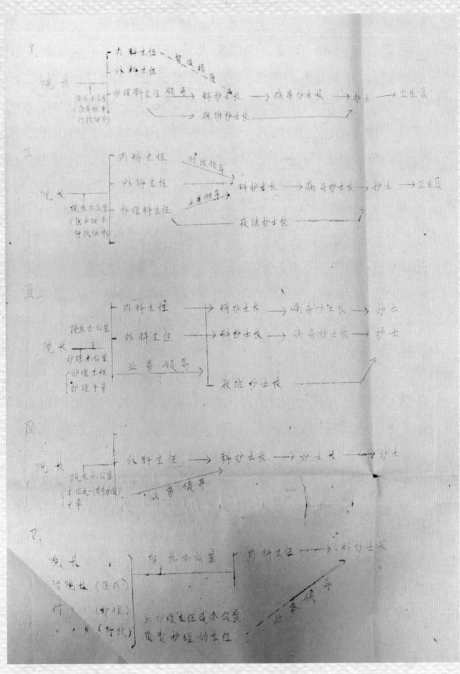

1956 年医院组织管理架构

　　另外，护理部还加强检查，贯彻查对制度，以减少差错事故，保证护理工作的质量。如护士长会亲自检查护理操作、无菌技术工作的"三定"（定时、定量、定质）执行情况，利用晨会询问护士对医嘱核对、病情报告、技术操作的熟悉情况；组织群众性检查，即护士长和负责办公室护士每日定时核对一次医嘱本和治疗、服药、饮食牌等，每周定时核对一次治疗、服药、饮食、分级护理情况，与其他病室组织互检，交流经验，警惕工作中错误的发生；在工作中认真贯彻执行查对制度，如"五对"（给药核对床号、姓名、药名、剂量和时间）、"对、抄、勾、对"（执行医嘱抄前先对、对完再抄、抄毕再勾、勾过再对）四个步骤。

　　在临床工作中，护士们更加注重全方位了解患者情况，用和蔼的态度、温和的语言，耐心解释，充分关怀体贴患者，观察患者的心理变化，保护患者隐私。从这个时期开始，宣教在护理工作中的重要性逐渐显现，并出现了除言语之外的解释方式，例如卡片、小画册等。

　　医院非常重视对护士的培养，在 1958 年举办了护士高级进修班，由内科、外科的教授们给护理学员授课，提高大家的业务水准。业务学习时，由护士长带头，采用干部教职工、老师教徒弟的方式，全院每周 1 次，各科每周 1～2 次集中学习。个人除了政治学习、常规会议和规定的文艺活动外，每晚必须有 1.5～2 小时的业务学习时间。

　　在日趋完善的工作制度下，协和护理可以用一个字概括——严。所有护士长都会提前半小时到病房，先查看夜班病室报告，再去病房巡视一圈，了解患者情况和病房各项事宜，这样在早交班时就能有针对性地提出表扬或批评；护理报告书写若出现问题，如字迹略有潦草或是表述不够严谨，护士长查看的时候直接指出，护士马上重新书写。护士日常护理工作量很大，病房里患者没有家属陪伴，所有的基础护理都由护士完成，包括擦身、洗头、泡脚等。护理部要求护士即使做完工作，也要去巡视病房，不允许坐在办公室或护士站，监护室更是要求常规有两名护士不间断巡视，护士长也不例外，要带领护士一起到患者身旁做护理工作。协和的护士服一直以来都由洗衣房浆洗熨烫，非常平整，因此只要坐下，护士服就会出现褶皱，护士长发现后就会给予相应的批评。

刚开始有的护士对在"大庭广众"下受到批评不能接受，甚至会大哭，护士长会找合适的时机耐心细致地开导，使其能够慢慢意识到自己的问题，明白这么做并非针对个人，一切都是为了提高护理质量。

曾任外科总护士长的冯祥如认为，在工作中不仅要严抓护理质量，还要加强对护士长的思想管理。她说："病房管理不只是技术问题，还有思想问题，只有所有护士长思想统一了，大家能够把科室、医院利益放在首位，才能达到事半功倍的效果。再就是各个科室人员的统一调配，根据每名护士的特长为其选择合适的科室和岗位，护士长们不要只站在本科室的角度，更要遵循大科以及医院的全盘安排。所以当时护士会经常调动，所有的护士长都会积极配合。"

1966 年 3 月 8 日，河北省邢台专区隆尧县发生 6.8 级的地震，震中烈度 9 度。那时，刚刚毕业的毛秀英作为北京协和医院急诊科的一员随队前去救援，第一站便直接深入震中区。震区医疗条件十分艰苦，帐篷破旧，伤病员挤在一起，满目惨淡景象。在这种非常情况下，协和人充分彰显出"严谨、求精"的协和精神。毛秀英十分清楚地记得，在那样混乱的地方，协和急救队的护士们仍严格建立起医嘱本，为每个床位设立床号，尽可能保持帐篷内小环境的整洁，将患者按不同伤情分类分区管理。就这样，在破瓦遍地、断墙残垣的震中区，协和人用骨子里透出的"严"创建出一个极具协和特色的临时救治站。

　　原护理部主任李纯说过：护理工作对医院来说是非常重要的组成部分，必不可缺。无论病房规模大小，如果护理工作质量差，其他工作都要受影响，医疗质量更是无从谈起。因此，护理管理和临床工作都要做到"严"字当头。

"三级护理"的初貌

1954 年，曾于北京协和医学院护士学校进修的解放军西北军区第一陆军医院附设护士学校校长黎秀芳及西北军区第一陆军医院护理部主任张开秀，创造性地提出了根据患者病情分轻、重、危的分级护理制度。

1955 年 2 月，北京协和医院在部分病房试行三级护理制度，增加巡回护士。病情严重、需要绝对卧床休养或治疗复杂的患者为甲级（一级），采用"蓝布条－红星"标记，是病室的护理重点或需派专人护理；虽然卧床，但能活动或能下地活动，有一定治疗工作量的患者为乙级（二级），采用"蓝布条－红道"标记，需要进行多次护理；凡能下地活动、治疗量不多的患者为丙级（三级），不用标记，可进行定时护理。病房选一名护士担任巡回护士，根据分级护理制度定期巡回，包括新患者入院介绍、出院患者送行、多项常规工作检查督促等。

内科病房采用三级护理制度管理一段时间后，护士普遍反映自己在工作中由被动转为主动，护理工作更加有计划、有重点、有针对性。对昏迷患者定时翻身、更换体位，大小便后及时清理，保持床单位清洁、干燥，避免产生压疮。

对甲级（一级）重症患者能经常巡视，第一时间观察病情变化并给予处理。此外，注重生活护理，喂水、喂饭，在接触中了解患者的思想情况，及时给予安慰及解释说明。曾经有位患有神经性呕吐的患者非常焦虑，每当出现呕吐都要求找医生开药治疗。对于这种心理作用导致躯体症状的患者，主管护士增加了主动巡视的频

分級護理常規

	一　級	二　級	三　級
病情根據	1. 病危、病室及嚴重呼吸困難的患者。 2. 各種原因之急性出血及內出血。 3. 高燒、昏迷、心力衰竭及肺臟功能衰竭的患者。 4. 特殊複雜手術及大手術後。 5. 全身牽引。 6. 產驚、驚厥。 7. 極度衰弱的患者。 8. 早產兒。	1. 病危期，急性症狀已退，但仍有後發症危險或需臥床休息者。 2. 特殊複雜手術及大手術後，病情已經穩定而身體尚虛弱者。 3. 先兆產及需臥床休息或含陰育健娠卡。 4. 病狀較輕，但須隔離者。	多種疾病及手術後恢復期輕症患者。
臨床護理要求	1. 絕對臥床休息，協助各種生活上的需要（洗臉、餵水等）并減少談話及會客。 2. 每週擦浴1-2次，每日擦背二次，并保持陰部清潔。 3. 每四小時測量體溫、脈搏、呼吸，特殊病危時應隨時注意血壓、脈搏、呼吸之變化。 4. 進行特殊口腔護理。 5. 隨時保持病床單位整齊清潔。 6. 經常了解病情及思想情況，注意患者，多方鼓勵，解除憂慮。 7. 記錄特別護理記錄。	1. 保持臥床休息，給予生活上必要協助。 2. 每週擦全澡一次，每日擦背一次，每週洗腳二次，保持陰部清潔。 3. 每日測量體溫、脈搏、呼吸四次。 4. 注意口腔清潔。 5. 注意併發症的發生及傷口癒合。 6. 經常了解思想情況，給予精神安慰。	1. 每週督促及幫助洗澡至少一次，并每日督促洗腳一次。 2. 每日測量體溫、脈搏、呼吸二次。 3. 生活上如有特殊需要應隨時予以協助。
巡迴護理要求	1. 每15-20分鐘巡視一次，解決隨時需要加強床旁護理。 2. 每二小時協助病人翻身，及腹部手術後病人咳嗽及作足背屈運動。 3. 每小時餵水一次。 4. 嚴密注意病情變化及傷口有無出血情況。 5. 經常注意各種引流通暢并及時處理。 6. 注意氧氣安全、輸液之反應及輸液速率。	1. 每30-60分鐘巡視一次，解決隨時需要。 2. 鼓勵病人情緒，給予手術多鼓育。 3. 初次下床給予協助。 4. 謹守休養規律。	1. 每日定時巡視四次。 2. 活躍休養生活。
休養生活	1. 絕對臥床休息，安心休養。 2. 盡量減少會客及談話。 3. 除骨科外，禁閱書報。 4. 根據病情和治療上的需要有計劃的開展床上活動及被動性運動。 5. 一切生活上的需要，由護理人員協助進行。	1. 遵守作息時間，適當休息。 2. 可間讀書報。 3. 能下床活動的休養員可進行輕度活動及室外散步（但生活時間內不得外出）。 4. 隨時注意保持病室之清潔、整齊、安靜（說話輕、走路輕、動作輕）。 5. 注意保暖。	1. 遵守作息時間，生活勞動時間不得外出。 2. 組織集體學習。 3. 嚴格遵守三輕（走路輕、說話輕、動作輕）。 4. 按時進行個人衛生。 5. 保持床鋪之整齊清潔。 6. 適當的體育活動，身體許可時量體進餐。 7. 自由閱讀書報。 8. 起床後作產後體操。

1955 年分级护理常规

率，给予其精神上的鼓励，并在满足营养需求的前提下尽可能让饭菜适合患者的口味，随着生理与心理"双管齐下"的治疗与护理，患者进食量逐渐增多，呕吐的情况越来越少，最终在住院两星期后体重增长了近 2.5 公斤，其焦虑情绪也随之缓解。

对乙级（二级）患者，除进行必要治疗外，还要结合病情给予生活和精神上的照护，提供报刊和书籍、组织小范围文娱活动，鼓励其调整情绪。

对丙级（三级）患者，让他们了解三级护理制度的内容，告知他们在住院期间保持生活自理的必要性与意义，满足患者的基本需求，组织患者按时休息、文娱、学习，护士定时照看。

三级护理制度在得到护士良好反馈的同时，也得到了患者的肯定。病房内呼叫器铃声变少，患者拥有了更加安静的就医环境。患者对于医疗护理工作的意见、批评减少，更多的是表扬护士们工作热情高、态度好，很多问题能够得到及时的解答，护理照护更加贴心。

1955 年 5 月，三级护理制度开始在全院推行，使护理工作厘清轻重缓急，大幅度减少"该做未做""应先做而缓做""应少做而多做"等现象，保障了护理工作质量。此外，分级护理作为医嘱条目，不仅使护士能了解治疗方针，医生也能明晰护理原则，医护共同管理患者在院期间的治疗和护理，进而促进了保护性医疗制度以及医护合作模式的执行。三级护理制度有利于护理人力的合理安排以及临床工作有条不紊地开展，使护理质量得到提高，护理差错事故明显减少。

培训走向正规化、系统化

协和始终重视护士的培养。1951 年开始，为了扩充护士的数量，护理部选拔了一批表现优异的本院在职助理员，开设护士业余训练班，学业三年，理论学习两年，临床实习一年，培养基础临床护理技能。

护理员业余训练班实习记录单

经过多次严格考核筛选后，合格者取得正式护士资格，可以转为护士；未参加护士业余训练班，但个别工作优秀者，自学或选考护士学校或其他专科学校，经考试合格后可担任护士工作；年龄较大、有一般护理操作经验，但不适合为本院护士者，介绍到疗养院或门诊承担一般护士工作；不符合以上条件者考为护理员。截止到 1958 年，医院取消助理员。1958 年开始，医院举办护理员业余训练班，目的是培养初级护理人员担任病室的清洁卫生，并在必要时可协助完成初级护理工作。

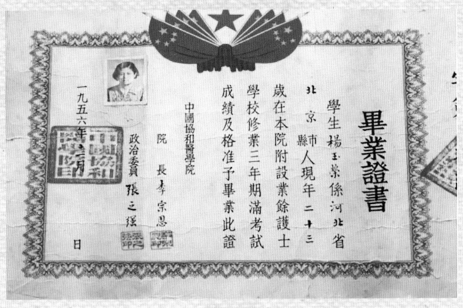

业余护士训练班毕业证书

1958 年院内举办护士高级进修班，由内科、外科的教授进行授课，提高本院在职护士的业务水准。此外，1957 年开始，协和接收外地或外院护士到本院各临床科室进行专科护理的短期培训，这些进修护士结业后，全部回到原单位工作，为提高当地医院的护理质量发挥了积极的作用。

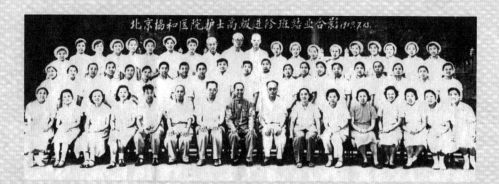

1959 年，北京协和医院护士高级进修班结业合影

人性化的护理服务

曾经在老协和住院的患者竖起大拇指感慨："协和人对患者好着呢。从医生、护士到后勤人员，始终将患者放在第一位，使'协和'二字名副其实。"

那时候，医院食堂做的馄饨皮儿特别薄，煮的时间长就容易烂。所以如果患者订饭订了馄饨，护士就会马上知会病房炊事员。馄饨一下锅，炊事员就拿着小锅守在一旁，煮熟装好以后推着车就往各自病房赶，抢到第一个装车的炊事员就好像打胜仗一样乐得直咧嘴，其他人则会加快脚步争取超过他。进入病房后，管床护士会帮炊事员一起快速把馄饨分碗，小跑着端到患者面前，就是为了让患者吃到一碗完整、热乎的馄饨。

协和人对患者的关爱渗透在一点一滴的行动当中。金乔校长曾经说过：任何一位患者都是需要被照护的家人。金乔在儿科实习时，病房实行无陪护制度。有一个小朋友因为长得不好看，且性格沉闷，常常独自一人趴在床边。金乔看到这一情况，总是在空闲的时间就抱抱她，和她说话，尽可能帮助她敞开心扉，变得开心一些。护士长在交班时表扬了金乔："照顾一名患者不能考虑她的外表、性格这些外在因素，而应该根据她的病情和情感需要，做到全身心的照护。"护士对待患者的认真与尊重、关爱与无私帮助，都是协和的传统，是一代代护理人传承下来的精神宝藏。虽然医护患是因疾病而相连，但协和人从未间断给予患者亲人般的呵护：为癌症患者读报纸、唱歌；安排专人做心理疏导，分散患者注意力，减轻疼痛；患者想喝家乡的胡辣汤，护士长就在家里尝试着做好带到病房，满足他的愿望……正是许许多多这样的细节，最终成就了北京协和医院在人民大众心中至高地位。

　　虽然经历了战争时期的动荡和浩劫，1949年新中国成立之后的北京协和医院依旧群英荟萃，保持着世界一流的护理、管理理念和师资水平。此后，在几代护理前辈艰苦卓绝的努力下，北京协和医院的临床护理、护理管理、护理教育逐步走向系统化、专业化。护理管理机构初步成型，为护理工作的全面发展奠定了良好的基础，制度化、规范化的护理工作成为医疗工作中不可缺少的组成部分。在先进、严格的管理模式下，协和护理人从内到外都散发着独特的气质。为了人民群众的信任，每一名协和人精益求精，努力传承协和精神，以崭新的面貌迎接新的时代，掀开了协和护理发展的新篇章。

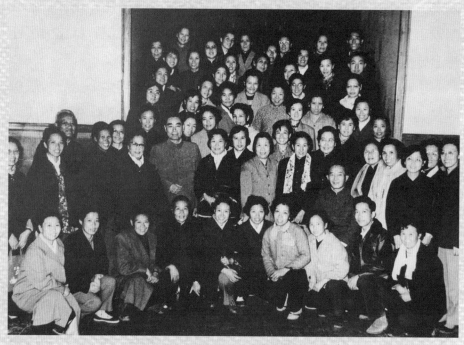

1964年周总理和邓颖超名誉理事长在全国护理学术会议召开前与护士代表合影
（第二排右四为陈坤惕主任）

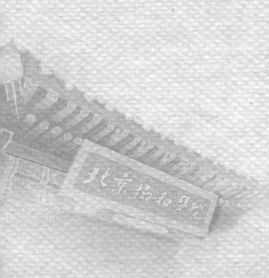

协和护校的中专教育

抗日战争胜利后，北平协和医学院于 1948 年 10 月 27 日正式开学，协和护校也同期恢复正常秩序，教学师资、实验室、实习基地都得到了保证。1949 年，协和护校回迁北平后招收的第一批学生如期毕业。此时正值新中国成立，举国欢庆，协和的全体师生、员工都加入到浩浩荡荡的庆祝游行队列中。北京协和医院及协和医学院内张灯结彩，喜气洋洋，一派欢愉的景象。

意外的"变革"

1950 年，中央召开第一次全国卫生工作会议，决定将护理教育纳入中专教育，护校停止招生，停办高等护理教育。这一决定使得北京协和医学院护士学校的所有师生措手不及。护校授课改为中文，一年级学生转回原大学学习或转为学医；二年级学生一部分转入微生物学系、寄生虫学系等进修学习，也可转到北京协和医学院插班学医；三年级学生可留在医院继续实习，直至拿到北京协和医学院护士学校的毕业证书和原大学的文凭。1951 年 1 月 20 日，中央人民政府教育部和卫生部正式接管北京协和医学院及北京协和医院。在 1953 年的春天，12 名护生从老师的手中郑重接过了老护校的最后一批毕业证书。自此，北京协和医学院护士学校宣告停止招收本科学历的护生。

然而，随着医药卫生事业的不断发展，人民群众信任北京协和医院的医疗水平，每天都有很多患者来寻医问药，医院床位数持续增加，护士配比严重不足的问题随即显露出来。为满足工作需要，北京协和医院护士学校于 1954 年开始招收中专学历的护生，这也是协和护校在解放后第一次面向全国进行招生。同年，卫生部出台了关于《卫生专业人员教育的试行计划》，将护士和保育护士的学制确定为 3 年。

原北京协和医学院护士学校采用英文教学，是学历为本科的高等护理教育。1954 年开始的招生虽变为中专学历教育，学制为 3 年，但入学要求依然是一向严苛的协和标准，选拔仍然需要经过文化考试、面试等多次考核。只有那些以第一志愿报名、真正向往白衣天使职业、且愿意全心全意为人民服务的学生，才能幸运地踏入协和护校的神圣殿堂。护校校长由北京协和医院护理部主任陈坤惕兼任，同时医院还指派内科总护士长林雨、妇科总护士长陈淑坚、外科总护士长李学增、儿科总护士长黄伍琼4位老师作为护校的任课教师，其余教师均具有扎实的医学基础理论知识及丰富的临床护理经验。如此豪华的阵容足见北京协和医院对护校培养教育工作的高度重视。此时，协和中等学历护士学校步入护理教育的缓冲期。

我的家就是她们的家

协和护校重招的第一批学生仅有 50 人，可谓百里挑一。这些姑娘们大多来自杭州、上海、苏州等地，美丽大方且品学兼优，她们为着心里那个美丽的"天使梦"，踏上了开往北京的火车。

兴奋、憧憬、新鲜、忐忑……各种思绪在姑娘们脑子里回旋。当列车在"北京站"站台上缓缓停下的时候，眼前的景象让金乔终生难忘："我们从苏杭坐了 36 个小时的火车，旅途疲惫，却在下车后立刻看到来接我们的陈淑坚老师，她身着旗袍，气质绝佳。同行的 4 位老师也是一样亲切和蔼、优雅大方。老师们能专程来接我们，当时心里感到特别温暖！"

陈淑坚老师对每一位学生都特别关爱，这在护校里一直传为佳话。她将每一位学生都当成自己的家人，放学后和节假日经常会带学生们回家吃饭。女孩子们也把陈老师当作自己的妈妈，喜欢围着她叽叽喳喳说个不停，大家一起准备饭菜、一起谈天说地，温暖在学生们的心中蔓延……那时候，陈淑坚经常说："她们这些小女生，离开自己的家乡和亲人来到北京，肯定会经常想家的，也会遇到很多的困难，所以我就是她们的大家长，我的家就是她们的家！"

据黄人健老院长回忆："在协和护校学习的 3 年时间里，我学会了做人，也学会了爱人，这个'人'不是一般的人，而是患者。护士这个职业非常了不起，可以给别人带来快乐、带来生命，给家庭带来幸福。"这就是协和精神的影响和传承。

75 分的及格线

　　学生们在进入协和护校后，才真正体会了什么是"协和式"的严格。协和护校当时的学习课程基本沿袭了原北京协和医学院护士学校的教学内容，只是为了方便学生学习，将英文教材统一翻译成了中文。

　　护生所要学习的课程大致分成医学基础和护理专业两大部分，课程中的解剖、生理、病理等医学专业课程是由当时北京协和医院的临床医疗专家负责教学，护理专业课程分别由林雨、陈淑坚、李学增、黄伍琼4位总护士长负责。护校的老师都是协和医学院和北京协和医院培养出来的顶尖人才，他们学识渊博、技术娴熟、临床经验丰富，用一言一行潜移默化地影响着学生，教学严谨，精益求精。例如液体排气这项最基本的临床操作，黄伍琼老师要求学生动作要慢，当看到针尖斜面出现液滴，让液滴在针尖斜面处于悬而未滴的状态，才算真正做到了排出所有空气，并且没有浪费一滴药液。

　　护校的课程压力很大，学习氛围非常浓厚。学生们在课堂上认真听讲，课间围着老师问个不停，大课间的时候还经常会小跑着去图书馆，为的就是能抢到一本自己需要的专业参考书。在深夜的医院里不停歇的，除了病房内长明不息的灯光，还有护校宿舍内一个个发奋苦读的娇小身影。

　　护校的考核始终是出名的严苛。任课老师们为了检验学生的听课效果，会不定期地对所授知识进行随堂小考，并把每门课程的及格线设定在 75 分。如果分数不理想，65 分以上可以给一次补考机会，65 分以下或补考不合格的学生就需要重修了。每个学期的期末大考，更是要求学生们达到各科成绩平均 80 分以上的高标准，只有全部通过本学期各门功课的考核，才能够顺利升到更高的年级，否则就要被退学回家。

宿舍门口的大镜子

除了专业课的严格考核之外，良好的职业形象一直是协和护士非常重要的素质之一。从护生进入协和护校学习开始，就遵循着统一且严格的职业素质规范：一袭白衣笔挺，一顶"燕帽"洁白，走路快且轻盈，说话轻柔温和，面带可亲微笑……

为了时刻保持良好的职业形象，学校特意在护生宿舍楼门口摆设了一面大镜子，专供学生们在每天上课前整理仪容仪表。学校要求护士制服一定要保持洁白、平整和挺阔，一个礼拜必须要换洗三次，每次都是由洗衣房的师傅取走进行清洗、熨烫，然后再送回到学生的手里。女生们大多留着齐耳短发，头发一定要梳理的整整齐齐，然后把"燕帽"端端正正地戴好。

十七八岁正是女孩子爱美的年龄，但是护校不允许学生烫头发、留指甲、戴耳环、戴戒指、穿高跟鞋。学生们只能怅然地把小心思埋藏起来，那块佩戴在手腕上以便核对医嘱时间的手表，则是她们唯一的饰物。

成绩以外的成长

在学校里，成绩可以说是最简单、最常用来评判学生是否优秀的标准。但协和护校的老师们不只关注成绩，还始终关注着学生们"心"的成长。陈淑坚和黄伍琼两位老师经常说："护士是做什么的？有这么一种说法，大夫的嘴护士的腿，但我们协和可不是这个样子的，你们要钻研，要把护理工作做得更好，因为咱们协和护理是火车头！"这一席话犹如一颗种子落在学生们的心底，慢慢生根发芽。

北京协和医院一直保留一周一次大查房的传统，主要针对罕见、复杂或疑难杂症病例进行全面的分析和讨论，由临床医生和护士共同参与，制订出最佳的治疗和护理方案。为了启发护生们的护理临床思维，培养独立思考能力，将各学科知识融会贯通，护生们会定期参加病房大查房，跟着临床医生们一起进行病例分析和讨论。

由于护校上课地点就在医院里，学生的实习机会很多。除了大查房以外，学生们一有时间就会往病房里跑，为的是能够学习到护士老师是如何进行护理工作的。在病房里，学生们经常学着老师的样子与患者交谈，了解各类疾病的临床症状、患者的身体变化和心理感受、治疗后的转归过程等，及时把关键点记录下来，有疑问就参照书本进行分析，或在同学间互相探讨，若仍无法得解，便向护士老师们求教。就这样，在患者床边，护生们将理论与实践很好地联系在一起，可以在老师的帮助下用自己所学给予患者健康指导，还学到了专业知识以外的沟通交流、分析事情的能力，既帮助了自己的成长，也为患者带去了很多安慰和关怀。

　　黄人健老院长曾说："协和的护理教育跟其他地方的教育是不一样的，协和更看重的是实践。护士的工作不仅仅是打针发药，打针发药的工作太容易了。协和的护士需要了解一些社会现象，她们还要多出去走走，有机会应该去看看国外的护士是如何学习、如何考虑问题的。"

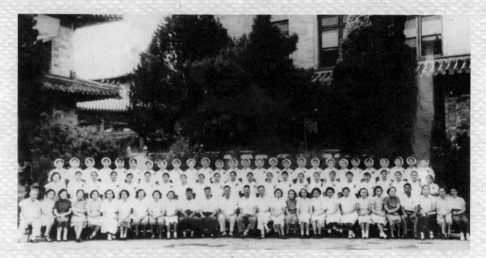

1957 年北京协和医院护士学校首届护理中专生毕业合影

再一次迎来护理教育改革

1978 年改革开放后，我国国民经济开始复苏，各行各业都在突飞猛进地发展。相比于国外从未停止发展的护理水平，协和老一辈护理专家深感中国护理事业发展已经停滞许久，单一的中专教育已不能适应学科发展的需要。经过护理专家们广泛的调研、论证与反思，并进行了多次集中讨论，于 1982 年以中华护理学会的名义向卫生部、教育部提出尽快恢复护理本科教育的建议。1984 年初，卫生部及教育部决定恢复护理本科教育。1985 年 5 月，中国协和医科大学正式成立护理系，恢复护理高等教育，部分护校教师进入协和医大护理系任教，时任协和护校校长的潘孟昭转入中国协和医科大学，参与恢复中国协和医科大学护理系，并担任第一任护理系主任，为恢复协和高等护理教育作出了突出贡献。

协和护校大部分教职员工留任，继续传授医学护理知识，传承协和护理精神，为北京协和医院及其他医院培养了一批又一批优秀的护理栋梁。协和护校中专制教育一直延续到 2002 年，培养了 36 届共 2026 名毕业生，这些毕业生大多表现优秀，成为当代临床护理工作的中流砥柱。

推开东单三条礼堂厚重的大门，跳动的烛光映入眼帘，护校毕业典礼——护士授帽仪式曾经每年在此举行。在南丁格尔塑像面前，伴随着悠远的旋律，毕业生们身着洁白的护士服，缓缓地走上台，在厚垫上跪下，由护理前辈为她们戴上圣洁的燕帽，点燃手中象征希望的蜡烛，去承接光荣的使命和责任。这俯身一跪，代表了学生对老师的尊敬，也代表将患者放到至高无上的位置，是人生的一次洗礼。毕业生们左手托烛，右手举拳，青涩的声音汇聚成坚定的誓言：奉行革命的人道主义精神，坚守救死扶伤的信念，遵守医德、捍卫生命；要以真心、爱心、责任心对待每一位患者，永葆天使圣洁；勤奋好学、忠于职守、兢兢业业，把毕生精力献给护理事业；不忘今天的决心和誓言，接过前辈手中的蜡烛，燃烧自己、照亮别人。

自 1991 年协和护校恢复授帽仪式后，无论是曾经的协和护校毕业生还是如今北京协和医学院护理学院的毕业生，都会在授帽仪式上完成学习生涯的最后一课。蜕去学生的一身稚气，在这一刻、步入护理岗位之前，感受到护士的圣洁与庄严、信念与骄傲、护理职业的责任感与荣誉感。无论顺境还是逆境，无论褒奖与否，都坚持自己内心的信仰与现实的实践，将百年协和育人的高标准、精专业传承下去。

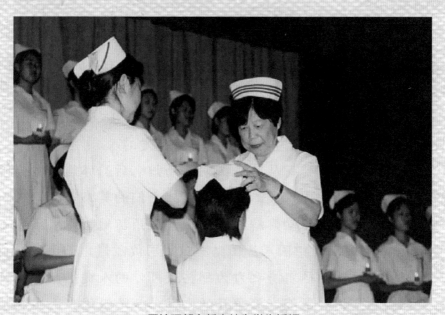

原护理部主任李纯为学生授帽

北京协和医院

保护"最可爱的人"

1950 年，伟大的抗美援朝战争抵御了帝国主义的侵略扩张，捍卫了新中国安全，维护了亚洲和世界和平。北京协和医院护士在这场战争中以实际行动践行了革命的人道主义，全心全意投身到救治伤员的工作中，保护那些最可爱的人。

著名军旅作家魏巍从抗美援朝战场归来后的那篇家喻户晓的报告文学，让全国人民看到了前线战士们的英雄气魄与感人事迹，让世人为之感动，解放军也从此被亲切地称为"最可爱的人"。战争时期，中国人民团结一致，同仇敌忾，而医务人员在国家需要之时，尽自身之力为那些最可爱的人提供医疗支持与救护。北京协和医院在战争开始之际，就选派优秀医护人员奔赴前线，迅速建立专属病房，参与志愿军伤员的救护。

火线旁的协和护士

在抗美援朝战争期间，医院（当时名为中国协和医院）和医学院（当时名为中国协和医学院）先后派出包括护士、学校护理教员等在内的 61 名志愿者，学校教员王琇瑛、李懿秀、陆宝琪、沈长惠等，护理督导罗桂珍，护士苗文娟、李云芳、颜承英、李象堂、甘兰春、凌秀珍、郭淑如、萧玉山、宋晓峰、舒维忠、丁德崇、赵孝贤、王景云、王惠斌、高宜芬、王枫岚、马德麟、沈毓秀、李佩珍、王定惠、付乃武、段安贵、张又平、王希明、李学增、朱美玉，助理员（助理护士）黄金龙、李德恩、杨玉荣、陈宏吉、李世拜、蒲宝明、于智明、王学功、李允雯、余丽娟、董荣贵、逢至清、颜荣山、张国权、宋宝衡、马婉英、张美珠、苏崇山、白文俊、志保、王维端等均在其中（名单不完整，因个别字迹无法辨识）。

在这长长的名单中，苗文娟的名字尤为特殊。她是唯一一名跨过鸭绿江的协和护士，是距离前线最近的人。在凛冽而肃杀的冰寒战地，苗文娟极尽所能地救护伤员。物资紧俏，纱布需要反复使用，苗文娟就在冰凉的水中清洗纱布，双手冻得通红干裂。昼夜轮转，伤员随时都会送到苗文娟的面前，而她完全忘却时间概念，没有哪顿饭是按时、按点吃的，抽空抓起已经冰凉、干硬的食物就往嘴里塞，在地上找两根树枝擦一擦就当筷子用。饭菜是什么味道都已经感觉不出来，只为补充好体力继续工作，常常累到缩在某一个角落里就能睡着。为了应对随时可能出现的突发状况，她睡觉的时候从不脱外衣和鞋袜。但睡觉也是一件奢侈的事情，苗文娟闭上眼

本院參加北京市醫藥衛生界抗美援朝第四批志願手術隊之人員共有王詩恒等十六人·茲將名單列

後，開

祖備茶寫請！

醫　師！王詩恒，吳之康

護　士！宋曉峰，蕭玉山

助理護士！

醫科學生！湯儷英，關延啟，

詹寶光，張欽西，方儒修，劉爾翱，劉毅鑣，

劉曾鼎，盛懷湯，榮　佩，王慧瑛，蘇學曾，

隨呈

中央衛生部

中國協和醫學院院長

一九五一年六月 二十二

監印

日

1951 年，报名参加第四批抗美援朝志愿手术队的申请名单

睛还能依稀听见远处传来的枪炮声和战士们保家卫国的嘶吼与呐喊声，风雪如刀子般刮过面颊，但是不能流泪，因为泪水会被冻住。

战争胜利后，在颁给她的奖状中这样写道：苗文娟同志在工作中创立功绩，业经批准记三等功一次；这不仅是个人的光荣，全军的光荣，也是人民的光荣，祖国的光荣。

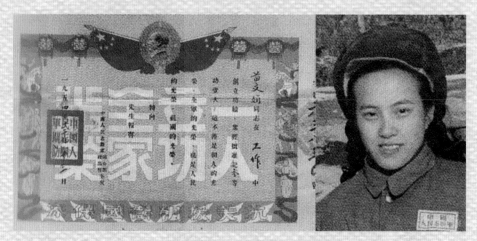

苗文娟的三等功奖状和军装照片

1951 年，黄金龙考入协和成为助理员。1953 年进入本院护士业余训练班学习，1956 年经考核合格后由助理员转为护士。1952年抗美援朝作战规模逐渐扩大，黄金龙义无反顾地报名，并获批成为抗美援朝北京志愿者手术队队员，随队被分配到中国人民解放军东北军区第十三陆军医院。此时的黄金龙，刚刚度过 19 岁生日。前线伤员多、护士少，每名护士负责一片区域的救治与护理。黄金龙刚到战地便立刻投入到重伤病区的救护工作。"那段时期虽然困难，但却很锻炼人"，作为一名协和护士，他将这次经历视为自己成长的宝贵财富。因在前线的突出表现，黄金龙在战后被授予三等功。

1952 年 10 月，王琇瑛担任抗美援朝护士教学队队长，带领北京协和医院及中央医院护士各一人、协和护校教师 2 人，赴沈阳为后方医院培训 50 余名优秀护士长，并到鸭绿江边考察战场救护工作。郭淑如、李象棠、凌秀珍等多位北京协和医院的护士也为祖国培养出大批合格的战地护士。

一间病房，一封邀请函，一生记忆

　　1951 年 1 月 20 日，中央人民政府卫生部正式接管北京协和医院，从全国征调护士，扩展医院建设。时任湖南军区医院手术室护士的李纯被征调，于 1952 年 4 月 4 日来到北京，成为北京协和医院的一员。

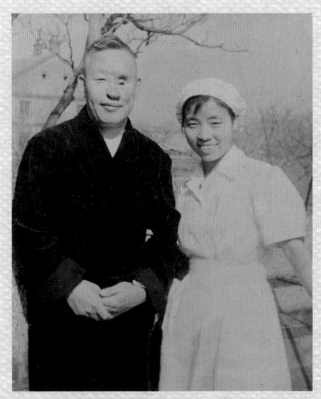

1954 年，一位朝鲜战场的伤员回国治疗并入住老五楼病房

（图为伤员与傅永昭护士长合影）

初到协和，李纯在受训时最先感受到的就是协和护理的"严"，以及协和护士特有的"勤、慎、警、护"精神，正式上班后她被分配到志愿军病房。志愿军病房设立在古色古香的老楼6楼2病房，专门提供病床治疗志愿军伤员。

在病房里，李纯每天面对的都是为了祖国和人民在最前线奋战受伤的志愿军战士，许多患者面部或多或少受到损伤，有的人失去了一只耳朵，有的人嘴巴是歪的，更有几个患者的脸部受伤非常严重，因此他们的情绪变化总是很大。当时有一位满脸伤疤的志愿军，只要在吴蔚然大夫查房后，他都会大发脾气。通过李纯与他多次谈心交流才得知，患者每次看到吴大夫那张英俊的脸，又想想自己的样子，就会控制不住自己的悲伤情绪。李纯在工作中细心地发现，每名志愿军的枕头底下都藏有一面小镜子，在没人注意的时候他们会悄悄拿出来看。虽然身体上的疾病正在被治愈，但他们心灵的创伤又将如何抚平？

没有上过前线的人是无法想象战争的残酷，伤病员内心的煎熬也是非前线人员难以体会的。志愿军病房的护士便承担起更重的责任与担子，拼尽全力抚慰这群"最可爱的人"的内心。李象棠护士长带领护士对他们进行"话疗"，有时候一聊就是个把小时，希望他们能在护理人员的帮助下慢慢驱散内心的阴影。

冯祥如总护士长回忆起她刚来协和的时候，下班后和同事们一起自发看望在协和接受治疗的志愿军战士们，还用轮椅推着他们到三楼广场看电影。其中有位轰炸机飞行员，腿部受伤，情绪时而暴躁时而低落。当时还是个年轻护士的冯祥如经常去陪伴他、开导他，就像邻家妹妹一样。一直到出院很久后，这名飞行员还经常给冯祥如打电话说："我一辈子也不会忘记协和护士的帮助，当时我所有的困难都是你们帮助解决的，每次和你们说说话都很开心。没有你们，就没有今天的我。"

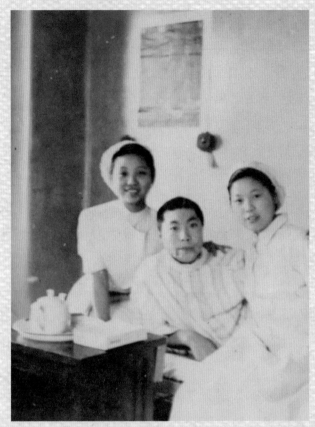

志愿军病房护士李纯（右一）、护士长李象棠（左一）与志愿军患者合影

　　李纯在志愿军病房工作的一年多时间，受到护士长和周边护士的影响，在完成护理工作后，不会坐在办公室，而是到患者身边去，和他们坐在一起聊聊天，随时帮患者解决细微的问题。她用仁爱感动着每一名志愿军患者。一位志愿军患者亲手为李纯送上感谢卡片："李纯同志，同志们都说你好，这是很大的荣誉，那是由于你忘我的工作和帮助同志，才博得了称赞……"

　　就这样，一位位志愿军伤员在这里得到救治与照护，重拾微笑与信心。白衣无暇，飘然在病床间，围绕在黄绿色军装的周围。北京协和医院志愿军病房的存在，让这些经历了战火侵袭的志愿军们，在伤痛康复的过程中获得身与心的双重保护。

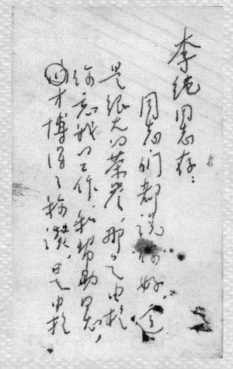

志愿军伤员写给李纯的感谢卡片

　　1953 年抗美援朝胜利，周总理在北京饭店接见作战有功人员，李纯作为北京协和医院唯一代表出席宴会。手捧周总理签发的邀请函，怀着激动的心情，李纯换下护士服，穿起整洁的解放军裙装，迈入北京饭店。她至今仍记得当时的场景，在等待期间，当采访者希望李纯唱两句的时候，她没有一丝犹豫，直接唱起"雄赳赳气昂昂，跨过鸭绿江，为和平，卫祖国，就是保家乡，中国好儿女，齐心团结紧……"这是李纯在协和工作刚满一年之时的景象，也是她此生最难忘的景象。

　　抗美援朝时期，在前方战线上，有协和护理人不计生死的救护与奉献；在后方病房内，有协和护理人倾情相护的支持与照护。协和护理前辈们用自己的实际行动，保护着那群"最可爱的人"。

"熏"出来的协和护士

在协和护理发展史上，有许多耳熟能详的专家，这些前辈深耕不辍、将毕生精力投入到护理事业发展的进程中。在以她们为代表的老协和人的影响和熏陶下，协和护理人才辈出，朝气蓬勃，涌现出一代又一代的护理领军人物，带领协和竖起中国护理的旗帜和标杆，百年不倒。

"病魔"将她引入协和

"与善人居，如入兰芷之室，久而不闻其香，则与之化矣。"协和护理传统深厚，对工作认真负责、一丝不苟，对专业严谨求精、不断创新，对患者尊重、关爱和无私帮助，这些协和的优良传统，是一代代协和护理人传承下来的宝藏。通过前辈们在工作、学习、生活中点滴小事的言传身教，把协和的优良传统点点滴滴渗入后来者的血脉和心灵，让后来者身在其中，耳濡目染，久而久之，内化于心、外化于行，使其成长为具有协和特有作风和气质的护理人。所以说，协和护士不是教出来的，而是"熏"出来的。

"1934 年，我年仅 14 岁，这是我第一次来到协和医院。那时的我正处在胸膜炎、黑热病的痛苦中辗转煎熬，时时感觉到'死神在招手'。打破我内心绝望的是协和护士一声声温柔的鼓励'不要怕，拉着我的手''你一定会好的，要有信心'。但谁也没想到，我刚刚战胜病魔，在当时死亡率极高的烈性传染病天花又找上了我。我看到路人的嫌弃、家人的躲避，自己只能孤零零地再次住进协和医院的隔离病房。而这一次，一袭袭白衣的护士姐姐来到我的身边：'你会再一次活蹦乱跳的出院，我们相信你。'就这样，我在协和高超的医疗技术、无微不至的护理和关爱之下成功痊愈，创造了当时的医学奇迹。当离开医院的时候，我心中埋下一颗'对白衣天使崇敬与爱'的种子，我也要成为她们那样的人。"

——陈淑坚

1940 年，陈淑坚考入燕京大学，坚定地选择护理预科系，后于 1941 年转入北平协和医学院护士学校，正式接受协和护理教育。1944 年获学士学位，1948 年调入北平协和医院工作，历任妇产科护士长、总护士长、北京协和医学院护士学校教师、外宾医疗科副主任、护理部副主任、护校校长等职务。1985 年卫生部成立全国护理中心后，任中心副主任。在 40 多年的护理生涯中，陈淑坚一直坚守协和标准，并时时影响着周围人，成为众多协和护理人学习的榜样。

1956 年，陈淑坚的丈夫、曾任周恩来总理翻译的邓子若先生，因出差时不幸在一次空难牺牲，留下陈淑坚和两个女儿相依为命。但陈淑坚除了追悼会当天，依然坚守岗位，没有错过一堂课。她说："当我穿上护士服，我就是一名救死扶伤的护士，不能掺杂个人情感。"那种坚毅，感染了当时所有的学生。

六十年代末，内燃机厂 4 名重度烧伤患者被送进北京协和医院，陈淑坚老师作为主要护理人员进入烧伤病房。满目都是焦烂的皮肤，患者的肉体和精神都遭受着巨大折磨，情绪近乎崩溃。陈淑坚转身擦干因心疼流下的泪水，用一声声温暖的话语不停地鼓励他们："你们还年轻，要坚强，相信我们，相信自己，不要放弃！"这种鼓励每天从不间断。一勺勺的饭和水喂入 4 名患者的口中，陈淑坚却经常忘记自己去吃饭，久而久之，4 名重伤员觉得对不住她，但她却总是笑着说："只要你们康复了，我少吃几顿也高兴呀！"。重度烧伤患者创面面积大、换药时间长，陈淑坚先用药纱在烧伤处浸洗，直至伤痂软化，再轻轻剥离并换药，每位患者每次换药至少需要两个多小时，但即使腰酸背痛，她也从不喊累，只要伤口有一丝好转她就欣喜不已。几个月后，4 名患者康复出院。回家前，他们找到陈淑坚，围着她亲切地称呼她为"陈妈妈"。在他们心中，这位照顾他们数月的护士更像是亲人，她救护的不仅是他们的身体，更有他们的内心。

后来，陈淑坚离开了护理管理岗位，回归到临床工作中。1975年，已经55岁的陈淑坚，身体大不如前，但她仍兢兢业业地坚守一线。一天，她正在走廊打扫卫生，看到一位面带忧愁的外国友人。陈淑坚主动用英语与外宾沟通，并亲自送她到指定地点就诊。外国友人很诧异，在中国，一名清洁工居然能说流利的外语，经询问得知她的身份后，忍不住说："这就是名扬全球的协和护士！这就是中国的知识分子为祖国为人民忠诚服务的高贵精神！"或许对于陈淑坚来说，这只是一件很小、很寻常的事情，但正是这样一件小事，却体现了协和护士的职业素养与责任，她向中国和世界展现了协和护士的风采。

1980年，陈淑坚成为世界卫生组织西太平洋地区护理专家咨询团成员，也是全球权威卫生组织中唯一的中国代表。她将这作为发展祖国护理事业的重要依托，并在其后10年中，不顾自己身体的不适和病情反复发作，一直坚持奔走在护理临床和教育第一线。

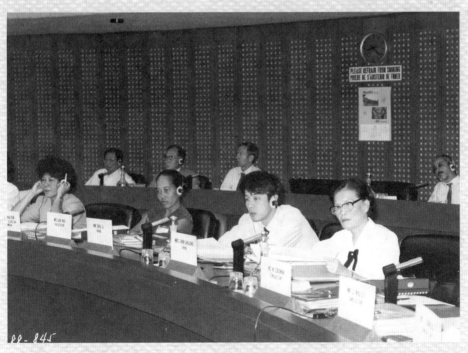

作为WHO西太区护理专家咨询团唯一的中国代表，陈淑坚（右一）出席西太区会议

　　青少年时期一段在北京协和医院住院的经历，使陈淑坚受到了协和护士的影响，并最终成为了一名优秀的协和护理人。她用一辈子对护理事业的奉献和坚守，影响着一代又一代协和护理人。正是这种"熏"出来的氛围，造就了协和护理精神的生生不息。

"南丁格尔"心中的女神

"种树者必培其根，种德者必养其心。"协和护理的"熏"体现在护理前辈"一对一"的带教中，体现在每位护士人格魅力的呈现中。成长中的实习护生和年轻护士们通过观察前辈们的临床护理行为，一点一滴地感受到什么是对患者的关心和爱护，什么是敬业和奉献。协和精神重塑了年轻人的护理职业价值观，使他们热爱护理事业，愿意为社会提供专业的护理服务。

刘淑媛，2009 年第 42 届南丁格尔奖章获得者，她在北京安贞医院心脏外科重症监护病房工作了 54 年，是北京唯一一位始终坚持在护理一线被授予南丁格尔奖章的护理人。2018 年，刘淑媛在中央电视台《等着我》栏目寻找吴莉莉老师——指引她在护理工作中不断前行的她心中的女神。

"1961 年，我即将从协和护校毕业，进入北京协和医院产科病房实习，当时的我青涩、懵懂，遇到了一位身材高挑、行事干练的老师——吴莉莉。在我的印象中，吴老师的精神总是特别饱满，从来不吝惜自己的笑容。"

——刘淑媛

当时，刘淑媛和同学们来到北京协和医院妇产科婴儿室实习。第一次面对这么多新生宝宝，看着护士老师们忙碌的身影，她们手足无措。刘淑媛在众人中看到了一束温暖的光，那正是她的临床带教老师吴莉莉。吴老师身材高挑，满脸洋溢着笑容，优雅的系上围裙，开始准备为婴儿洗澡。吴老师的动作轻柔利落、无比娴熟：她用一只手托住婴儿后脊和头部，另一只手操作水龙头。清洗婴儿头部前，她先用两个手指轻按婴儿双耳，保证无水滴进入婴儿的耳朵。洗好后，再松开手指，开始清洗其他部位。大多数婴儿洗澡时都会哭闹，而在吴老师的手掌里、怀抱中，他们都很平静、享受。

全部洗好后，吴老师迅速将婴儿包裹好，以免着凉感冒。所有宝宝洗过一轮后，汗珠从她的脸上滴下，但是吴老师的眼睛却一直带着笑。她再看一眼捧在手里的小宝宝们——美好而珍贵，那笑容就更恬美了。

在刘淑媛记忆中，那一幕幕光影像是油画般明丽动人。

吴老师愉快的工作状态一直指引着刘淑媛奋斗在临床一线，每当她遇到困难与挫折，都会第一时间想起吴老师那永远不变的笑容，给予她前进的力量。

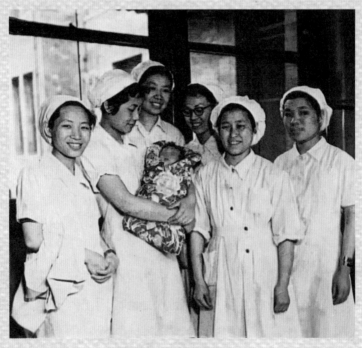

吴莉莉老师（中间抱孩子者）

　　通过北京协和医院护理部、央视栏目组众人的努力，几经周折，吴莉莉老师（现名吴坚）最终从《等着我》栏目的"希望之门"走了出来，虽已发丝花白，但她仍然身姿优雅，脸上不变的是能融化人心的笑容，这是协和护理人自带的优雅、从容与温暖。

　　实习护生犹如一张白纸，她们的成长过程就是在给这张白纸着色的过程，正是这种潜移默化的熏陶，使一名名协和实习护生受益终身。

为什么说协和护士是"熏"出来的？

曾任外科总护士长的赵玉兰回忆：刚来协和时，医生和护士给我的第一印象就是非常有修养，护士们从来不会高声说话，总是轻声细语。大家都特别有礼貌，年轻人对前辈非常尊敬。当时在院区内，如果看到教授们走在前面，大家都会自觉地放慢脚步，除非有急事，决不会越到教授前面去。记得有一次我上连班，因为着急吃饭接班，没看到站在前面的护士长，于是就抢在前面买了饭。当天下午林宝善主任就找到了我，告诉我一定尊敬前辈，作为护士礼仪规范是非常重要的。在这种文化的熏陶下，协和人走到哪都是那么温文尔雅。刚开始我被分配到 7 楼 2 病房，总共有 30 张病床，偶尔加床会到 36 张，当时的护士长是冯祥如。协和对病室规范化一直要求非常严格，每天早上查房前护士必须把病室收拾整齐。所有患者的床头桌上都摆放一个暖瓶和一个茶杯，所有的茶杯摆在一条线上，茶杯的把手朝向同一个方向，床轱辘也是朝向一致、在一条线上。每位患者还有一个毛毯，大家统一将其折成 30 厘米宽放在床尾，整个病房非常整齐，就像件艺术品。护理工作之余，要求 15 分钟就去巡视一次患者，看看患者有没有需求、输液怎么样、病情有没有变化。护士们对实习学生的要求也非常严格，手把手带教，实习学生绝不敢在病房吵闹，对老师也很尊重。医生刚入科的时候，也有 1～2 周的时间跟随护士老师，学习抽血、测血压，跟着做晨护、晚护，了解病房规章制度。

医院发展越来越快、越来越好，从原来的老楼、到内科楼、再到外科楼，空间越来越大，护士越来越多，但是协和人所传承的"视患者为亲人"的护理理念从未改变。一位位优秀的领军人、一个个感人的故事，熏陶着一代一代协和护理人，将协和精神如希望的火种一般，继续传承下去。

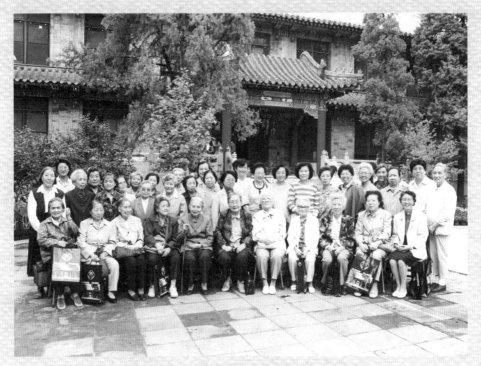

护理前辈们重聚协和

北京协和医院

到祖国最需要的地方去

新中国成立以来，无论是在老、少、边、穷等医疗条件落后的地区，还是在地震、火灾、瘟疫与海啸肆虐的灾区，都能见到北京协和医院医疗队白衣天使们的身影。

1965 年，毛泽东主席发出"把医疗卫生工作的重点放到农村去"的指示，卫生部立即贯彻实施，以解决长期以来农村医疗条件差的问题。当时的医药卫生工作只是面向一亿左右的城市人口，全国 70% 的医务人员集中在城市，占五亿多人口的农村，医务人员和药品都很少，边疆地区更是严重缺医少药。

北京协和医院响应毛主席号召，抽调医务人员参加医疗队前往甘肃、西藏、内蒙古等地区，帮助边疆及少数民族地区发展医疗卫生及护理事业。

支援甘肃——沈玉琴、陈利

内科护士沈玉琴、手术室护士陈利曾分别于 1965 年、1975 年随医疗队赴甘肃进行医疗护理援助。

二十世纪六十年代，甘肃的医疗卫生基础十分薄弱，且大都集中在城市，基层医疗卫生状况落后，县以下几乎没有卫生基建投资。据当时的统计数据显示，1965 年甘肃全省农村人口占总人口的 84%，但是农村医疗床位仅占 39.5%。沈玉琴前往的河西走廊情况更为严重，卫生技术人员缺乏，药品更为奇缺。

"刮破擦伤等小伤只能依赖炕土、草灰等就地取材的土办法，而那些患有严重疾病的老百姓，有些甚至寄托于'跳大神'等迷信方式来减轻病痛的折磨。"

——沈玉琴

沈玉琴来到甘肃以后，与来自北京、上海等地的护理同仁们一起，从夏到冬，深入祁连山麓的村村寨寨，探访了沙漠深处的毡房帐篷，为当地农牧民送医送药，对于长期以来"有病无医无药"的当地百姓来说，真可谓是久旱逢甘霖。此前他们完全没有想到，自己还能享受到来自大城市的医疗护理服务。

陈利来到甘肃敦煌支援后发现，虽经过 10 余年的发展，甘肃的医疗情况有了好转，但农村依然很落后。农民疾苦就是最广大人群的疾苦，如何防治农村的常见病、多发病是他们需要解决的问题。他们翻山越岭，走村串户，为当地百姓讲解卫生知识和疾病预防知识，积极参加农村卫生建设，改建厕所，在艰苦条件下开展护理服务，使甘肃农村的卫生状况得到极大改善，疾病预防知识得到一定普及。

"农村的卫生环境、卫生习惯亟待改进，尤其是厕所。厕所多数是露天的粪坑，大、小便都排泄到粪坑里，雨水也进入了粪坑，臭味很大，滋生蚊虫，而且粪水渗透到周围的土壤，更易污染邻近的水井或河域。要改善农村卫生环境，首先，必须改进厕所。我们与大队干部共同研究，拟定了宣传稿，通过大队广播喇叭反复广播，挨家挨户宣传改进厕所的优点。从村干部家开始改造，将粪坑及周围已被侵蚀的粪土挖出，再回填上新土，放置并固定好大缸，以后大、小便都排泄到大缸里，不会再污染周围，同时也利于收集肥料。而挖出的粪土及周围被侵蚀的粪土是绝好的土壤肥料。不少社员乐呵呵地说：'这一改造真好，厕所干净了、环境改善了、蚊虫变少了、肥料变多了、粮食也能增产了。'不要小看改造厕所这件事，它可以减少很多疾病的传播，挺有成就感的。"

——陈利

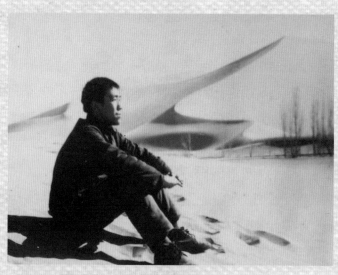

手术室护士陈利在甘肃

支援西藏——王菊芬、刘月娟、黄金龙、韩玉卿

　　西藏民主改革以前，仅拉萨、日喀则有 3 所设备极其简陋、规模很小的官办藏医机构和少量私人诊所，从业人员不足 100 人，加上民间藏医也只有 400 余人，无疾病预防控制中心、妇幼卫生保健等专业公共卫生机构，广大人民群众患病无法得到及时医治。各地卫生状况极差，常有瘟疫流行，因无防治机构，传染病、地方病严重威胁着广大人民群众的身体健康和生命安全，很多人因病致残，甚至病死。民主改革以后，国家逐年加大对西藏的援助力度，出台一系列扶持西藏发展的特殊政策，取得历史性进步，发生格局性变化。但是缺医少药的情况仍然普遍存在。

　　自 1971 年起，北京协和医院儿科王菊芬、手术室刘月娟、内科黄金龙、外科韩玉卿四名护士先后随医疗队来到西藏。

　　"当时，通往西藏的铁路尚未修建，只能以汽车为主要交通工具。去往西藏的路上，气候恶劣，公路路况很差，十分颠簸，加上高原反应，到达西藏阿里地区的狮河泉时，身体已经达到极限，十分虚弱。我们都穿着厚重的棉衣，加上长筒棉靴足有十几斤重，严重的高原反应，使每个人空手都一步一喘，步履艰难。"

——黄金龙

　　"西藏蔬菜、水果匮乏的程度是难以想象的，医疗队巡回下乡期间，几乎没有吃到蔬菜与水果，靠发的一小瓶维生素片来补充维生素 C。"

——韩玉卿

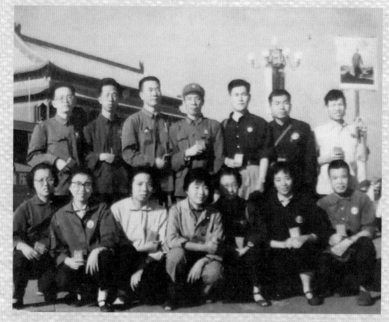

援藏医疗队出发前在天安门合影

（前排左三：儿科护士王菊芬；左四：手术室护士刘月娟；右一：内科护士黄金龙）

　　到达西藏以后，北京协和医院医疗队的医护人员不惧高原反应，克服语言障碍和生活条件简陋、工作环境艰苦等困难，为藏区群众提供医疗护理服务，受到了大家的热烈欢迎。

　　协和护士们渐渐融入了西藏的生活。为了适应藏区环境，尊重藏族同胞的宗教信仰，护士们与藏族同胞打成一片，也在艰苦的环境中磨炼了自己的意志。藏区地广人稀，农牧民住得都很分散，加之缺医少药，生病后若得不到及时救治，只能听天由命，或者找一些民间略懂相关知识却没有行医资格的人。协和护士从学习骑马开始，顶风冒雪赶着马匹、爬陡坡为藏族同胞送药。他们衣服上沾满了泥巴，鞋里灌满了土，头上落满了飞沙，脸上也出现了高原红，但所到之处受到藏族同胞的热烈欢迎，被藏民们亲切地称为"我们的新社员"。这些"新社员"与藏族同胞亲如一家，为他们带去疾病预防、医药卫生及外伤常规处理等相关知识。

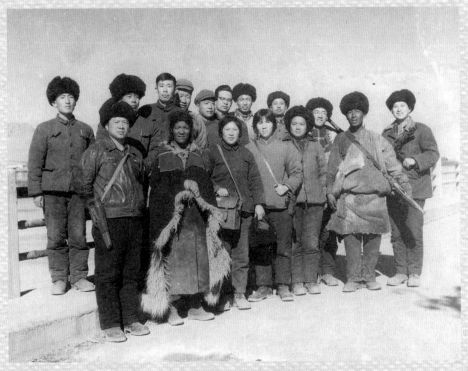

援藏医疗队与当地藏民合影（前排右三外科护士韩玉卿）

　　藏族同胞们感动地说："曾经我们踏遍藏区都请不来医生，得了小病扛过去，得了大病等着死。现在毛主席从北京派来好医生、好护士，翻山越岭来找我们了！"

　　除了为藏区同胞进行疾病知识宣讲、送药等工作，协和护士们还把自己多年积累的知识、经验毫无保留地传授给藏区县、社医院的护理人员和没有行医资格的人，为藏区护理的发展做出了很大的贡献。由于缺少人手，在藏区县、社医院，援藏护士从挂号、收费、打针、换药、洗胃（因农村食物中毒、农药中毒的患者较多）样样精通，并把协和护理相关的操作规程手把手地教给藏区护士。

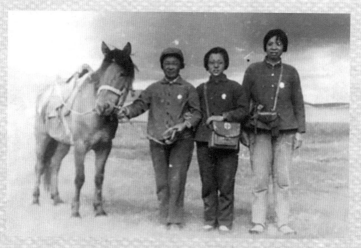

援藏医疗队合影（右一儿科护士王菊芬）

支援湖南湘阴——孙秀霞

曾参加过湖南湘阴支援工作的护理前辈孙秀霞，对那段往事仍记忆犹新。

"我年轻的时候，多次参加过医疗队。记得协和护校毕业后，医科院分配我到皮肤病研究所工作。后来卫生部组织医疗队，我一共参加过3次，一次前往湖南，时间有一年多，另外两次是在北京郊区。由卫生部部长亲自带队出发，队伍里人才济济，有各个医院的专家教授，比如我院的林巧稚、吴蔚然等。我们这些年轻人都是'萝卜头'，有任务都要跑到前面，上山下乡，送医药到农村。各个医院的领导都去了，动员我们扎根留在农村，大家工作热情高涨，纷纷表态一定踏实扎根农村，搞好我国农村医疗卫生工作，提高农村医疗水平！"

"南方气候潮湿，那个年代老乡喝的水就是门前沟里的水，很脏，刚到的时候，我就患上了痢疾，住了两个星期的湘雅医院。当时卫生环境太差了，水沟里的水，回家烧熟，农村使用的是大灶锅，没条件完全把水烧开，寄生虫难以完全杀灭，疾病就难以避免。那里老乡们喝姜盐茶，就是为了去除疾病，当时南方痢疾、疟疾挺严重的。这么多年来，我一直关注着曾经支援、战斗过的地方，令我感到欣慰的是，现在的老乡早已用上了干净的水源，之前严重影响健康的疾病也早已排除。现在咱们国家的公卫政策的制定和执行力、卫生水平，取得了长足的进步，尤其是2020年新冠肺炎疫情暴发以来，从各个部门的专业化程度和执行效率就看得出，我们的国家在公共卫生领域有多么大的进步！"

——孙秀霞

自 1965 年至 1977 年的 12 年间，北京协和医院共派出医疗队 94 批，医护人员共计 1 458 人次，足迹遍布 19 个省、市自治区的 60 余个地区。

北京协和医院医疗队的光荣传统一直延续到今天，从援藏、援疆、援蒙的对口支援，到冲在抗洪抢险、抗震救灾、抗击疫情的一线。数十年间，协和护士从日光清寒的西藏到胡杨映雪的新疆，从飞土扬沙的陕、甘、宁地区到一碧千里的内蒙古，从酷暑到严寒，每到一处，就把党和政府的温暖、把北京协和医院对人民健康的深切关爱带到当地，将优质的医疗护理服务带给患者的同时，还将知识与技能分享给护理同行。

听从国家的召唤，服从人民的需要，离开自己的小家，保护远方的大家，虽受苦受累，但这也正是医护工作者的天职与使命。无论何时何地，无论年龄几许，一代又一代的协和护理人，始终以勤奋、奉献为荣。他们跨过大江大河，走过万水千山，协和人前进的脚步永不停歇。

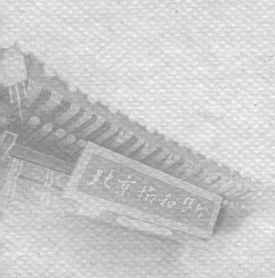

动荡岁月　坚守协和标准

在 1966—1976 年特殊的 10 年间，护士们无论转到什么岗位，无论被派遣到任何地方，始终坚持科学与理想，坚守着"一切为了患者"的责任与使命。

不变的仁心仁爱

　　曾在北京协和医院神经科工作的刘秀莹总护士长这样描述她心中的协和精神："无论身体状况多糟糕的患者，在我们心里都是应该被呵护的那一个。"这种对患者简单、朴实而又极致的热爱体现在临床工作的每件小事中，影响着一代又一代的协和护理人。

　　即使过了 50 余年，刘秀莹仍清楚记得一位患者。那是一位仅有十二三岁的患儿，因下肢瘫痪长期卧床，入院时已有严重压疮，两侧髋部都露着骨头。对于严重压力性损伤的患者，护士每天都需要按时为他翻身、换药，一次换药至少 1 个小时。为了保护患者裸露的皮肤，避免受压受凉，病房护士们集思广益，发明了被子支架，让皮肤在撑起的被子下面有了充分的空间，这样既能保暖又能避免造成覆盖痛。为了能让患儿及时补充营养，更好地促进疮面愈合，医生和护士们还将自己的饭菜分给他。经过大家的共同努力，患者的压疮面积最后缩小了很多。对于长期卧床且重度压疮的患者，身体上的痛苦是巨大的，无论结果如何，护士们都尽其所能，减轻患者的疼痛与不适，并为患者带来慰藉。

　　还有一位 30 多岁的女性患者，因全身肌肉萎缩导致四肢活动受限，感觉很痛苦。为了减轻患者的症状，医生和护士尝试了很多办法，如水疗与理疗相结合，在送患者去理疗科治疗时，护士找来能伸缩的高背轮椅，让患者躺在上面，轮椅背部都是藤条样的，上面有可以携带氧气瓶的装置。每天雷打不动地为患者提供"专车"，提升来回转运过程中患者的舒适度。全体医护人员始终保持着对患者最真挚的关爱，虽然这名患者最后还是没能战胜病魔，但家属们把医护人员的付出都看在眼里、记在心间。患者离去后，她的家属还专程回到病房，向全体医护人员真诚地道谢，大家都特别感动，为患者所付出的一切都是值得的。

用实力书写历史

在动荡的岁月里，护士们用行动与爱心全力付出，在帮助患者抵御病痛侵袭的同时，更是修复了一个个受伤的心灵，让患者重拾战胜困难的勇气与决心。

北京协和医院神经科病房的患者大多病情危重，在二十世纪六七十年代，位于老楼 8 楼 1 的神经科便已拥有自己的监护病区。1973 年夏天，一位 21 岁的年轻患者病情突然加重，风华正茂的年纪，却不幸患上格林 - 巴利综合征，患者四肢瘫软，呼吸肌麻痹，只能应用"铁肺"（第一代呼吸机，是一个连接着泵的密闭铁筒型装置，患者躺在里面，头部伸在外面。当铁肺内的气压改变时，能使患者的肺被动扩张、缩小，以此保持辅助呼吸）进行治疗。

有一天，这位患者的病情突然发生变化，"铁肺"辅助呼吸也难以维持有效呼吸，患者随时有生命危险。而我院当时还没有更先进的呼吸机。万分危急的情况下，凌秀珍护士长果断申请从外院调配呼吸机，并配合医生迅速为患者行气管插管，利用简易呼吸器维持患者的呼吸。时间一分一秒的过去，抢救一轮又一轮地有序进行，医护团队娴熟的技术及默契的配合，为患者赢得了宝贵的时间。3～4 小时后，呼吸机终于送到，患者重获生的希望。经过医护团队长达 318 天的不懈努力，患者奇迹般地康复了，而且在大家的精心护理下，未发生任何并发症。

后来医院虽然成立了 ICU（重症监护病房），但神经科医生仍习惯将重症患者留在自己的病房，这足以证明医生对护士能力的信任。护士用实力展现护理工作的重要性，让医护之间相互信任，为患者减轻痛苦，也让患者家庭重拾希望。

十年严把质量关

1971 年，北京协和医院有一个"不太好办"的部门——供应室，这里是全院对医用物资进行消毒的部门。病房里的各种穿刺器材、敷料、注射器等全部在这里完成清洁、消毒、灭菌工作，可以说供应室是医院安全的要塞部门。在那段特殊的历史时期里，工作秩序缺乏有序管理。原护理部主任李纯回忆道："当时我还很年轻，性格直爽，我被派去任供应室护士长。上任伊始，我详尽了解到供应室的实际情况，认为不能着急，得一步一步地推进工作"。

李纯认为，首要问题是要抓工作人员的思想政治工作，作为护士长在工作中一定要以身作则。李纯提出要为一线着想、为一线服务，做到为一线科室送物上门。但是由谁来送呢？当时供应室工作人员少，且大多体弱多病，而且当时的很多工作基本还是靠手工操作，如纱布是一块一块叠，棉棍要一根一根捻，工作量很大。李纯便主动承担起出车的工作，在送物过程中还及时了解有些病房物资破损率高的原因。过年的时候，她还主动承担大年三十和初一的值班，用实际行动起到带头作用。

"1975 年的一天，供应室出现质量问题，许多病房给我打来电话，反映病房里发生热原反应，输液以后患者发抖。两天内就有十七八例患者出现热原反应，我很着急。同样的操作、同样的条件，为什么会出现这种情况呢？我赶快找到器材库，分析这些天送出去的输液乳胶管情况，最后发现可能是器材库新到的一种输液乳胶管有问题。当天晚上我们就把所有与出现问题的同批的乳胶管召回供应室，全部换成原来的乳胶管，热原反应就控制住了。"

——李纯

　　如果说临床护士是白衣战士，那么供应室就像是"军械库"，一块棉布、一根棉签都事关重大。在李纯的带领下，供应室全体护士逐渐团结一心，从 1977 年起，供应室连续 5 年被评为全院先进单位、先进集体。

　　在困难时期，协和护理人在逆境中，用全部的精力与汗水，保障了患者的安全和护理质量，坚守住了最严格的底线。

手写的规章　入心的制度

1972 年参加工作的手术室护士贾淑兰回忆道："当时手术室只有 8 名护士，作为科室里最小的护士，每位老师对我都是十分照顾，经常给我传授临床经验。我对曹护士长从心底里十分敬爱！只要提到"老协和人"，我脑海中浮现的首先就是曹护士长。"贾淑兰心中敬爱的老师，就是北京协和医院首位中国籍的手术室护士长——曹玉华。

当时曾与曹玉华有过手术合作的曾宪九大夫、林巧稚大夫等，他们无一不对曹护士长心服口服。曹护士长对手术室的管理非常严格，具体到每个岗位的工作内容和工作规范。当时科室没有打印机，曹护士长就手写科室管理手册，如台上护士需要先从简单的手术配合再到大手术配合，这种模式一直延续至今；台下护士要兼职做麻醉护士；配合心外科手术要管理人工心肺机，骨科手术护士还要负责术中拍 X 线；控制手术间参观人员。六七十年代，那份手写的科室管理手册丢失了。1976 年后，曹玉华再次用手写的方式将手术室各项管理制度建立起来。

曹护士长非常注重对人员素质及流程的管理。她要求手术室人员说话要轻声细语，也要求手术室护士提前了解第二天手术的方式、过程，这样就可以在手术台上配合的更加娴熟。

曹护士长批评人时也从不严厉，都是轻声细语地指正。

"我是 1953 年来到北京协和医院手术室的。曹护士长给我留下十分深刻的印象，她从不发火，但是对手术室护士的要求十分严

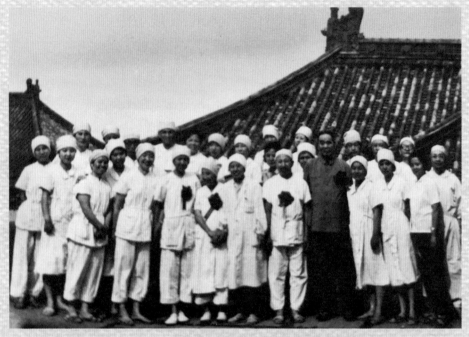

70 年代末手术室护士合影

格。她会到手术间观看护士的配合，通过平时的观察，看谁适合配
合哪类手术。刚开始的时候，我上疝气手术配合的很好，曹护士
长就安排我上曾宪九大夫的疝气手术。曾大夫对我的配合十分赞
赏，还向曹护士长表扬了我。曹护士长就私下传达了曾大夫对我的
表扬。曹护士长都是悄悄鼓励大家，从不当着大家的面表扬，也从
不当着大家的面批评，她为人正直，全科室以及外科医生都是服
气的。"

———已是 86 岁高龄的谢明钢前辈

"我印象特别深的是上胸科手术那次。那个时期手术切口大、
手术时间长、术中出血多，如果台上出血较多溅到了脚凳上，作
为台上护士在手术结束后应立即清洗干净。那天我上一台比较大
的胸科手术，手术从早上一直到晚上六、七点钟，下班时因为过

于疲惫没有仔细清洗脚凳。第二天早晨上班后，曹护士长轻轻拉过我，指着脚凳上的几滴血让我看，然后就自己拿起脚凳去水池清洗了。"

——贾淑兰

曹护士长就是这样一个说得少、做得多的人，对待工作一丝不苟，坚守原则规范，待人对事细心又温柔，因此，她受到手术室医生、护士的爱戴。

就这样，即使是在动荡时期，协和护理人依然用实际行动践行"一切为了患者"的誓言，以及对患者深深的爱。

改革开放

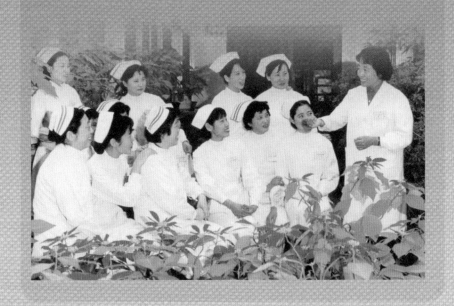

竭护理之所能　抚病患之伤痛

在协和护理浩瀚的历史星河中，有许多熠熠闪光的护理前辈。她们时刻秉承精诚之心，给予患者尊重与关爱、信任与支持、帮助与治愈。

心若有光，处处皆暖阳

在神经科，患者大多瘫痪在床，生活不能自理。剪指甲、理发、大小便……一切都离不开护士。"我是个对社会没用的人，别管我了！"然而，久病的患者，大多会有敏感、自卑、焦虑等心理改变。"每每遇到这样的情况，护士们都会笑笑不说话，继续工作。"曾任神经科护士长的凌秀珍回忆道，"护士们从早忙到晚，每隔 2 小时就要挨个为患者翻身、拍背、吸痰、更换护理垫等；三餐前还要协助患者洗手、喂饭，自己却忙到喝不上水、吃不上饭。但即使每天面对这样繁重的护理工作，护士们也丝毫没有怨言，没有不耐烦，始终微笑着陪伴在患者身旁。越是患者想要把护士们推走，护士们越是不能离开他。"

在二十世纪八十年代的妇产科，绒癌作为妇科的一种高度恶性肿瘤，其死亡率之高一度令人生畏。在当时，协和妇科病房收治了许多来自全国各地的绒癌患者，护理工作也面临着很多挑战，尤其是外周静脉血管穿刺。长时间的化疗致使患者血管变得越来越脆弱，护士最后只能选择患者手指上更加纤细、更加难固定的血管进行静脉穿刺。穿刺难度大，为在手指上寻找到"最佳"的那段血管，护士每次都要俯身蹲在患者床旁至少半个小时，以保证"一针见血"，减少患者痛苦。

绒癌患者在治疗过程中也面临着一个又一个难题。治疗周期长，疾病带来的的痛苦和焦虑长期折磨着他们，长时间远离家乡的孤独感使其在治疗期间的病痛加倍，随之而来的心理问题又加速催化着他们病情的恶化。许多患者渐渐想到了放弃，甚至产生了绝望的念头。这时候护士总会紧紧握住她们的手，倾听诉说；轻轻搂着他们的肩膀，传递力量。对于化疗间歇期的患者，护士就鼓励她们进行手工创作，比如折纸、编织等，并在病房进行评比展示。手工创作过程中的心无旁骛，让患者暂时忘却了身体的疼痛和不适，也舒缓了她们紧绷的心绪。逢年过节的时候，护士会与患者一起组织联欢会，共同表演节目，以缓解其对家乡和亲人的思念之苦。

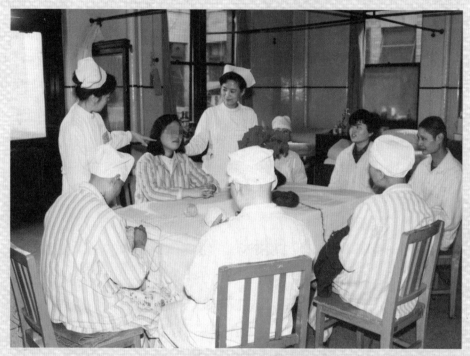

护士（左一时任妇科护士长张伟，左三刘绍金）鼓励绒癌患者进行编织活动

小晚枝是一位患有严重先天性马蹄足的 3 岁孤儿。自从把她从福利院接到骨科病房，本就敏感内向的她更加不爱说话，对周围环境总是抱有警觉，甚至是敌对的情绪。在吴欣娟的"护理哲学"中有这样一条：一位真正称职、敬业的护士，对待患者时要细致，要让他们真切感受到护士内心的温度。

"晚枝，你昨天晚上冷吗？今天想吃什么？"每天上班后，吴欣娟都要走到小晚枝床前，不管孩子用什么样的眼光瞪自己或是无缘无故闹脾气，她都不以为然，总是笑着俯下身和小晚枝聊天。稍有空闲时，吴欣娟还会把小晚枝揽在怀里，给她喂水、喂饭、讲故事，还会从家里带来可口的饭菜、零食，还有新买的玩具或衣服送给她。小晚枝心里的坚冰渐渐在融化。终于有一天，她扎进吴欣娟的怀里，甜甜地喊了一声："妈妈……"等到出院的时候，小晚枝已经变成了一个爱笑、快乐的小天使。

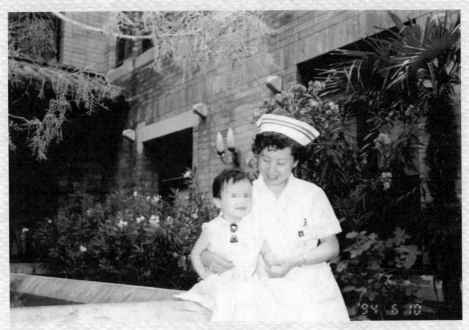

小晚枝与她的吴妈妈（时任外科总护士长的吴欣娟）

世事虽无常，但心若有光，处处皆暖阳。护士的呵护与陪伴，就是病患的温暖与希望。

温暖童心，情传中华

　　八十年代的协和儿科病房，已经开始施行患儿无陪伴制度。因优质的护理服务闻名全国，1983年儿科病房被评为卫生部先进集体。在住院期间，病房护士除进行各项护理治疗之外，还会陪患儿一起画画、讲故事、出墙报、复习功课等。慢慢的，护士与患儿之间建立了情谊。在这些小患儿的眼中，护士还有其他的名字——奶奶、妈妈、姐姐。

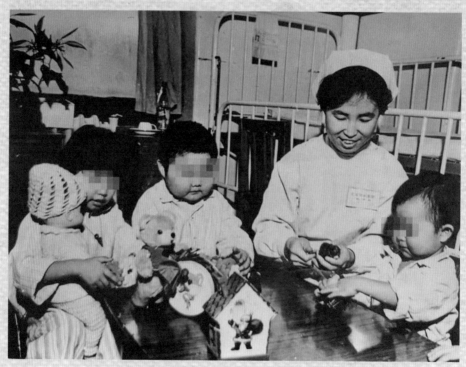

儿科护士工作之余陪患儿一起做游戏（右二原儿科护士长杜仲芳）

八十年代初，曾有一位因视物不清入院的 5 岁患儿，由于当年医疗条件有限，一直无法明确诊断。患儿的视力下降到仅有光感，而且时常出现头痛，她的心中只有无尽的恐惧和疼痛。时任儿科护士长的张宝珍对全体护士说："我们除了要做好各项治疗，更重要的是，要密切观察这个孩子的心理。虽然他身边不能有家人陪伴，但我们可以做他的护士妈妈啊。"

清晨，护士们会说"早上好"，轻柔的叫孩子起床洗漱；治疗时，护士们会以一句"别怕，我在这儿守着你"，安抚患儿恐惧不安的心；下午，护士们会陪在他的床旁，给他讲着最喜欢的故事；夜晚，护士们会在熄灯后，悄悄来到他的床前道声"晚安"，帮他掖好踢开的被子。

后来，这位患儿被确诊为脑瘤，转至其他医院进行手术，遗憾没能挺过手术。他的母亲专程回到协和，将一面锦旗郑重地交到护士们手中，并向儿科病房的全体护士深深鞠了一躬。她哽咽着说："孩子在手术前，说得最多的就是想念协和儿科病房的护士阿姨们。早起那暖暖地问候，仿佛让他看到了窗外明媚的阳光；治疗时那温柔的安慰，像是最疼爱他的母亲就陪伴在身旁；夜晚站在床前那低声的私语，为他驱赶了来自黑暗的恐惧。孩子希望手术成功恢复视力之后，回到协和，好好看看他的天使阿姨们。"

他的母亲泣不成声地讲述着孩子对协和护士的思念与依恋，久久不能平静。最后在离开之际，这位母亲还留下这样一段话："我代他来看看你们，也算是完成孩子最后的心愿。你们的付出我都看在眼里，也会永远烙印于心中。"

在那面火红的锦旗上，写着十六个金色的大字：协和医护，严谨细致；温暖童心，情传中华。

救死扶伤，一生所爱

　　护理工作既是平凡的，也是非凡的，常常充满了温情和感动。

　　1979年，北京协和医院成立皮肤科病房。那个年代的病房条件非常简陋，光线昏暗，连白天都要开着灯。病房内没有单间，遇到危重患者时，只能临时用布帘"搭建"单间。病房成立之初，就在"单间"收治了一位重症患者——因服用退热止痛片而患上大疱性表皮松解型药疹。患者的皮肤就像熟透的水蜜桃，"只要一碰，皮就会掉下来，"时任皮肤科病房护士长的孙秀霞回忆道，"不到一个小时，床单、被套、垫子等一切患者所用过的东西，全都被破溃皮肤的渗液浸透了。"

　　患者被送到协和时，除了全身大面积表皮脱落外，眼、口腔等黏膜处红肿糜烂，生命垂危、奄奄一息。此型药疹极易感染，且病死率极高，在当时那样的医疗条件下，给护理工作带来了很大的挑战。

　　孙秀霞结合当时的条件制订出详细的护理计划，将预防感染作为护理工作的重中之重。她要求病房里的床、桌椅等物品每天都要多次清洁消毒；凡接触过患者身体的被服及器械等必须经过供应室高压消毒灭菌；由于患处皮肤大量渗液，必须及时更换无菌物品；创面要随时清洗、用药，每名护士接触患者前后都要认真洗手。为减少患者痛苦，孙秀霞要求护士在做护理操作时要动作轻柔；输液前反复选择血管，做到一针见血；穿刺前不能用碘酒，要用无刺激的蒸馏水多次冲洗，用无菌纱布固定针头；由于要随时测量血压，需做多个无菌纱布垫，每测一次血压就要更换一次。条件差，只能因陋就简；任务艰，更要排除万难。令人欣慰的是，在大家的精心护理下，患者逐渐转危为安，并最终奇迹般地痊愈出院！

患者出院时，流着泪激动地对护士们说："感谢你们给了我第二次生命！"对患者而言，这是令他刻骨铭心的记忆；对协和护士们来说，尽全力救助患者，是她们每天都会用心去做的事，也是她们用爱完成的使命。

百年星河闪耀，百年薪火相传。协和护理前辈们将协和精神的点点滴滴渗入到一代代协和人的血脉里，是传承、是责任，更是始终如一的初心。

北京协和医院

成为更好的协和护理人

　　在协和，总有一种无形的力量催促着你前进，要求你要有知识、判断力、热情以及不断创新的精神。每名协和护理人都随时准备着成为更好的自己。

　　在那特殊的十年里，由于全国高等护理教育停办，加之全国护士队伍中训练不足或未经训练者约占 32%，中国护理事业发展进入历史低谷期。八十年代初，北京协和医院护理部曾对全院护士基本状况做过一项调查，调查显示护士的护理专业水平普遍偏低，本科毕业生仅 4 人，均为老协和护校毕业；高级护理人员数量少、年龄偏大，新、老护士在人数比例、能力、经验与知识结构等方面参差不齐，护理人才梯队严重断层。

夯实基本，学而不厌

当教育改革的春风吹来时，以黄人健为护理部主任、李纯和苗文娟为副主任的新一代协和护理领导班子，高度重视在职护士的教育培训。在护理部的积极组织和号召下，医院开设了多种形式的继续教育课程，对不同年资和职务的护士安排不同的学习内容。

1986 年 5 月，护理部举办了"脏器功能衰竭抢救护理学习班"，授课教师均为具有丰富临床经验的医生和护士长。当时会场内座无虚席，学习人员共分为三个班：一班是护士长、主管护师以上人员；二班是护师以上中年护士；三班是 81 届以后毕业的年轻护士。学习内容包括五大脏器（心、肺、肝、肾、脑）功能衰竭的抢救和护理技术。在此基础上，一班加授科学管理知识，二班加授临床带教知识，三班加授业务素质教育。学习结束时，每个人必须通过考试，成绩计入个人档案。

此次学习班的创办旨在提高并强化年轻护士及高年资护士对人体脏器功能衰竭相关的理论知识、护理技术的掌握和抢救水平。课程在教学形式、内容等方面均做了清晰、严密的计划，为后续护士分层培训的开展奠定了基础。

随着护理事业的复苏与发展，90 年代初，护理部号召各个科室在临床工作之余，积极开展学习，不断提高护理业务水平。对工作 5 年以下的年轻护士，由病房护士长负责组织，以学习"三基（基础理论、基础知识、基本技术）"为主要内容，并随时根据病房收治患者的情况，以每周一课、一月一查房的方式组织学习；具有护师资格的护士，由总护士长负责组织，以专科护理为主要学习内容；护士长和具有主管护师资格的护士，坚持两周一课，以提高护理管理能力为目的，同时了解、学习国内外的护理动态和新进展。

护理部要求新毕业护士上岗前要进行严格培训，并针对1989年以后毕业的大学本科生制订个体化培养计划，为今后在教学、科研、管理方面储备了大量优秀人才。

知识储备就像是生命的能量棒。自此，新护士入职培训、每周一课和一月一查房等教育培训形式一直保留至今。

重入课堂，不断提升

在八十年代初，护士接受学历教育的机会少，且难度较大。护理部不仅为在职护士组织各种院内的教育培训，还鼓励大家积极参加业余大学、自学考试以获取大专、本科或更高学历，以提高全院护士的专业水平。

1983 年，北京卫生职工医学院面向全市招生，护理专业学制 3 年，课程学习全部脱产，毕业后获大专学历。现任北京协和医学院护理学院党委书记陈京立回忆：1983 年起北京市各家医院均可推荐优秀的护理骨干报名参加全市统考（由北京市卫生局统一组织考试）。考试科目包括数学、物理、化学、语文、英语和政治，考试难度等同于当时的高考，录取率极低。在北京协和医院推荐的护士中，只有陈京立、吴欣娟、盖小荣、袁颖先后通过了考试，有机会重新走进课堂，废寝忘食地获取专业知识，不断提升自己的能力和水平。

1986 年北京协和医学院开设业余大学，培养大专学历的在职护士。越来越多的协和护士加入到在职学习的行列中。北京协和医学院业余大学护理专业学制 3 年，秉承协和一贯的高标准，依然安排了最优质的师资力量。基础课的老师都是来自中国医学科学院基础所和当时称作中国协和医科大学的教授，专业课老师则由北京协和医院的专家们担任，教学水平非常高。所有参加的学员必须经过严格的考试，通过后再到不同的医院实习，才可毕业获得学历证书。在职学习非常辛苦，护士们在工作之余，利用晚上或周末的时间去上课。当时协和医大护理系教师白继荣担任班主任，她从未放松对护士们的要求，无论是在课堂、实验室还是病房。白老师说："学习机会来之不易，一定要好好珍惜。在这里学习，不仅要补知识，更要注重培养严谨、科学的工作作风和习惯。"

一次，有几位护士在学习上有所怠慢，白老师直接报告给了黄人健院长，黄院长亲自找到她们，语重心长地指出错误，帮她们端正学习态度。黄院长对年轻护士的学习如此重视，使大家深受教育和鼓舞。

2001年9月25日，北京市首届护理专业自考本科学生毕业了！

这一天的《京华卫生报》刊登了题为《我们成功了》的报道，记录了在东单三条协和礼堂举办的这场毕业典礼。卫生部、北京市卫生局、北京市成人高等教育自学考试委员会、中国协和医科大学和北京大学医学部的领导以及护理前辈林菊英出席了典礼。

为什么这场毕业典礼如此受人关注呢？二十世纪末的北京和全国大部分城市一样，护理本科生非常少，只占注册护士的0.2%，护士学历层次比例失调的状况较为突出。为了加快护理学科梯队建设，培养临床护理、护理管理和护理教育的高级人才，1999年北京市正式启动护理本科自学考试，学员需要完成14门课程学习，涉及内科学、外科学、统计学、护理科研等多个领域，每年的3月和10月举行2次考试，每次考3～4门课程。

本科自学考试的课程难度很大。虽然护士们不用去上课，在繁忙的临床工作之余可以利用休息时间自学，但护士们大多已成家有孩子，为了读书学习，只能放弃休息和节假日。曾任北京协和医院护理部副主任张晓静回忆起那段时光时说："大家为了兼顾工作和家庭，只能用碎片时间来学习，并且会把学习内容用磁带录下来，在上下班的路上反复听。晚上回到家后，要等孩子睡觉了才开始学习，经常熬夜到一两点钟。而且有些课程并没有参考书，大家就四处请教相关领域的医生、护士，结合临床病例，一起讨论，不放过任何学习机会。" 本科学习非常重视对科研能力的培养，统计学和护理科研需要参加集中授课。在科研训练中有一对一的指导老师，护理科研训练的开题、答辩邀请的都是中国协和医科大学和北京大学医学部的专家。经过系统的科研训练、严格的开题和答辩、论文的撰写和发表，大家的科研能力都有了很大的提升。

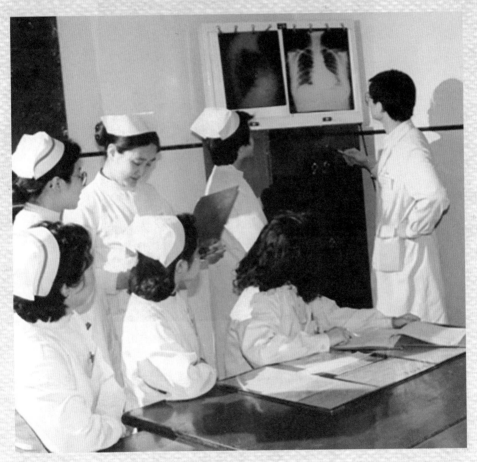

医护一起进行病例讨论

经过两年的学习，全市第一批护理本科自考生中有 37 名学生一次性通过了所有考试，并获得学士学位，其中就包括来自协和的张晓静和郭淑丽。通过一直以来的努力学习，张晓静从一名青涩、懵懂的护士逐步成长为一名优秀的护理管理者，现任基本外科护士长的郭淑丽通过继续深造后，取得了硕士学位，并成为一名临床造口护理专家。

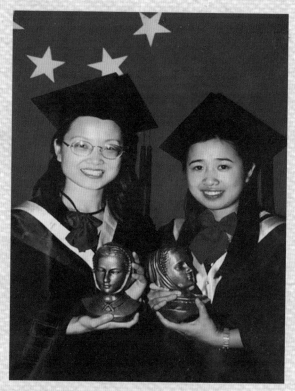

张晓静（左）和郭淑丽（右）参加毕业典礼

1996 年，经教育部批准，中国协和医科大学成立了全国第一所护理学院，同年开始招收硕士生。2000 年招收护理在职研究生的消息传出后，北京协和医院平静的生活再次泛起涟漪。因为招生要求有本科学历，当时符合条件的护士并不多，第一批成功读研的只有吴欣娟、史冬雷、张红梅、孙常昆 4 人。医院非常支持护士的继续教育，对于在职护理研究生的学费，医院给予了激励政策；对通过在职研究生课程，完成答辩，取得硕士学位的护士，给予学费补助。

　　脱产半年的理论学习加上更加严格的科研训练，学员们每天往返于协和医院和八大处协和护理学院之间。现任北京协和医院护理部督导的史冬雷回忆："班上所有同学都特别珍惜学习机会，我们好像回到了大学时代，白天上课、晚上自习，生活简单而快乐。大家一起查阅中英文文献、小组讨论、科研设计、开题报告等，不仅锻炼了科研思维，还开拓了临床思路。通过短短半年的系统理论学习，结合几年来的临床工作经验，感觉又有了极大的提高。"如果要取得研究生学位证书，还需通过全国在职研究生的英语考试和医学综合考试，考试难度等同于临床医学研究生考试。这种严格的在职研究生培训，为临床培养了大批的护理科研人才和管理人才。

初露锋芒，掷地有声

八十年代打开国门后，人们逐渐意识到，科研是行业发展的核心竞争力。北京协和医院的护理管理者们，对护理人才的培养不再局限于知识化和专业化，开始注重科学化，鼓励护士从临床工作出发，不断总结与思考，开启科研之门。

八十年代后期，曾任北京协和医院护理部副主任的毛秀英曾到美国学习进修。学成之后，以毛秀英和当时的新生代力量——护理本科毕业生为代表的早期科研骨干，一起合作完成了多项科研创新项目。

当时，护校学习和临床使用的都是"三单法"铺床，既费时又费力。经过大家亲自动手改制并试用后，将床单改革为床套。1988年，"床套"的发明获林巧稚基金三等奖。此后，临床开始推行用床套取代大单铺床，此法可减少护士的腰部劳损，省时节力，并一直沿用至今。

1989 年，科研骨干们更是大胆对临床沿用已久的持物钳罐发起挑战。当时，持物钳罐都是湿缸，即先在无菌持物钳罐里注入消毒液，再把持物钳浸泡其中。但在使用时会有消毒液溢出或溅洒等情况，而且每次更换消毒液的工作量也很大，消毒液的消耗也很多。时任妇产科护士长的毛秀英带领大家，在检验科的协助下，查找理论依据，开展持物钳罐干缸的可行性研究。从同年 8 月至1992 年 6 月，在近 3 年时间里先后 7 次对全院 20 个病房的无菌持物钳分别进行了 801 缸次干、湿两种的细菌学对比监测。通过污染率、可操作性、成本等多方面对比，得出无菌干缸持物钳更优的结论。这项成果开创了干缸持物钳的新理念，并逐步推广至全国。

· 24 ·　　　　　　　　　　护士进修杂志 1993 年第 8 卷第 5 期

·探索创新·

无 菌 持 物 钳 保 持 方 法 的 探 讨

100730　北京协和医院　　毛贞英　王嵩　黄人健
刘桂芝　王芝玲　张月贤

在临床护理中，普遍使用的是无菌持物钳，它是无菌技术中必不可少的操作工具。常规方法是将无菌持物钳放置在装有消毒液的无菌缸内以保持其无菌性，定期更换（我院每周更换二次，以下简称无菌湿缸持物钳）。近年来，国内外一些医院改变了传统的保持方法，将无菌持物钳放置在无消毒液的无菌空缸中，以干缸保持其无菌性，每24小时更换（以下简称为无菌干缸持物钳），这种方法使用简便，同时可以节约大量消毒液的费用。为判定无菌干缸持物钳在使用中是否被细菌污染，我院自1989年以来，先后七次分别对使用后的干、湿缸持物钳进行了细菌培养监测研究，以比较二者保持持物钳无菌性的效能差异。

材料和方法

一、资料来源

自1989年8月至1992年6月，先后七次对全院20个病房的801缸次的无菌持物钳分别进行了干、湿缸两种无菌持物钳的细菌学对比监测，其中无菌干缸持物钳445缸次，无菌湿缸持物钳356缸次。

二、研究方法

（一）研究对象

以病房治疗室内固定使用及抢救车、治疗盘的病房内流动使用的无菌持物钳为研究对象。使用后放置在远离窗户，至少1米，避免正对窗口的位置，治疗室内每天紫外线消毒一次。保持无菌持物钳所处基本环境一致。

无，用培养试管中的长棉签擦拭持物钳钳部及尖端的各个面及消毒放置，然后将长棉签放入无菌试管的营养液中。②无菌干缸持物钳的标本采集，将培养拭子的长棉签先吸取少量营养液，再用同样的方法擦拭无菌持物钳及无菌缸的底部，然后放回试管中。

（四）微生物学方法

所有标本接种过程均在清净操作台内进行。将采集标本的长棉签在无菌培养皿上垂直二个方向无均匀涂拭，然后将培养皿放置在37℃温箱内培养24小时。在室温下放置48小时，72小时进行鉴定。凡有5个以上的细菌生长的标本，说明无菌持物钳已被污染。结果为阳性，并做菌落计数，革兰氏染色，镜下判定形态，特征。每次试验均有空白培养皿做质量控制。

结　果

五次共取标本801个，其中无菌干缸持物钳标本445个，阳性6个，污染率为1.3%，356个无菌湿缸持物钳标本阳性4个，污染率1.1%（表1）经统计学卡方检验P>0.05，说明两种持物钳的保持方法无显著差异。

表1　无菌干、湿持物钳的污染率

	缸次	阳性	污染率%
干缸	445	6	1.3
湿缸	356	4	1.1

10个阳性结果所培养出的细菌种类主要是革兰氏阳性杆菌，葡球菌和毛霉菌。

讨　论

1993 年《无菌持物钳保持方法的探讨》发表在《护士进修杂志》

　　此后，护理部还增设了审稿组、科研组，并逐步启动各种学术活动。1999 年，北京协和医院举办了首届"护理科研培训班"。护理部邀请来自美国的杜友兰教授来院对 20 余名临床护理骨干进行为期 3 周的护理科研专题讲学。2000 年以后，护理科研硕果更是遍地开花，协和护理的专业发展迈上新台阶。

　　星灯洒下的光芒，是承载努力的力量；挑灯读书的光阴，是月下铺陈的方向。无论初始学历是什么，在协和精神的熏陶下，每位协和护理人都一直在努力学习、不断提升自我、开拓创新。

走出国门 汲取先进的护理理念

1983 年，世界卫生组织在日内瓦总办事处召开会议。会后，总负责人找到西太平洋地区护理专家咨询团唯一的中国代表陈淑坚，严肃地对她说道："中国护理工作落后于世界先进国家几十年……"。

陈淑坚听后，心情十分沉重。尽管回国后身体抱恙，她却一刻不敢耽搁，立即找到有关部门转达意见。联合国内护理专家一起为中国护理事业的发展出谋划策，并于 1984 年与林菊英、黄人健等人成立了卫生部全国护理中心，负责组织及筹备全国护士培训、出国交流等事宜，也成为了二十世纪八九十年代无数中国护理人的"筑梦摇篮"。

我们与世界的距离并非只有推开一扇门那么近

八十年代中期，黄人健作为国家高级访问学者和学术交流团团长，出访了世界多个国家。到国外访问交流后，黄人健常常眉头紧皱，她在思考：刚刚与国际接轨的中国，如何打破文化冲突带来的障碍？如何将更多的中国护士送出国门，学习先进的护理理念和技术？如何为国家培养优秀的护理人才？如何带动协和乃至整个中国护理事业与世界接轨？协和人能做些什么？

八十年代后期，为培养中国护理骨干，黄人健两次争取到卫生部与联合国开发计划署（UNDP）人才培养项目经费近 30 万美元，选派约 30 名协和护士出国学习。同时，她与日本东邦大学校长五岛瑳智子建立了深厚友谊，最后达成协议，免费接受来自中国内地的护理骨干。

为了让护士能够顺利出国交流学习，1985 年护理部联系北京第二外国语学院，开展不同层次的英语培训班，包括基础学习班、口语脱产班、高级培训班等。卫生部医政司还举办了其他语种的培训，如护理骨干日语强化学习班等。外语学习成为协和护士业余学习的新潮流。护士们积极报名参加，抓住学习机会。但对于当时大部分外语基础较差的护士而言，这无疑是一项艰难的任务。但对于执着、认真的协和护理人来说，面对任何困难都不会放弃。无论在医院的哪个角落，都能看到他们刻苦学习的身影。

1988 年，在英国曼彻斯特机场，有位英国妇人焦急地来回踱步，手里拿着一张中国女人的照片。已经比预定时间晚了好几个小时了，可她要等的人还没有到。而那张照片上的人——第一次乘坐

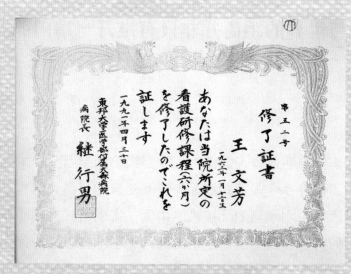

王文芳在日本研修护理的结业证书

飞机出国学习的协和护士赵玉芳，在伦敦转机时才发现机票预订错误，根本无法转机。在当时那个以书信、电话座机沟通为主的时代，短时间之内，赵玉芳根本联系不到国内同事和英国机场的接机人。在异国他乡，偌大的机场，只有她只身一人。

走出国门的协和护士大开眼界，他们看到了一个不同的世界。比如当时国外使用的一种导尿管，导尿后不需要胶布固定，既简化了护理工作流程，也减轻了患者会阴部黏贴胶布的不适感；每一位待产患者的床边都有胎心监护仪，可实时监测腹中胎儿的生命体征，为产妇及胎儿保驾护航；新生儿监护室用暖箱为危重患儿创造温度和湿度适宜的生存环境；患者使用一次性耗材，不用反复消毒；限制家属探视，重视预防院内交叉感染；从患者入院、住院、出院，都有健康宣教贯穿始终；手术室医生、护士、患者信息三方核对，确保手术过程无差错；尊重护士意愿，施行弹性排班等。

无论是硬件设施还是护理理念和技术，从现代化的仪器设备到科学的管理模式，从合理的人力配置到人性化的护理服务……国外医院要比当时的中国医院先进很多。

差距让协和人找到了追赶的方向

　　受 UNDP 项目支持，协和先后派出多名青年护理骨干，如吴欣娟、陈京立、秦瑛、周力、辛超英、沈炎娟、王文芳等人，前往美国、英国、新加坡、加拿大、日本等国家进修学习。面对国外优越的经济、医疗、教育条件，她们心无旁骛、心系祖国，把握每分每秒学习的时间，抓紧每时每刻提问的机会，将每点每滴的知识汲取入心。

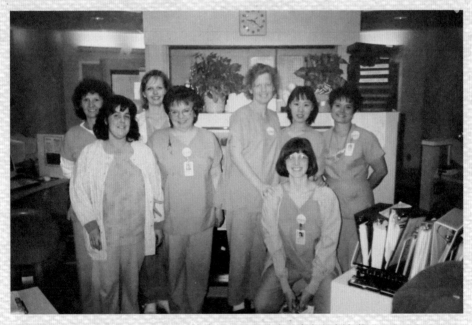

秦瑛（后排右二）前往美国罗马琳达医疗中心交流学习

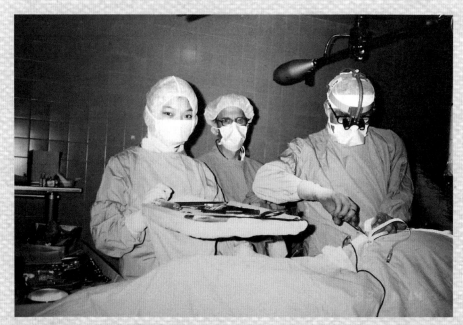

周力（左一）在加拿大渥太华市立医院进修时配合脊柱外科专家手术

学成归国后的协和护士们，开始在自己的护理专业领域发光发热。

北京协和医院虽是国内较早开展健康教育的医院，但90年代初，健康指导尚未成体系。时任妇产科总护士长的赵玉芳和产科护士长秦瑛，借鉴国外的先进理念，带领产科护士开展一系列健康宣教。待产妇入院后，护士们会根据她的身体情况，制订个性化的宣教计划，每日安排不同的宣教内容；通过住院流程介绍，帮助待产妇迅速熟悉陌生的病房环境，缓解紧张不安的情绪；在分娩前为其讲解分娩过程的每一个生理变化，产后讲解母乳喂养、新生儿护理、产褥期护理及避孕等相关知识……从自行设计的健康教育评估单，再到出院指导护理记录单，从细微之处给予产妇最大的安全感。

当时澳门医院护理部主任来协和参观时，看到产科病房的健康宣教记录单，称赞其简洁实用，指导性强。后来，其他一些医院的产科病房也借鉴此方法，逐步开展健康宣教。

1989 年，新生儿重症监护室（NICU）成立之初，儿科教授籍孝诚和赵时敏将国外的暖箱引入国内。在暖箱消毒的过程中，刚从国外进修回来的陈京立发现暖箱后面有一个从来无人清洗过的水槽。这个水槽的用途是通过加水保持暖箱内湿度，如不定期清洗，会在暖箱使用过程中增加早产儿感染的风险。由于暖箱由国外引进，没有厂家与专员指导使用，因此之前并未有人发现这个问题。自此，NICU 病房制订了白班责任护士要进行水槽清洗的制度流程。

随后，陈京立用从国外学到的先进护理理念和技术，对 NICU 病房进行科学化、规范化管理，并带领 NICU 护理团队对早产儿护理的四大核心问题（消毒隔离、喂养、保温、呼吸机的使用）进行归纳总结，并撰写论文《NICU 早产儿护理管理的要点》，这成为我国最早的早产儿护理经验总结，对国内危重新生儿的护理具有超前的指导意义。

周力学成回国后，在手术室率先提出并实施弹性排班制度、风险管理、三方核对、围手术期护理及术前与术后使用访视单等先进理念，建立了国内领先的管理模式，成为典范。

孙秀霞出国学习时被日本深厚的人文关怀所触动，回国后改进工作流程、指导护士关爱患者，润物细无声……

出国归来的护理骨干也许在当时并未意识到，她们认真学习汲取的知识和技能，成为后来推动协和乃至整个中国护理事业发展的力量，而他们自己，也逐步成长为那个时代的中流砥柱。

北京协和医院护理部一直非常重视培养国际化水准的护士。与北京第二外国语学院联合开办英语提高班项目一直延续至今，并逐步增加日语、韩语、西班牙语等小语种培训项目，助力协和优质护理水平再上新台阶。

2010 年，协和与英语培训机构开展合作培训项目，并为护士争取到最大幅度的优惠，鼓励更多护士参与到英语学习中。2011年，护理部与英语培训机构合作，以《护理美语》作为培训教材，注重实用性，使护士的医学英语基础更加扎实，发音也更为标准，并基本完成了从羞于开口到乐于交流的转变。

除了培训，护理部还组织了一系列学术活动，如英文授课大赛、英语沙龙、主题演讲、情景剧表演等，帮助护士巩固语言学习成果，并在专业英语上有所精进。参与者不但锻炼了语言能力，还增强了团队协作能力。护理部定期与医院口译协会开展活动，淬炼护士口语能力。通过这些培训及活动，使协和护士的英语及综合能力不断提升，为参加国外学习、国际会议交流、撰写 SCI 文章等打下坚实的语言基础。

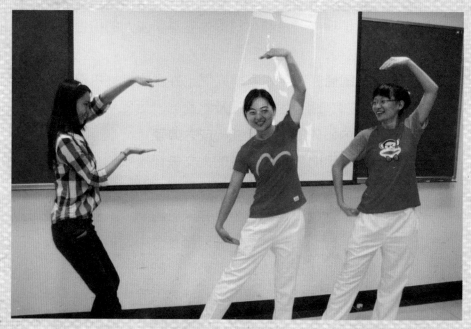

英语情景剧表演

教有品质，学有素养。扎实的语言功底，使协和护士在对外交流时更加自信。无论是参与对外医疗保健任务，还是在院内护理各国患者，护士能够运用不同的语言解答问题、宣教健康知识及注意事项；在国际护理大会中，护士用流利的英语向各国同仁分享中国护理经验，展现出协和护士精湛的专业能力和良好的精神面貌。

芬兰学习——探访高品质护理教育

芬兰的护理教育始于 1893 年，具有丰富的经验，尤其是二十世纪九十年代以来，芬兰进行着卫生改革，护理工作和护理教育得到了快速发展，并非常注重理论和实践相结合。1998 年，协和与芬兰几所大学首次接触并进行互访，举办"芬兰护理现状"专题讲座，并于 1999 年开始选派优秀护理人员到芬兰交流学习。

首批赴芬兰学习的郭娜主任至今仍很清晰地记得当年的学习经历："芬兰的护理教学注重理论与实践相结合，重视学生的参与度，设置大量模拟教学，包括急救、跌倒 / 坠床的处理、搬运患者等课程；学校与医院具有相同的配套设施，有功能齐全的模拟人，诊疗设施和物品齐全，逼真的情景模拟训练让学生熟练掌握各种疾病症状的处置和护理技能。真正做到了临床需要什么，课堂就讲授什么，做到了学校和医院的无缝衔接；专业的标准化患者参与到临床教学中，反馈出学生操作过程中患者的真实感受，注重人文关怀和健康宣教等。这些都让我们受益匪浅。"

此后，北京协和医院护理部每年都会选派 4～8 名优秀护士前往芬兰交流学习，并接纳芬兰护理学生来院学习交流。中华护理学会理事长吴欣娟说："正是因为派出的每一位协和护士都很优秀，才让协和与芬兰的交流一直延续至今。"

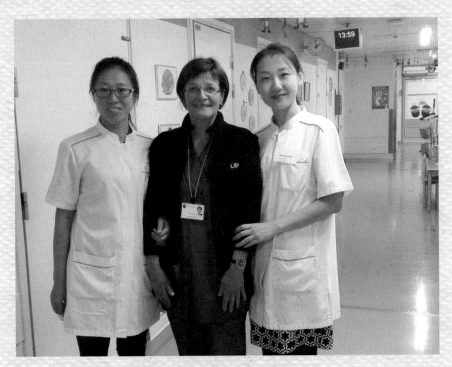

协和护理骨干在芬兰学习

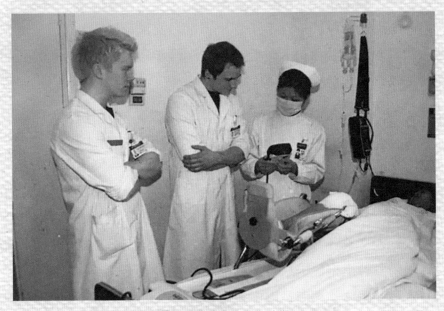

芬兰护理学生在协和医院学习

百人计划——感受多元化的国际护理

2009 年，北京协和医院启动"百人计划"，由医院出资支持优秀的中青年人才出国学习，鼓励中青年人"读万卷书、行万里路""他山之石、助力协和"。

"百人计划"的第一关就是语言关，其考题难度相当于大学英语 6 级的水平。消化内科护士长尤丽丽对当年参加选拔考试的情景依然记忆犹新。"严格的听力选拔淘汰了三分之一的人，接下来就是更复杂的口语考试，考官们随机用英文提问，被考者立即用英文作答。"经过严格选拔，第一批"百人计划"学员中，有 42 位优秀的护理人才脱颖而出。这也反映出护理部坚持不懈的英语培训对提高护士英语水平所起到的重要作用。

护理部为外派的护理学员制订了学习要求及考核制度，护士需结合科室发展需要和个人专业方向，制订学习计划。在外派培训期间，护理部会与外派学员保持沟通，了解他们的学习和生活情况，并提供必要帮助。

外派学员的出国事宜由护理部统一安排，时任国际医疗部总护士长的郭娜负责对接联系邀请函、住宿、交通等具体事项，并与美国顶尖医院进行联系，让协和护士有机会看到先进的设备、舒适的就医环境、最好的医护团队等，开阔眼界。在那里，协和护士感受到细致的人文关怀：每个医院都在努力为患者创造最舒适的就医环境；采用各种措施保护患者的权益；重视疼痛管理，并将疼痛管理作为患者就医体验和满意度的重要内容。在那里，协和护士还体验到了高度发展的信息化建设，医院拥有丰富的信息资源，护士可在院内系统里查询到最新的诊疗、护理指南和规范，以及各类健康宣教、用药指导。在那里，协和护士见识了护士职业发展的多样化：美国高级实践护士可以负责患者的护理会诊、进行专科护理科研、开展护理教学等，具有良好的职业发展前景。学成归来后，护理部会根据学习计划对护士进行考核。通过"阐经历、讲所学、提建议、促提升"，护士们充分发挥作用，为护理工作的发展积极献计献策。

在医院及护理部的大力支持下，截至 2020 年底，已有近百名护士走进美国多所大医院。通过"百人计划"的学习，大家不仅学到了先进的理念、技术和管理经验，更通过与国际护理同仁的交流，充分展示了协和护理人的实力和风采，进一步提升了协和护理在国际上的学术影响力。

协和护理人在与不同国家思想火花的碰撞与交融中，汲取能量、探索创新，从而使协和护理的整体水平不断跃上新的高度。

中华护理学会理事长吴欣娟在一次采访中提到：中国护士只有站在国际护理舞台上，发出中国护士的声音，彰显中国护理的力量，承担重要的角色，中国护理与国际护理才能更好地融为一体，我们与世界才不再有距离！

率先开启"整体护理"新模式

1994 年，美国乔治梅森大学护理与健康科学学院吴袁剑云博士来到中国，先后在北京、济南、上海、杭州、南京等地讲学，介绍并推广一种新兴的护理模式——整体护理。

　　1995 年 1 月，卫生部与联合国开发计划署（United Nations Development Programme，UNDP）签署了援助中国的《护理发展》项目。该项目以国家护理发展总体规划为目标，在护理管理和护理教育方面协助和配合中国护理专业发展的整体规划。项目力求以生物 - 心理 - 社会医学模式为指导，通过转变护理观念，提高护理管理及临床实践水平，改革中专护理教育，以期达到提高护理人员素质和护理工作质量、促进护理学科发展、适应社会和人民大众不断增长的护理保健需求的目的。

　　同年，受 UNDP 项目赞助，北京协和医院护理部选派吴欣娟、毛秀英、刘秀莹、徐珊、崔煜和刘绍金 6 名护理骨干赴香港观摩学习整体护理模式病房相关内容。3 周的学习结束后，护理部结合当时具体情况，将心内科、神经内科、基本外科及妇科设为第一批整体护理试点病房。

　　由此，北京协和医院成为我国率先开展整体护理的试点单位，开始探索适合中国国情的整体护理模式。在当时，这一重大模式的变革，并非一蹴而就。在推行整体护理模式之前，协和先后应用的是功能制护理模式和责任制护理模式。

功能制护理

功能制护理是一种以疾病为中心的传统护理模式，护士长按照护理工作的内容安排护士的日常工作。每天病房会设主管护士 1 名、药疗护士 1 名、治疗护士 1 名、小组护士 1～2 名，另有夜班护士 2～3 人。白班主管护士负责处理医嘱，协助药疗护士核对药物，指挥小组护士执行新医嘱；药疗护士负责从药房领回全病房所有患者的用药，进行摆药和分发；治疗护士负责完成全病房患者的各项治疗，如打针、输液、配液、雾化、换药等；小组护士主要负责为患者做晨护、晚护、翻身、喂饭、喂药等生活护理，还要协助治疗护士为患者进行打针、输液等治疗工作。

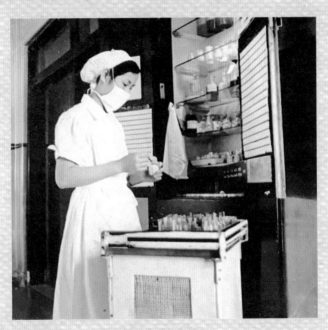

药疗护士正在摆药

功能制护理模式看似分工明确，又节省人力、设备、时间，便于护士长组织管理工作，但这种护理模式对于患者来说没有固定的护士负责，护理工作主要执行医嘱，护士的角色更多是医生的助手，是以工作任务为中心、以护士工作完成度来衡量护理质量的模式。护理工作好似重复的机械性劳动，致使护理人员缺乏发挥主动性和创造性的机会，不利于护士专业价值的体现以及护理学科的发展。

虽然协和护理一直推崇"护士应走到患者身边""护士需具备观察患者病情能力"等理念，但受功能制护理模式限制，有着不同"功能"身份的护士无法专注于同一患者进行完整的生物－心理－社会状态的照护。

责任制护理

1983 年，时任北京协和医院护理部副主任的苗文娟开始推行责任制护理模式，提倡护理人员除关注患者疾病外还要关注患者的心理、社会等方面问题，并鼓励他们学习心理学知识，使护士不仅为患者提供心理情绪上的安抚与关怀，还能提供更加专业的心理护理。

提高护理质量是责任制护理的主要目标。护理病历书写是责任制护理中的重要部分，也是反映责任制护理质量的重要标准。护理病历内容包括：入院评估、护理问题、护理计划、护理评价、护理记录、出院健康指导等。

科学的组织与管理是保证护理质量的重要环节。责任制护理推行过程中，病房施行三级负责制和护理查房制度。

三级负责制即护士长 – 责任组长 – 责任护士三级责任制。护士长作为病房管理者，发挥主导作用。责任组长多由护师或主管护师担任，每期三个月，不值夜班。除亲自参加护理工作外，主要负责检查本组护理工作，包括检查护理病历书写质量、评价护理措施实施情况等。责任护士固定在小组内，负责患者入院接待、收集疾病有关资料、制订护理计划、执行护理措施、定期评价效果、完成出院小结、出院健康指导等工作。责任护士每人分管 5～8 名患者，轮值夜班。

护理查房在病房每月举行一次，由护士长选择病例，由其责任护士进行汇报，包括患者状况、治疗方法及护理要点。护士长总结后，护理部主任补充发言并评议。通过护理查房大家可以共同探讨护理问题，由护理部系统地检验和评价责任护士对患者实施护理的情况等，同时也对护理专业及相关知识进行梳理，并对今后的护理工作与业务学习指出方向。

责任制护理是随着护理学科的发展，对生物－心理－社会医学模式下护理方法的探索与实践。

整 体 护 理

　　"整体护理"是以患者为中心，将患者的疾病、治疗、生活需求、健康指导和心理问题包含在护理工作的全过程中。因此，护士必须掌握患者的病情变化、治疗方法、护理措施、健康问题、心理问题以及如何为其解决等内容。在整体护理模式病房里，护士长每天都会提问护士"六知道"。

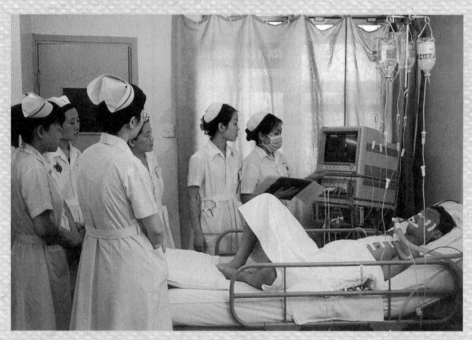

护士床旁汇报"六知道"

　　"六知道"，即为"整体护理"模式核心理论框架中护理程序的第一步——评估，其意义是协助护理人员能够系统深入了解患者，为其提供更有针对性、专业性、科学性、全面性的整体照护。

　　曾任神经内科护士长的王巍在回忆时说："当时，我刚参加工作不久，是重点提问的对象。刚开始心里还很忐忑，一开始受知识水平限制，起初是'背'，并不能'理解'。后来随着不断学习，回答起来就胸有成竹了。并可以在患者床旁清晰报告'25 床张某，患者男性，47 岁，因双下肢突发运动障碍入院，入院诊断脊髓炎待查。患者现神志清楚、精神萎靡，双下肢肌力 2 级，主诉肢体感觉缺失，有大小便障碍。主要治疗是激素治疗，辅以维生素营养神经，继续完善各项检查。护理要点包括皮肤护理，避免发生压疮；加强下肢功能锻炼，每日按摩、被动运动下肢；及时发现尿潴留、便秘或腹泻等症状，及时采取相应措施；加强心理护理，帮助患者树立康复信心。'"

　　准确评估之后，护士会提出护理诊断／问题，然后与患者共同讨论、制订出护理计划并实施。按照护理程序的思维方式，每名护士都要考虑为患者解决哪些问题，制订什么样的护理计划、护理目标，如何实施与评价。若目标未实现，还需找出原因，重新修改计划。如此反复，直至患者康复出院。

改进护理管理制度

在整体护理模式病房，护士需要深度了解患者，制订护理计划，书写护理记录。为此，护理部借鉴国外整体护理的经验，对标准护理计划、标准教育计划和一系列规范的护理记录表格进行了统一。但在试用初期，烦琐的表格书写占据了护士大量时间。黄人健院长提出，"整体护理"倡导的是护士接近患者，了解患者的身心状况，解决患者的实际问题。为避免出现"重视表格书写，忽略患者需求"的现象，黄院长提出"改革护理模式，让患者先受益"的宗旨，要求护士脚踏实地为患者做实事。

同时，护理部进行多项改革，把时间还给护士。如护理部改进配膳员、保洁员管理模式。当时，配膳员、保洁员是由病房护士长管理，若她们临时请假不能到岗，护士长只能抽调一名护士替代她们的工作，所以当时的临床护士经常身兼数职。改革之后，配膳员由营养部管理，保洁员由后勤部门管理。人力方面由营养部、后勤部门的负责人进行协调，从而避免了护理人力资源的浪费，护士可以将更多时间留给患者，为患者提供更专业的护理服务。

同时，供应室也调整工作模式，由原来科室每天自行派人前往供应室送、取无菌物品，改为供应室每天派人直接到各科室取旧送新。随后，洗衣房也改为下收下送患者的被服和医护人员的工作服。

此外，护理部还成立了外勤运输系统。在医院范围内，由专人负责收取患者的生化检验标本送至检验科，协助临床科室预约检查、取送报告单，接送住院患者去放射科、B超室进行影像学检查等。

1995 年，门诊中心治疗室成立。过去患者的治疗经常需要奔波于两三个科室之间，对于老年患者尤为不便。在各科室的支持下，门诊八个治疗室合并为一个中心治疗室，可集中完成抽血、注射、输液、雾化等多项治疗，收获患者好评。这一改革也将护理人员进行重新组合，使人力资源集中使用，并节省了节假日值班人员。

整体护理模式持续推进

整体护理模式推行后，患者能够得到护士更加专业、全面的护理，并通过健康教育学会如何进行自我护理、预防疾病的复发、树立战胜疾病的信心等。因而，患者的满意度不断提升。另外，护理工作不仅体现了服务性，更体现出护理的技术性和知识性，使中专学历的护士自学积极性普遍提高，本科、大专学历毕业护士的职业认同感增强，护士的劳动价值得到了社会的广泛认可，护理队伍趋向稳定。减少护士的非护理工作后，院内各部门之间的关系逐步理顺，形成后勤和行政为临床一线服务，医生、护士为患者服务，全院以患者为中心的良性循环。

1997 年，护理部开始推广整体护理试点病房的经验，以患者为中心、以护理程序为基础、以现代护理理论为指南的整体护理试点病房扩展至 9 个，增设呼吸内科、心脏加强病房（CCU）、骨科、产科及耳鼻喉科 5 个病房作为整体护理模式病房。至 1998 年 12 月，全院所有病房顺利完成护理模式的转变。

北京协和医院整体护理模式病房达到了"在护理管理模式上实现科学化、规范化管理；在护理工作模式上实现以患者为中心，以护理程序为基础的整体护理；在护理人员配备上做到合理的分层次使用"的预期目标。UNDP 官员、世界卫生组织（World Health Organization，WHO）官员及卫生部领导多次来协和视察，检查护理工作，他们对协和的整体护理工作给予了充分肯定。UNDP 官员称赞道："这是我们所看到投入最小、收效最大的一个项目，本来我们洒下种子，希望看到长出树木，但你们却让我们看到了森林。"

向全国推广整体护理

1996 年 8 月，卫生部医政司与中华护理学会在北京联合召开了首届"全国整体护理研讨会"。同年 8 月，卫生部成立了由 98 家医院组成的"全国整体护理协作网"，黄人健副院长任协作网组长。

协和的整体护理模式病房配合卫生部护理中心的培训和扩大试点工作，前后共接待 3 000 余人次前来参观学习，为国内护理管理者提供交流及学习的平台。整体护理模式从北京协和医院向全国逐级辐射，积极稳妥地发展起来。截至 1998 年 5 月底，全国开展整体护理试点的医院已由初始的 98 家扩展为 31 个省、市、自治区的 1 944 家，共建模式病房 4 000 余个。

1997 年，卫生部授予北京协和医院"积极推行以患者为中心的整体护理，促进护理工作改革，成绩突出单位"，以表彰协和在促进我国护理工作发展中所作出的突出贡献。

1998 年，时任北京协和医院副院长的黄人健参与编写了《整体护理概论及模式病房建设》《整体护理理论研究与实践——中国护理改革现实》等著作。黄人健认为，整体护理发展的内在动力是人文精神。多年来，这个理论鼓舞着无数协和护理人，不断优

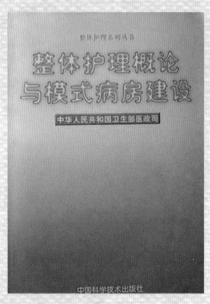

黄人健副院长参与编写的书籍

化着各项护理服务。

　　整体护理模式改变了以往护士在医疗工作中从属的角色地位，提升了护理质量。它与护理质量、护理管理、服务质量同为一个整体，很多管理制度也随之进行改进，使整体护理在中国试行推进的过程中逐渐适应了中国国情。

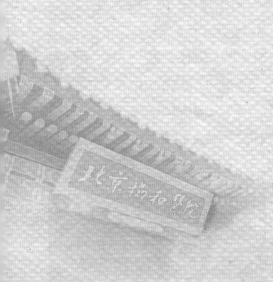

深入"人心"的护理管理理念

　　1982年，卫生部护理中心成立后，要求各医院设立护理部，并配备专职干部。同年颁布的《医院工作条例》明确规定，护理部主任或总护士长直接在医院副院长的领导下开展工作，护理人员的培训考核要征求护理部主任或总护士长的意见。1983年，卫生部在北京协和医院进行了垂直护理管理体制试点，黄人健被任命为副院长，主管护理工作，改变原来"块块"式科室领导的护理管理模式，由护理部对全院护理人员和护理质量实施管理。

从 1983 年起，黄人健副院长、李纯主任、苗文娟副主任等开始对护理管理结构进行重新调整，并对护理工作质量确定新的标准与定义。护理部先后制订了较为系统完善的工作制度、工作职责、考核标准和关键流程等，作为指导全院护士工作、规范护士行为的指南。

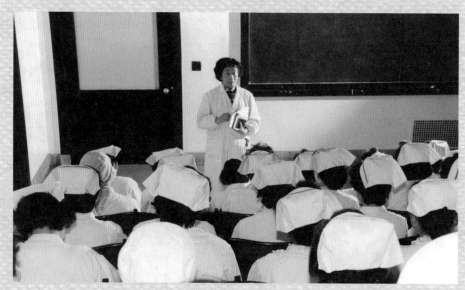

黄人健副院长召开全院护士长会

创立三级管理制度

三级管理制度，即护理部主任—总护士长—护士长三级管理体制，全院护理人员归护理部统一管理，包括新护士的选拔、转正；总护士长和护士长的聘任；护士的培训、考核、奖惩及人力调配等，做到责、权、利明确。护理质量管理同样采取三级管理，质控结果与科室奖金及总护士长、护士长的考核和聘任挂钩。

建立质量控制小组查房制度

成立质量控制小组，质控参与人员由护理部主任、总护士长以及内、外、妇、五官、内分泌等科室的护士长组成。质控形式分为常规检查和突击检查。常规检查就是每周按计划进行有针对性的检查。突击检查是不打招呼的检查，由总护士长或质控小组到病房进行某些专项检查。这样做的目的就是要做到真实、透明，提高大家在工作细节中发现问题、解决问题的能力，将护理隐患扼杀在萌芽阶段。

建立护理缺陷管理制度

　　为保证患者安全，护理部建立了较为完善的护理缺陷管理制度。如护理差错及投诉管理制度、皮肤压伤登记追踪制度、患者跌倒登记管理制度、输血安全制度、护理会诊制度等。

　　为了保障制度的落实，每天早上 7 点半，黄人健、李纯、苗文娟等人会准时从护理部出发，与部分总护士长一起分头去重点科室听交班、巡视检查；每周二护理部例会，主任与总护士长们一起汇总检查发现的问题，讨论解决的办法，形成统一标准；每周四下午召开全院护士长会宣布检查结果及解决措施。一个问题从发现到提出解决方案，再到全院落实，只有不到 48 小时，大大减少了护理差错的发生率，杜绝了护理事故，保证了患者的安全。

成立中心摆药室

　　1985 年，时任护理部副主任的苗文娟在进行病房检查时，发现每个病房都私设"小药柜"，作为临时的药物储备地点。医生开具医嘱后护士直接从药柜内拿取。但各病房对"小药柜"的管理存在许多问题，如：口服药、注射药、外用药等不同种类的药品混放在一起；有些药品没有外包装，直接放在小药杯内，导致药名及有效期无法核对；外形相似、名称相近的药品难以区分，也没有特别标识；药品长期存放易造成过期和浪费；有药物安全隐患等。为解决上述问题，经苗文娟提议，黄人健和当时的药剂科主任张继春沟通，成立了中心摆药室，由护理部安排护士进行药品集中摆放、发放的工作，取消各病房的临时"小药柜"。

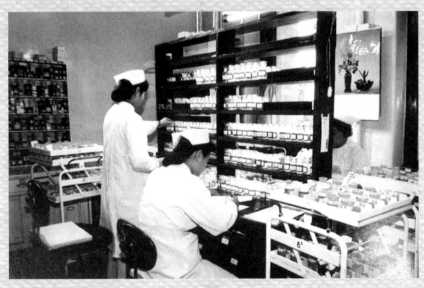

摆药室护士在配口服药

　　中心摆药室的成立，使全院所有病房的口服药实现了集中管理、集中摆放、统一发放、专人领取，保障用药安全，避免药品浪费。直至 1996 年护理部将摆药室交由医院药房管理。

建立灵活机动的人力调配机制

协和的护理管理不拘泥于陈规。二十世纪九十年代初，护理部购买了全院第一台四通电子打印机，护理工作实行了最早的"电子"排班制度。由于当时没有互联网，每个科室需将纸质排班表（包括护士上班时间，有无病假、事假等）上交至护理部，由护理部统一录入，通过定时计算护理工作量，统筹协调病房护士。

护理部有这样一群特殊的白衣天使，叫机动护士，也被大家戏称为 PRN（医嘱含义是长期备用、需要时使用）。她们不属于任何病房，哪里患者多、病情重，护理部主任就把她们调配到哪里去。比如协和老楼，建筑布局巧妙，7 号楼 0～3 层和 8 号楼 0～3 层，病房内部有后楼梯上下相通。如机动护士在 3 层上班，接到通知楼下有大手术需要支援，就可以马上下楼，方便易行。而且每个病房的办公桌椅、物品、设备等摆放位置基本一致，机动护士到任一病房工作都无需提前熟悉环境，大大减少了延误时间的概率。

护理部这种机动灵活的护士调配机制，对病房提供了"雪中送炭"式的支援，也保证了协和护理工作的高质量、高效率。

恢复仪容仪表要求

老协和的特色之一就是医护人员形象好、气质佳。黄人健曾经说过："护士一旦穿上护士服，言行举止就必须与之相匹配，你的一言一行，在别人眼中都代表了医院形象。这是出于对职业的尊重。"她强调要传承这些宝贵传统。

走路轻、说话轻、关门轻、操作轻；衣帽整洁、头发仔细梳理、刘海不能遮挡眉毛、长发不能过肩……协和护士们至今依然严格遵守着这些细节要求。护理部还统一了护士服装的要求，并发放了统一的护士鞋、袜子及冬季外穿毛衣等。

上班时间内三餐食品也不是可以随便吃的。有一次一位同事在食堂偶遇黄人健院长，发现她只吃了一点米饭，便问她为何吃得这么少，后来才知道，原来那天午餐的菜里有洋葱。黄人健说："老协和的管理规定中就有在上班前不能吃韭菜、大蒜等有气味的食物。"协和人的温润气质与精细作风就是在这么一点一滴的熏陶中积累出来的。

时至今日，北京协和医院的护士们依然恪守着这些细节，他们树立的良好工作风貌和社会形象，不仅给广大患者留下深刻而美好的印象，还受到全国同行的一致好评。

倡导到患者身边去

　　护理工作并不只是量体温、为患者擦身、记录尿量那么简单，一名合格的护士要在这些基础护理工作中，考虑如何让患者舒适、怎样才能更好地保护受压的皮肤、如何通过大小便的颜色和性状来判断病情变化……基础护理在严谨的态度下，真的可以做到如南丁格尔所说——护理患者并使其处于最佳状态。

　　想要成为一名合格的护士，除了需要具备护理技能和专业知识外，更需要具备人文关怀之心。护理部提出护士要主动了解患者的心理状况、家庭状况、经济状况；不仅让患者生存，更要让患者活得舒适、活得有质量；要与患者多沟通，以患者的感受为出发点去改进每一项操作。

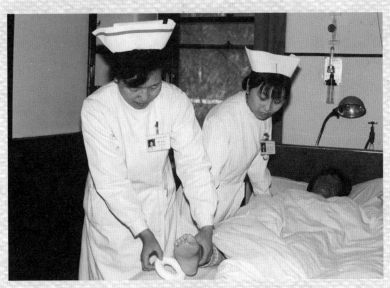

护士（左一刘秀莹，左二郎晗梅）协助患者更换体位

　　黄人健在查房时会主动与患者亲切交谈，了解其真实诉求；对于无法用语言交流的危重症患者，她会亲自检查患者情况，以便掌握第一手资料。如果发现患者的家属很久没来探视，她就会主动询问患者，同时查看病历和探视记录，分析情况，并通过电话或约谈的方式与家属联系。如果沟通无果，就安排护理人员照顾患者的生活起居，从照顾生活到治疗，再从治疗回归生活。黄人健曾经说过："我们治疗的不是病而是人，我们要了解人而不只是病""在生命面前没有多大的是与非，有的只是伤痛，我只是站在他们的立场倾听了他们的悲伤而已。"

奖罚分明的管理制度

协和始终实行既严格又富有关爱的管理。时任北京协和医院护理部主任的黄人健认为，管理是门艺术，不能简单地用权利约束人，要把员工的冷暖记在心上，要用心看、用心听、用心做。护理部领导就是护士的知心人和守护者，要倾尽全力帮助他们解决困难和问题，并提高护士的福利、生活、工作、安全、环境等各方面待遇。1983 年，协和护士的夜班费有了提高，开始有了护教工资（基本工资的 10%）和每个月 3～10 元的护龄补贴。1989 年，为护士增加了护理费和奖金，由护理部统一核算、分发，大家的干劲更足了。

一位年过四十的护士因为工作繁忙和身体原因，已连续流产三次，当她再次怀孕后，不敢再有任何闪失，无奈只能连续多次请假。护理部了解到此事后，立即与总护士长协商，安排其他护士接替工作，给这名护士批了 3 个月保胎假，让她能安心在家保胎。后来这位护士如愿生下了一个健康的宝宝。

加强人才培养制度

人才是科技进步和经济社会发展最重要的资源。谁有一批技术精、业务强、善管理的人才，谁就会有发展后劲，就会在竞争中处于不败之地。北京协和医院的护理管理者们在制订各种制度保障患者安全、保证护理质量的同时，对于人才的培养也极为重视，制订了一系列人才培养制度。

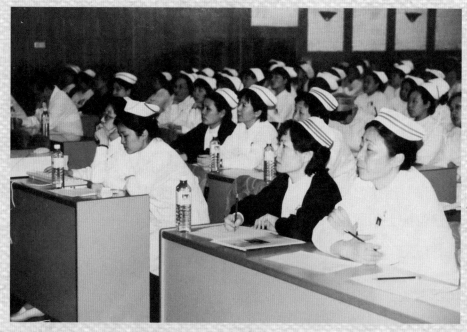

全员培训

护理部规范了护理人员在职教育，开展了系统性的培训与考核工作。护士们经过"三基""三严"的培训，打下了扎实基础，同时也培养了严谨的临床思维以及独立思考和解决问题的能力。在学习先进的专科护理技术的同时，还为护士安排了护理管理、护理教学、护理科研等方面的专题讲座，并与美国、英国等国家进行交流互访，学习先进的护理理念与技术。

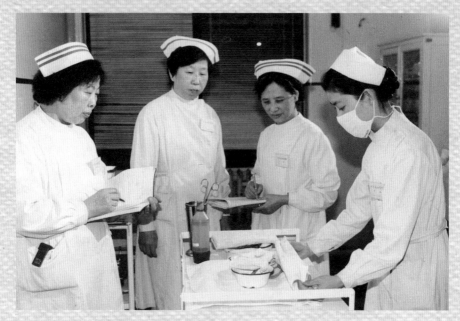

护理操作考核

为使护理工作向专业化方向发展，借鉴国外的先进经验，自1999 年起，护理部开始尝试对专科护士的选拔和培养，使护士也能成为"专家"。

协和护理前辈们不仅重塑了协和护理的管理体制，也明确了未来护理事业新的发展方向，他们对护理事业的影响从协和辐射至全国，将中国护士推向国际舞台，为今日中国护士的国际影响力添上了浓墨重彩的一笔。

探索中国特色的专科护理

　　随着护理学的发展，为满足人们的健康需求，护理开始向专业化方向发展。早在二十世纪初，美国就开始培养专科护士，至二十世纪九十年代，澳大利亚、日本等国也开始重视专科护理，培养专科护士及临床护理专家。

　　二十世纪七十年代至九十年代，北京协和医院先后成立了呼吸监护室、血透中心、中心配液室、加强医疗科、骨髓移植室等，这些平台科室及专病治疗中心的成立，为今后专科护理的发展打下了坚实基础。

　　作为中国近代护理事业的引领者，协和护理始终高度重视专科护理建设，不断拓宽专科领域，探索协和模式，推动专科护理发展进入新阶段。

腹膜透析专科——为患者搭建的"爱心小屋"

　　北京协和医院早在 1964 年就开始使用腹膜透析（简称腹透）治疗急性肾功能衰竭。1992 年开始广泛用于慢性肾功能衰竭尿毒症患者。1999 年正式成立腹膜透析中心。

　　第一位腹膜透析专科护士周紫娟说："我更喜欢叫它'爱心小屋'，我们的患者也很喜欢这个名字。"作为一名资深的腹透专科护士，她清楚地记得腹透中心的历史和发展，以及在这个爱心小屋里发生的那些护患之间的动人故事。

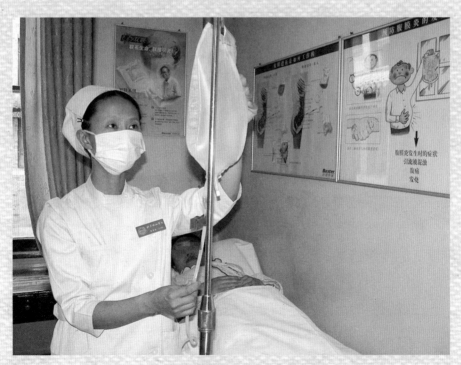

腹透专科护士周紫娟协助患者腹透

腹膜透析相当于给肾脏"洗澡",即通过腹膜消除身体内蓄积的代谢废物及水分,但这个过程容易出现各种危及生命的并发症,如电解质紊乱、腹腔感染、心血管并发症等。腹透一般每天做 4 次,每次 30 分钟,其他时间内大多数患者可以正常工作,不影响生活。腹透患者可在家庭中自主实施操作,定期到医院复诊。如果缺乏面对面的专业指导,就不能及时发现腹透的各种并发症,比如透析不充分、腹膜炎、导管松脱、导管出口处感染等。由于腹膜透析是一项长期治疗方式,加之腹透患者及家属大多年龄偏高,学习意愿和能力的不同,这些都给培训和随诊工作增加了较大的难度。

为腹透患者及家属培训是腹膜透析专科护士的工作之一。腹膜透析患者培训包括理论培训及操作培训。操作培训一般是 4 天,每天需要 8～9 小时,每天做 6 次透析操作培训及导管出口处换药操作培训。第一天护士做,患者看;第二天患者做,护士提醒;第三天患者做,护士看;第四天通过患者做来进行考试。考试通过后,患者就可自行在家进行腹膜透析治疗了。通过门诊随诊系统,患者平时可与腹透中心护士 24 小时联系,包括电话沟通、线上咨询等。

一位 78 岁的腹透患者,心功能射血分数只有 20%,从卧位变成坐位就容易晕倒。她老伴也已有 80 岁高龄,因为子女不在身边,还要为照顾老伴跑前忙后,从心理上完全拒绝学习这个"超高难度"的操作技术。但如果家属不会操作,患者就不能出院居家治疗,难以回归正常生活。

在护士们晓之以理、动之以情地反复劝说下,她老伴终于同意学习了。从第一次上手操作忘记消毒,到第二次手忙脚乱中导管接头滑落至地,第十天终于完成全部学习并考核合格。但患者出院刚回家时,家属在操作时还是"状况百出",几乎天天打电话询问各种问题，无论大事小情，护士都始终耐心倾听并给予悉心指导。患者居家腹透 3 个月后，身体各方面情况较之前都有明显好转。家属后来还特别创作了一幅字画表示感谢，上面写道：这幅字画献给我们的爱心小屋！

"爱心小屋"是腹透患者及家属最坚强的支持力量，是他们想要依靠的温暖港湾。在参与治疗和培训的 840 余名患者中，从刚出生的婴儿到百岁高龄的老人，透析最长时间为 20 年。每位专科护士都是经验丰富的"腹透专家"，依靠优质的护理服务和完善的培训制度，协和腹透中心的患者腹腔感染率控制在 1 次 /135 个患者月，远优于国际标准 1 次 /24～48 个患者月。

1999 年 6 月，协和肾内科成立了腹透中心专科门诊，由专科医生和护士为患者进行检查和指导，方便每位腹膜透析患者。中心成立之初，就建立了患者随访制度，确立了门诊随诊、电话随诊及家庭随访等工作形式，并通过优化流程、集中患者的门诊检查和治疗时间，减少患者往返医院的次数。

同年，腹膜透析专科护士组织成立了腹膜透析肾友会，通过医护授课、患者相互交流、患者及家属动手实践等形式，开展多种主题活动。护士还就一些常见问题对患者开展有针对性的指导，如日常锻炼、特殊饮食要求、不同季节腹透处方调整等，使患者和家属受益匪浅。

2001 年开始，腹透中心在国内率先开展不住院腹膜透析置管手术，从术前教育、评估和准备，到术后观察、更换敷料、冲洗腹腔、术后指导和预约随诊等，专科护士全程参与，成为最重要的协调者、管理者和指导者。

国际腹膜透析协会指出，有经验的专科护士对腹膜透析中心起着至关重要的作用。协和腹膜透析专科护士建立了腹膜透析临床护理路径，制订专项技术规范及操作流程，并实施"化验检查结果危急值报告"制度，如检查结果异常会及时电话通知患者，并随时进行远程指导和相关问题处理。专科护士在实践中不断完善和创新，用丰富的专业知识和高度的敏感性保障了患者的安全，走出了协和腹膜透析专科护理发展之路。

静脉治疗专科——曲"静"通"优"处

　　绒癌是一种死亡率很高的妇科恶性肿瘤。北京协和医院宋鸿钊院士领导的研究团队自二十世纪五十年代开始对绒癌的发生、发展、诊断及治疗潜心研究，取得重大突破，使绒癌成为药物治疗癌症的历史上第一个成功的先例。经过规范治疗后，低危患者的治愈率几乎可以达到100%，高危患者的治愈率也能达到90%以上。而静脉化疗就是最有效的治疗手段。化疗过程中的每一个环节，从药物剂量计算、化疗药物配制、静脉给药到最后拔针都需要严格规范操作，特别是在给药过程中，要严格保证化疗药物的输入速度和剂量准确。从那时起，"规范的静脉治疗技术是保证治疗效果的关键"就已成为协和人的共识。

　　静脉治疗作为临床最常用、最有效的治疗手段之一，在挽救患者生命、促进患者康复等方面发挥着不可替代的作用。1984年，北京协和医院收治了一名因公负伤的刑警，子弹从腹腔射进、骨盆穿出，造成肠道19处穿孔及断裂、多发肠瘘并已有感染。这样的重伤状态完全无法进行胃肠营养，这位身高一米八的小伙子已形销骨立，当时体重仅有48.5公斤。只有靠静脉营养支持才能为他争取手术时机，帮助他术后恢复。经过9次手术治疗、长达370天的静脉营养支持，共有1 500公斤静脉营养液输入他体内，这位刑警出院时体重已恢复到69公斤，他激动地说："一年前，家人以为我最多活不过两个月，没想到现在我自己能站着走出来了，而且还能重返工作岗位，感谢协和！"

　　随着静脉治疗专科的不断发展，外周静脉穿刺钢针已被可留置套管针取代，患者再也无需忍受反复静脉穿刺的痛苦。对于需要长期静脉输液的患者，为避免穿刺困难、静脉炎、感染等静脉治疗相关并发症发生，协和护理人反复钻研，从穿刺部位、进针角度、导管固定、留置时长、静脉炎处理等方面采取各项措施，在保证患者静脉治疗安全的同时也最大限度地减轻其痛苦。

1996 年，北京协和医院静脉治疗专科（以下简称协和静疗专科）在全国率先引进"经外周置入中心静脉导管（PICC）"置管技术。规范且专业的护理操作，使导管可保留较长时间，并发症较低，为中长期输液患者带来福音。自开展 PICC 技术以来，截至 2020 年底，协和静疗专科已累计置管 5 万余例，门诊导管维护 25 万余例。通过实践中的不断总结、创新，协和率先开展赛丁格技术、超声引导下置入技术等，牵头全国多中心心电图定位的临床研究，还建立了人员资质管理与置管前评估筛查体系。疑难重症置管成功率显著高于国际水平，置管并发症发生率远低于国际报道。协和牵头制订了我国首批护理行业技术标准《静脉治疗护理技术操作规范》，被誉为业内"金标准"，推动了全国静脉治疗水平的提升。

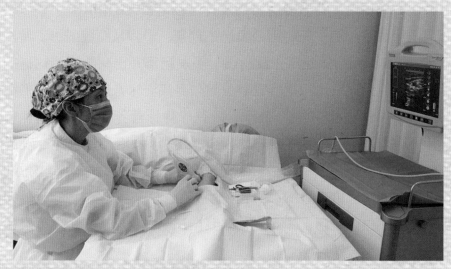

静疗专科护士孙文彦正在为患者进行 PICC 置管

重症护理专科——危重患者的守护天使

　　1982 年，北京协和医院首开"重症监护"先河，建立了中国首个重症医学科，成为中国重症医学的发源地，也由此开始了协和重症护理专科的发展。

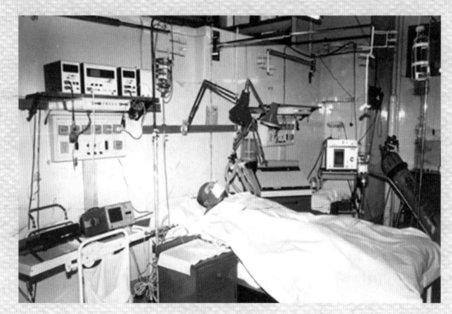

协和 ICU 建科初期

　　ICU 初建时，仪器设备缺乏，工作经验不足，医护只能共同学习探索。随着治疗技术的不断进步及仪器设备的日渐完善，熟练使用呼吸机、除颤仪、血气分析仪、亚低温治疗仪、纤维支气管镜甚至透析仪器等都是 ICU 护士的必备技能。每位在 ICU 工作的护士都必须接受严格的培训和考核，除专业能力外，还要具备危重患者病情观察和监测能力，并富有人文关怀精神。

重症监护病房里的患者大多不能用语言来表达自己的不适，也不能有家属陪护，护士需要更加用心去体会患者肢体语言传递出的信息，准确解读其隐藏的意义，在抢救生命的同时，还需要对患者进行人文关怀和心理疏导。作为一名重症专科护士，"你离患者有多近，就离真相有多近"，不在患者床旁度过足够的不眠之夜，就不足以理解重症护理的含义，这也正体现出协和护理人对生命的尊重和对职业的敬畏。

1997 年岁末，冬雪尚未赴约，一张载满祝福的贺卡如期而至。贺卡寄自一位年轻女孩，两年前的她正全力备战高考，却在放学回家的途中不幸遭遇车祸。当时她已生命垂危，肝肾破裂、输尿管断裂、多发肋骨骨折、骨盆骨折、消化道大出血……因创伤大且病情复杂，辗转多家医院，最后被送到了协和 ICU。整个抢救及治疗过程对护理工作的要求很高，难度极大。患者反复经历胃肠道大出血、感染性休克、心脏压塞等并发症，多次徘徊在生死一线。而当她终于从昏迷中醒来，面对陌生的医疗环境、多处伤口的持续疼痛、因人工气道而无法正常沟通交流的焦躁……女孩表达出强烈的绝望情绪，拒不配合治疗。

"只要有百分之一的可能，我们就要付出百分之百的努力！" ICU 护理团队为她精心制订了详尽的护理计划，包括康复训练和心理护理。从带着呼吸机到脱机拔管练习说话；从坐起都无力到可以在护士的协助下床旁活动，每当女孩感到无力、困惑和绝望之时，护士们那一双双温暖而坚定的手总能及时将她拉回到充满希望和阳光的温情世界。经过长达 150 多个日日夜夜的精心治疗与护理，女孩不仅身体完全康复，而且恢复了以前开朗活泼的性格。出院后，她每年都会给 ICU 护士们寄一张贺卡，诉说她心中最真诚的谢意。

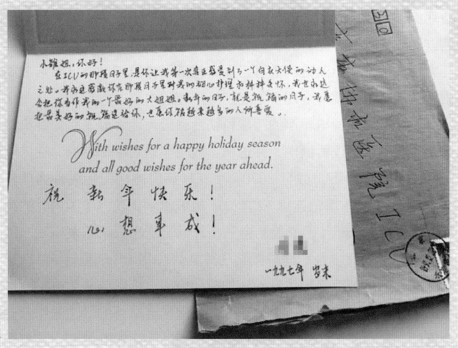

ICU 出院患者寄给护士的感谢贺卡

　　2002 年，由中华护理学会、香港危重症护理学会以及中国协和医科大学护理学院 3 家单位联合举办的"危重症护理文凭课程"学习班开班，培养出首批重症专科护士 49 人。北京协和医院 ICU 成为首批中华护理学会重症专科护士培训基地，接收来自全国的学员，培养了一批批 ICU 专科护士。

　　2013 年，协和重症专科护理团队在国内率先将快速康复理念应用于危重症患者中。在重症监护病房里，经常可以见到呼吸机辅助呼吸的患者，不仅可以带着管路坐起来，甚至还可以站起来进行床旁活动。这种早期活动不仅能加快患者生理恢复的速度，更能在心理上为患者树立康复的信心。通过默契的医护合作，帮助危重症患者实施俯卧位通气、早期活动等举措，可有效降低各项并发症的发生，降低死亡率，创造出一个又一个生命的奇迹。

　　2014 年，医院组建了重症超声护理小组，利用超声技术助力重症护理。经护理团队的不断探索，目前已广泛应用于外周静脉穿刺、动脉穿刺、胃肠营养管放置、肺部物理治疗、体位引流、皮肤压力性损伤分期、血栓筛查等方面，打破了传统护理评估方法的局限性，从崭新的视角展现了重症疾病护理的本质。

通过重症护理与超声的跨学科结合，极大地降低了院内感染发生率，减少了护理再损伤，并进一步改善了患者临床结局。在护理团队的共同努力下，截至 2020 年，ICU 病房的导管相关性血流感染（CRBSI）发生率已连续 12 年处于极低水平，获得了国内外的高度赞誉。2017 年，"感染控制金三角降低重症患者院感发生率"项目荣获北京护理学会护理成果奖三等奖。2019 年，"重症 ARDS 患者肺部规范化护理干预体系构建与成功应用"项目荣获北京护理学会护理成果奖二等奖。同年，在中华护理学会举办的"全国患者安全管理"案例展示活动中，协和重症护理团队报送的"细化院感专项管理筑牢 CRBSI 防控线"获得最具价值案例。

随着重症医学的发展，协和目前已拥有外科 ICU、内科 MICU、心脏 CCU、儿科 NICU、急诊 EICU、呼吸 RCU 等多个重症监护病房，在心外科、神经内科、神经外科也有相应的重症监护室。重症专科护理团队的天使们携手努力，为危重症患者筑起了一道道护佑生命的坚实屏障。

手术室专科——无影灯下的守护

时间定格在手术室大门打开的一瞬，洁净的手术室、淡蓝的墙壁、监护仪器的"滴滴"声、行色匆匆的医务人员，这一切对手术室护士而言是那么的熟悉。这里是患者全心信任、生命相托之所，作为患者的"代言人"，守护患者安全渗透在手术室护理工作中的点点滴滴。

从1999—2020年，北京协和医院手术室经历了一个从小到大、从简单到复杂发展过程。东、西两院手术间从36间扩展到75间；每年手术从1万余台次增至7万余台次。随着手术技术向专科化、精准化和复杂化方向发展，手术室专科护理也迎来了飞速发展的黄金时期。

为了给手术患者提供更安全、更具人性化的优质护理服务，使其能够缓解对手术的恐惧心理，手术室护理团队从1999年起开展术前访视工作，即针对每一例择期手术患者进行术前评估和宣教，了解患者身体状况，解答患者相关疑问，从护理角度预见手术中可能出现的问题，采取积极有效的措施进行预防。2013年，手术室护理团队开始参与术前会诊，护士在手术团队中的角色也越来越重要。

患者刘阿姨在等待甲状腺手术的前一天，迎来了一位"串门"的护士——手术室巡回护士。由于是第一次做手术，刘阿姨整个人坐立不安、十分焦虑。"姑娘啊，我没去过手术室，那里是不是很冷？手术时我会不会很疼？"刘阿姨拉着护士的手不停地诉说着各种担忧。巡回护士微笑着向她详细介绍了手术室的环境及手术相关

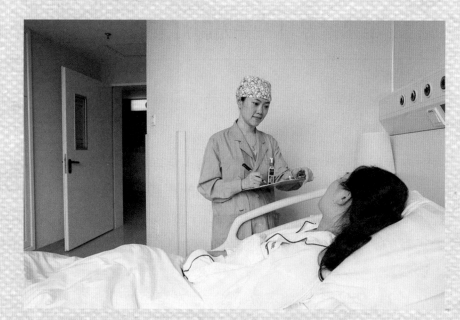

手术室护士正在进行术前访视

的注意事项："阿姨您放心，明天您手术的时候我全程都在，我会一直陪在您身边的。"听到这些温暖的话语，刘阿姨的心终于慢慢平静下来。

从 2002 年起，为了给手术患者提供更专业的护理服务，手术室开展了手术护理团队亚专科建设。目前已成立了基本外科、血管外科、神经外科等 15 个亚专业组，通过近二十年的努力，手术护理团队亚专科体系日臻完善。专业组设立专科督导、专科组长及专科护士岗位，与手术医生密切沟通，提供流畅、默契的手术配合。在提高手术医生满意度的同时，确保患者安全，缩短患者的手术时间与麻醉时间。

2004 年 4 月，手术室与麻醉科共同成立了急性术后镇痛服务（APS）中心，旨在为术后应用自控镇痛泵（PCA）的患者提供更加专业、高效的服务。手术室调配两名专职护士和麻醉医生一起进行查房，了解患者的镇痛效果，协助医生进行镇痛管理，努力为患者提供更加舒适化、个性化的镇痛护理服务。

为了更好地保障患者安全，并不断提高患者的就诊体验，手术室加强临床创新，鼓励护理人员积极参加专利申报。仅 2019 年一年间，手术室护理团队就获批国家实用新型专利 50 余项，其中很多项目已经在临床中广泛使用，这大大提高了工作效率。2019 年，在北京护理学会举办的首届手术室护理创新与改善项目大赛中，协和手术室护理团队多个项目获奖。同年，在中华护理学会举办的"护理信息化案例评选"中，《基于用户体验要素设计模型的手术室信息系统开发模式的建立与应用》荣获卓越案例奖。

通过手术室护理团队的积极探索，逐步开展并实施了以护理人员层级为基础的岗位管理模式，结合手术室实际临床需求设置了不同的工作岗位，如管理岗位、临床岗位、科研岗位、辅助岗位等，使手术室工作效率与工作质量都有了很大的提升。手术室护理质量管理团队的成立，则充分利用高年资护士的工作经验，结合科学的管理方法，及时发现并解决护理问题，不断梳理流程，完善规章制度，进一步保障了患者的安全。通过信息技术在手术室更衣管理系统、仪器设备管理系统、手术器械管理系统、人员排班系统、手术病理管理系统以及高值耗材管理系统等各个领域的成功应用，进一步加强了手术室管理的科学性，同时也进一步提高了工作效率。

手术台也许是冰冷的，但手术室内却充满温情。在这四四方方的几十平方米的空间里，一代又一代身穿手术衣的绿衣天使们在无影灯下默默守护着一个个脆弱的生命。

消毒供应中心专科——默默奉献的幕后天使

在北京协和医院里，有一群特殊的幕后天使，他们工作的地方，叫做消毒供应中心（CSSD）。这里是医院内各种无菌物品的供应单位，担负着医疗器械的清洗、包装、消毒和供应的各项工作。可以说，CSSD 的工作质量，既是医疗安全和患者安全的基础保障，也是控制医院内感染、保证医疗护理质量的重要支撑点。

消毒供应中心具有悠久的历史。作为与院同龄的部门之一，早在 1921 年，消毒供应中心的前身——供应室就开始承担全院消毒物资的供应工作。受当时条件所限，供应室主要为手工作业，为全院制备蒸馏水、叠纱布块、卷棉棒等工作。因为没有一次性物品，玻璃注射器、金属针头等都需要重复清洗、消毒、灭菌，为了确保患者安全，每一步都容不得半点马虎。在物资紧缺的年代，消毒室的护士们将破损的橡胶手套一只只仔细修补好后备用，尽全力保证临床工作的物品供应。

随着医院的发展，供应室的条件也在不断改善。1995 年，供应室从老楼搬迁至内科楼，更名为中心供应室。配备的清洗设备也从手工清洗转变为机械化，实现了清洗质量的同质化。中心供应室陆续承接了既往由各科室自行处理、复用的各类诊疗物品，不但有效确保了复用物品的处理质量，也让临床护士有更多的时间和精力为患者提供服务。2001 年，中心供应室在国内率先开展封闭式下收下送工作，有效避免物品在回收过程中发生交叉感染。

2015 年，中心供应室正式迁入新外科大楼，更名为消毒供应中心。中心将原东、西两个院区共 4 个供应室及手术供应室全部整合在一起，总面积扩展到 2 000 平方米，实现了全院无菌物品及器械的集中管理。无论是硬件还是软件，协和消毒供应中心从各方面都有了质的飞跃。其先进的建筑布局、现代化的设施设备、健全的管理制度、标准的工作流程、完善的质量监测体系、科学的岗位分层管理及培训，为临床提供了优质、高效、快捷的无菌物品供应，确保器械的清洗、消毒、灭菌质量，成为全国该领域的行业标杆。如今，医院年平均手术量 7 万余台，消毒供应中心日均器械处理量已达 9 万套，同时还负责东、西两个院区共计 166 个单元的各类无菌物品的供应保障工作。

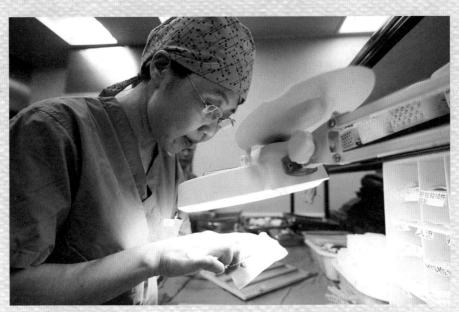

消毒供应中心护士正在显微镜下检查显微器械的完整性

面对每天近三百台的手术量，消毒供应中心护士在处理数以万计的手术器械的同时，还要满足各类加急器械的快速处理需求，这对消毒供应中心每位成员的精力、体力都是极大的挑战，然而他们始终能保持着严谨、专注的工作状态：光源线导光是否正常、气腹针回弹是否灵活、显微镊咬合是否良好、咬骨钳螺丝是否松动、精密器械保护是否到位、外来器械装载是否合理、灭菌器温度压力曲线有无异常……所有的工作细节都没有被忽略。正是在消毒供应中心全体成员的共同坚守下，无菌物品供应保障工作才得以顺利进行。

一天晚 8 点，消毒供应中心工作间的电话铃声急促地响了起来。

"我是手术室，马上要做一台心脏急诊手术，患者病情危重，请帮我查一下今天下午结束的心脏手术器械都处理完了么？"电话那边传来手术室护士焦急的声音。

消毒供应中心晚班护士马上打开电脑的"信息追溯系统"，在查询界面输入心脏手术器械的信息，屏幕上即刻显示出相关器械的所有状态——"心脏器械已接收""搭桥显微器械已发放"……

"您好！您要找的心脏器械其中有 3 份已在东三库房，2 份器械正准备发放，我们这就派人送上去，还有 1 份单包器械正在进行灭菌，再有 10 分钟就可以结束，我们会第一时间把它送到手术间。"

"好的，非常感谢！"

消毒供应中心在出色完成本职工作的同时，积极在业内发声，推动专业快速发展。2004 年，中华护理学会消毒供应专业委员会正式成立，协和消毒供应中心护士长张青为主任委员。2009 年，北京协和医院作为主要起草单位之一，参与了我国医院消毒供应中心三项行业标准的制订；2013 年 5 月，协和消毒供应中心在全国率先运用 CSSD 信息管理系统，解决了业内普遍存在的器械追溯的难题；2014 年，中心通过基地质量考核，成为北京市 CSSD 专科护士培训基地，并积极开展 CSSD 专科护士培训、专科技术培训、消毒员培训等多种教育培训项目，确保医院消毒供应三项行业标准的正确贯彻和落实。协和作为中华护理学会第 26 届、27 届消毒供应护理专业委员会主任委员单位，牵头主编和制订了多项操作指南，为推动我国消毒供应中心集中管理、规范手术器械再处理标准化、全面提升消毒灭菌工作质量起到积极的作用。

在 CSSD 专业发展的道路上，消毒供应中心护理团队不断探索现代化管理模式，这些默默奉献的幕后天使犹如一株盛开的桂花树：不张扬、不喧闹，默默绽放，却馨香四溢……

在协和百年不断攀登医学高峰、创造生命奇迹的过程中，协和护理人持续传承，不断创新，锻造出一支优秀的专业队伍。协和护理人将坚持多学科齐头并进，以患者为中心、以质量为根本、以管理促服务、以专科促发展，携手奋进，砥砺前行，为我国护理事业的发展贡献协和力量！

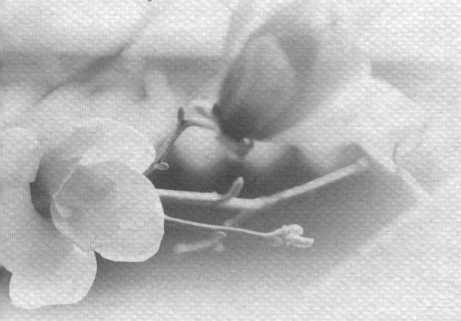

继往开来

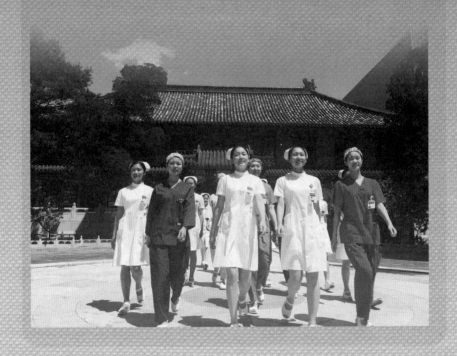

用专业和专心守护健康

　　进入 21 世纪后，随着医学的快速发展，护理学的专业化发展已成为必然的选择，也是临床护理实践发展的策略和方向。2010 年底，协和护理以第一名的成绩成为首批"国家临床重点专科——专科护理专业项目建设医院"，获国家财政 400 万元经费支持。截至 2020 年底，北京协和医院在 30 余个专科领域培养了近 500 名专科护士；成立 15 个院内专科护理小组，定期举办丰富多彩、形式多样的活动以及讲课和培训，旨在给全院护士普及相关专科知识，更好地为患者服务；开设了腹膜透析、糖尿病、静脉治疗、艾滋病、伤口造口、血友病、母乳喂养、盆底康复、静脉血栓 9 个护理专科门诊，为患者提供安全、优质、多层次的延续性服务。

艾滋病专科护理

穿过北京协和医院内科门诊长长的走廊，最里面的一个独立房间就是艾滋病专科护士门诊的诊室。艾滋病专科护士会在这里对近2 200名长期随诊的患者提供治疗和心理疏导。随诊频率为每年至少4次，护士每次都会提前给患者打电话，提醒他们做好预约，在治疗期间也会进行电话随访。

1985年，北京协和医院发现并治疗了中国首例艾滋病病例。步入二十一世纪，国人对艾滋病的认识仍很粗浅，它一度被翻译为"爱死病"，说"谈艾色变"也不为过。尤其是刚刚得知诊断结果的患者，常会出现焦虑、恐惧、自卑等心理问题。与其他传染性疾病相比，艾滋病患者面临更大的压力，承受着社会的歧视、家庭的离弃，艾滋病专科护士的工作之一便是与所有第一次来这里就诊的患者单独进行1小时首诊谈话，让患者释放压力、尽情倾诉。谈话结束后，她们会跟进药物模拟训练，并进行心理评估，帮助患者直面疾病，配合后期治疗。一位患者曾经说过："我在协和听的最多的话，就是艾滋病不可怕、能治疗。护士似乎也不害怕艾滋病，每次都拉着我的手和我说话，有时还和我拉家常、拍照。我第一次觉得我的病没有那么可怕，真的很温暖！"

艾滋病专科护士李雁凌回忆起自己遇到的一位患者："一天中午，我接到通知，在妇产科就诊的一名女孩被查出是HIV感染者。我花了两个多小时和她谈话，她也渐渐答应会接受治疗。"3个月之后，李雁凌一直没有看到女孩前来就诊，就主动给她打了电话，但她几乎没有回应就挂断了，此后就再也联系不上了。这种情况时有发生，患者当时想通了，过一阵又想不通了，反反复复，护士们也就必须要给他们持续地做好思想工作。因此，艾滋病专科护士必须时刻带着倾听的耳朵，怀着同理的心境，以细致入微的服务，专业的护理知识，陪伴患者走过人生中最灰暗的时光。

艾滋病患者治疗用药多达十几种，必须按照顺序和要求服用，护士们每次会和患者交代两遍，再让患者复述一遍。同时还要教会他们如何判断用药不良反应和处理办法，避免患者在出现不良反应后束手无策，也尽量减少他们自行调药甚至停药的行为。每次接诊和电话沟通时，护士既是倾听者，也是指导者。

艾滋病专科护士常常会接到患者打来的各类咨询电话，"我今天忘记吃药怎么办，要补吗？""我刚刚吃药后特别恶心，吐了。我看里面也没有药片，还要不要再吃？""我孙子把我的鼻子挠破了，他会被感染吗？"……从电话里能感受到他们深深的焦虑和担心。

作为国内最早开展艾滋病诊治及护理的综合医院，北京协和医院于 2003 年设立艾滋病专科护士岗位，2007 年开设艾滋病专科护理门诊。在工作中，专科护士在引进国际通行的艾滋病个案管理模式基础上，充分结合国情，与临床医生和实验室团队联合，探索出艾滋病患者个案管理的"协和模式"。通过多学科协作，为每位患者进行疾病与心理状况的评估与筛查，制订并严格实施治疗护理计划，为患者提供用药指导及咨询、监测其服药依从性和用药效果，以及个体化饮食和运动指导等。

在这里，每一份护理病历都详细记录了患者的初诊评估、临床症状、服药依从性、住院记录及护理评估和干预措施，以及对患者家属、朋友的护理干预和效果评价等信息，为患者的规范治疗提供详尽的资料支撑。《艾滋病患者个案管理模式的建立与应用》获

2015 年北京护理学会科技进步奖三等奖。在探索个案管理的过程中，艾滋病专科护士与患者建立了深厚的友谊，为每位患者提供最大的帮助。

艾滋病专科护士宋晓璟说："每一次在给北京协和医学院的学生做职业暴露培训时，我都会问一个相同的问题，你们将来愿意给 HIV 阳性的患者抽血、治疗或者做手术吗？有越来越多的手举起来，每一只举起的手都是一盏小小的灯，必将照亮那些被帮助者的一生。"

为避免艾滋病患者出现"就医难"现象，作为核心协调者，专科护士会根据患者实际需求，协调感染内科、眼科、神经科、血液科、临床营养科、放射科等多科医疗资源，为患者提供便捷的就医流程。此外，专科护士团队还建立了艾滋病患者护理会诊制度，为全院乃至全国范围内的艾滋病患者提供专科护理指导。扎实的专业知识和细致到位的指导使护患之间建立了良好的信任关系，帮助患者树立起治疗疾病的信心，重新找到自己的生活航线。一位患者在给护士的留言中写道："我是一个灰暗到准备负重沉江的人，是你们让我的世界重新春暖花开。"

提供信息，提供支持，鼓励患者走出疾病的阴影，帮助他们过上有尊严、有质量、负责任的生活，这是艾滋病专科护理的核心任务。

人类依靠科技进步、新药研发等，使艾滋病从"世纪瘟疫"变成可以控制的"慢性病"。患者从发现感染到开始治疗的时间由 60～90 天缩短到平均 14 天；在北京协和医院艾滋病专科护理门诊就诊患者的数量从平均 10 人/周增长至平均 68 人/周，并呈持续上升趋势；患者服药依从率高达 99.2%，显著高于国际理想服药的依从性水平（95.0%）；随访率达到 99%，无一例不明原因失访；已有 98% 的患者完全回归社会。这一个个数字有赖于多学科团队的通力合作，也见证了艾滋病专科护理工作在其中所发挥的重要作用。

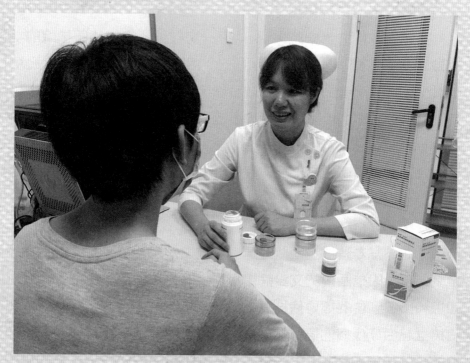

艾滋病专科护士在门诊指导患者用药（右一为宋晓璟）

血友病专科护理

走远路、爬楼梯、踢球、换牙……这些对一般人而言再普通不过的经历，对血友病患者来说，却可能会带来致命危险。由于先天凝血因子缺乏导致凝血功能障碍，出血几乎伴随血友病患者一生，重型患者即使没有外伤也会自发出血。一位患者在提起小时候一次换牙经历时，至今仍心有余悸。"当时我牙龈大出血，由于失血过多陷入昏迷。模糊记忆中，只记得自己极其难受，满嘴血腥味，枕头上一片鲜红。"

2002 年，北京协和医院血液内科血友病中心正在筹备中，经过严格选拔，李魁星成为一名血友病专科护士，并参加了世界血友病联盟国际血友病治疗中心（ITHC）的培训项目。2006 年她前往澳大利亚，学习先进的血友病专科护理技术。

当时，除专业人员外，大众对血友病了解很少。血友病是一组因遗传性凝血因子缺乏引起的出血性疾病，X 染色体隐性遗传，一般女性携带，男性患病，这也是血友病患者多为男性的原因。出血、疼痛、残疾、辍学、失业、没有婚姻、在痛苦中绝望地等待死亡……这是当时一位血友病患者的真实人生，也是这群尚未被关注的罕见病患者的真实状况。

血友病最常见的出血部位是关节和肌肉，患者常常因反复的关节血肿致残，伴随而来的是无止境的疼痛。一位患者描述，他最害怕黑夜，因为天黑时的疼痛最难以忍受。因此，来到海外学习后，李魁星努力寻找针对血友病群体的护理之路。在澳大利亚墨尔本血友病中心，她看到这里的血友病患者可以过着和正常人几乎一样的生活，这样的差别让她震惊，也让她在心中默默许下一个心愿，希望用所学努力改变我国血友病患者生存状况，这成为她以后十几年血友病专科护理工作的信念和动力。

经过学习，李魁星带回了世界血友病联盟的血友病管理理念。2007年，在医院的大力支持下，血液内科建立起中国首个由护理人员协调管理的血友病中心，李魁星成为中心的全职血友病专科护士，同时也成为血友病患者的忠实朋友。这是个不错的开端，但要面对的是中国血友病患者极为复杂的情况。血友病患者因为自发出血，从会走路后负重关节如踝关节、膝关节等就开始出血，因反复关节出血而致残，有些血友病患者从几岁开始就要依靠轮椅生活。一位血友病专科医生说："除了疾病治疗，还需要帮助患者康复，回归社会。要让社会看到这个群体，关注这个群体。"

此后，协和血友病专科护理团队开始以血友病中心为阵地，逐个登记患者，宣传血友病知识，提倡科学的血友病管理方法，推广中低剂量凝血因子预防治疗。十几年来，血友病专科护理团队完成了2 000多例血友病患者的登记及近500名患者的随访，通过上万次对患者的治疗，构建了符合我国血友病疾病特点的专病护理模式，开创性地实现了对单一疾病的纵向全程管理。协和团队还不断借鉴国际血友病管理经验，开辟了血友病患者的诊疗绿色通道；根据患者疾病特点实行多维度教育及管理方法，在网络平台设立微信公众号"协和血友直通车""血友病家庭治疗"等，开创以家庭为主、医院监管为辅的血友病常规管理模式；通过多学科协作，降低血友病患者致残率及死亡率，提高患者生活质量，减少并发症的发生；与物理康复师一起帮助血友病患者进行康复……越来越多的患者走出了治疗误区，成为血友病护理新观念的推广人。

　　患者对血友病认知的提高和对管理模式的依从性是对血友病专科护士最大的肯定，但协和团队推动血友病专科护理的脚步却并没有就此停止。在医院的大力支持下，协和血友病专科护理团队开始进行血友病相关护理科研工作，目前已获得近百万元研究经费，用于血友病口腔护理、血友病携带者出血管理等方向的创新研发。

　　北京协和医院作为全国疑难重症诊治指导中心，一直致力对于疑难病、罕见病的诊疗。2018年，由协和牵头的"中国罕见病联盟"成立大会暨第一次学术会议在北京召开，血友病成为国家扶持的罕见病，加入罕见病目录，成为"特病"医保。协和血友病专科护理团队持续为血友病患者呼吁、发声，希望中国能有更多的血友病中心及血友病专科护士，有更多血友病患者能得到良好照护。团队还帮助经济困难的血友病患者申请慈善项目，关注他们的生活质量，进行家访，帮助患者进行居家康复指导和环境改造。

　　血友病专科护理在这样的尝试下找到中国式发展方向，以国情和经济为基础，倡导推动更多政策扶持和社会帮助，将发达国家的先进护理观念有计划地引入，使综合关怀、专科护理等概念在发展中国家找到实践土壤。《专病护理模式改善血友病患者整体生存状况的研究与实践》项目获得2016年北京护理学会科技进步奖一等奖及2017年中华护理学会科技奖二等奖。

　　十余年间，在协和血友病专科护士长期随访的患者中，因关节致残不能行走的比例由70%下降到9%，他们有机会摆脱轮椅，重新站立起来，回归社会，开始体验丰富多彩的人生。为血友病患者提供全方位的综合关爱，帮助他们康复，使血友病患者能像正常人一样生活，创造一个个战胜疾病的奇迹。这是协和血友病专科护理团队共同的心声！

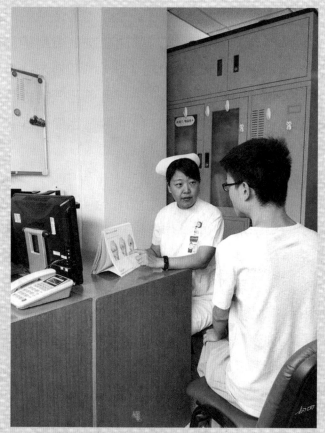

血友病专科护士在门诊指导患者（左一为李魁星）

老年专科护理

随着全球人口老龄化不断发展，北京协和医院老年医学科的护士们在工作中也有越来越多的切实感受：老年患者数量持续增长，高龄、失能老人逐年增多……中国的老龄化问题也在加剧。能否做到未病先防、善始善终，给老年患者体面、尊严和温暖，这是许多老人及家属的心愿，也是协和老年专科护理团队一直努力的目标。

自 2006 年起，北京协和医院老年医学科便与全美老年专科排名第一的约翰·霍普金斯老年医学中心建立合作，以学科建设为龙头，人才培养为基石，开创现代老年医学新模式。协和老年专科护理团队在国内率先开展了"整体化老年护理模式——全人全程连续性照护"，用专业技术和人文关怀，构筑精度与温度并行的老年护理服务体系，实现老年综合评估、老年综合征管理、安宁疗护的均衡发展；依托院内 14 个护理专科，使专业的老年护理服务覆盖到全院 40 多个科室。通过护理团队与医生、社工等的精诚合作、密切配合，共筑老人健康的坚实后盾。

未雨绸缪，才能防患于未然。针对老人多病共存的特点，协和在国内率先推行老年综合评估，对老人的功能状态、社会支持、医疗意愿等 15 项内容进行全面动态评估，尽早发现老人潜在健康问题并干预，实现风险管理关口前移。为使更多老人获益，协和老年科还搭建了国内首个免费的老年综合评估电子平台，并开发医院、社区、居家三个版本，推广至 160 余所医疗机构。

老年专科护理团队还建立了老年综合评估大数据队列，让数据揭示共性，让数据精进服务。例如，针对评估揭示的老年人衰弱问题，团队按衰弱的不同分期制订了个体化护理方案，并形成以营养、运动、用药、并发症防治等为一体的护理策略，有效改善了住院老年患者预后；对于衰弱老人极易发生的跌倒问题，老年科护士构建了包括风险评估、肌力训练、药物干预等的老年跌倒管理体系，并开展病床高度与跌倒的研究，在国内首次提出预防跌倒的病床安全高度是老人小腿长度的 1～1.2 倍。这使协和老年患者的跌倒率下降 7%，跌倒发生情况显著低于国际水平；针对重度衰弱的卧床老人，团队从防治压疮、血栓、肺部感染等并发症入手，牵头在全国 6 省市 25 所一二三级医院中对 2.4 万例患者开展了大样本调查，发行 1.2 万余册护理规范手册及患者居家护理指南。

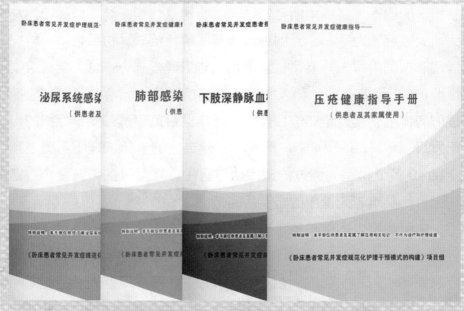

防治压疮、血栓、肺部感染、泌尿系感染的健康指导手册

必须承认，医学有时也无法解决生命难题。当疾病的发展突破医学的边界，如何让终末期患者走得有体面、有尊严，帮助家属不留遗憾，是协和老年专科护理团队一直努力的目标。

团队不断拓宽老年护理服务的内涵和边际，在国家推进安宁疗护试点工作中，协和牵头制订安宁疗护准入标准，并与国家卫健委及北京市卫健委合作，举办多期安宁疗护推广培训班；通过死亡教育、生前预嘱、家属照护培训等一系列措施，为终末期患者及其家属构筑安宁疗护体系。从院内到院外，从线下到线上，给患者温暖，帮助家属不留遗憾。

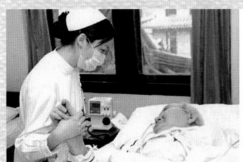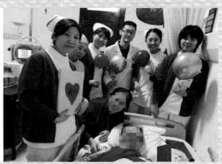

老年专科护士给予患者陪伴和温暖

终末期患者通常会有很多不适症状，如谵妄、疼痛、无法进食、恶心、体温升高等，如何帮助患者减少痛苦、增加舒适是摆在护士们面前的首要任务。大家根据患者的不适症状，制订出一系列干预方案，并针对症状采取相应护理措施，一切护理措施均以不增加患者痛苦为原则。让老人能够满足、平静地离去，不仅能让老人在最后的日子里少承受痛苦，同时对家属来说也是心灵上的慰藉。

护士鼓励家属多陪伴老人，教会他们如何在家中护理老人并保证居家安全，对于现存的症状或者可能发生的情况该如何护理。这样既能增进家属与患者的感情交流，又能够使家属对于不久后亲人离世有一个心理预期和逐渐接受的过程。

患者离世后，护士会和家属一起为老人洁身，做好最后的护理，穿上之前就准备好的寿衣。太平间的师傅将老人接走之前，医护团队还会为老人举办简单而温暖的告别仪式。一位 82 岁高龄的患者家属说:"老伴走的时候,护士们和值班医生都陪着她,她走得很安详,没有什么痛苦,也没受罪。感谢你们的陪伴,我和老伴都没什么遗憾了。"

协和护理人也在努力将这种老年护理服务模式推广到全国。作为国家首批护理专业临床重点专科项目建设医院及首批老年专科护士培训基地,十余年来,协和共为全国培养 2 000 余名老年护理专业人才;连续 9 年与约翰·霍普金斯老年医学中心合办学术会议及护理论坛,通过深入合作与交流,使协和老年护理专科的服务质量不断提升。

为使老年护理更具科学性,协和老年科护士还开展了一系列研究,并成功申报国家级、省部级等科研立项 6 项,获批经费 180 余万元,以科研促进专科发展,实现科研成果反哺临床。如今,北京协和医院现代老年医学护理服务模式已辐射到全国 31 个省市的 150 余家兄弟医院,更是将先进经验带到了雪域高原。

从破土萌芽到稳步发展,协和护理人不驰于空想,不骛于虚声,以求实的工作态度,踏实在护理专业上下功夫。在专科护理发展的过程中,不断改变的是知识与技术,从未改变的是协和护理人用专业与专心守护健康的初心。

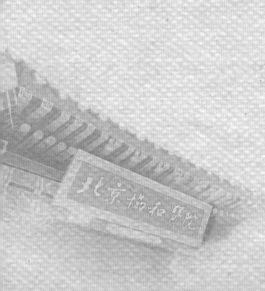

基于临床护理问题的创新实践

　　创新是引领发展的第一动力。百年来，协和护理人不断创新、追求卓越。护理创新来源于临床，基于"百年协和一切为民"的办院理念，其根本是服务于临床、使患者受益。

建立卧床患者常见并发症护理数据库

随着中国人口老龄化日趋加剧及疾病谱的改变，医院、社区和家庭中的卧床患者日益增多。卧床会导致患者机体功能降低，是多种并发症的独立危险因素，严重影响患者健康状态，增加了护理工作难度，加重了社会医疗负担。

2015 年，护理部主任吴欣娟牵头开展了"卧床患者常见并发症规范化护理干预模式的构建"项目。该项目是我国护理领域中唯一获批的国家公益性行业科研专项，获批科研经费 497 万元。该项目于 2015 年 9 月启动，在全国 6 省市（北京、河南、湖北、四川、浙江、广东）25 所医院开展，覆盖三级、二级和一级医院，历时 3 年，于 2018 年 6 月结题。项目针对卧床患者常见的四大并

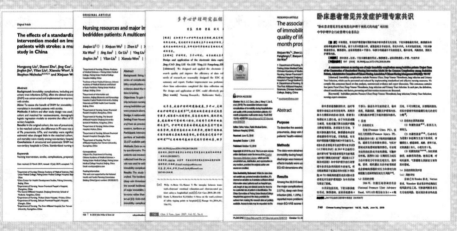

卧床项目发表的部分中英文学术论文

发症：压疮、下肢深静脉血栓形成、肺部感染、泌尿系统感染为切入点，前后两轮调查共收集 48 713 名卧床患者并发症相关信息和护士 7 946 人次的知识态度信息，以及 25 所医院在科室及医院两个层面护理管理的相关信息，建立了我国卧床患者常见并发症及护理的数据库。

在系统分析多中心、大样本调查数据基础上，项目团队针对四大并发症的预防和护理措施，查阅大量文献，形成了证据总结，并结合部分项目医院的先进工作模式和大范围的专家论证，建立了"卧床患者常见并发症护理规范"。该护理规范符合我国国情和护理现况，涵盖了四大并发症的风险评估、病情观察、预防和护理、操作技术、健康教育等内容，为临床护士提供了系统、科学的护理标准和指引，具有很强的临床实用性。通过项目对全体护士开展全员培训，有效提升了临床护士对卧床常见并发症预防和护理的知识和能力，降低了卧床患者并发症的发生率，缩短了患者住院时间，改善患者生活质量，节约了医疗资源，取得了良好的社会效益。同时，该项目还建立卧床患者多中心、大样本的数据库，为今后开展前后对照研究和政策制定提供了重要参考资料。

截至 2020 年底，该项目已发表中英文学术论文 50 余篇；发布《卧床患者常见并发症护理专家共识》；出版包含 22 项富媒体内容的两部书籍：《卧床患者常见并发症护理规范工作手册》及《卧床患者常见并发症居家护理指南》；受邀组织多场培训解读会，推广到全国 47 所医院临床应用。在我国人口老龄化的背景下，项目所取得的成果对改善全国老年患者健康结局和生活质量具有重要意义。

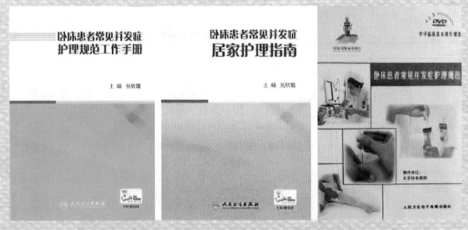

卧床患者常见并发症指导手册及视频

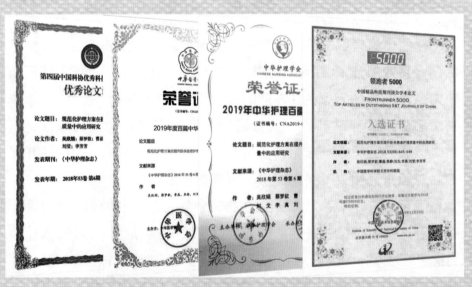

卧床项目相关论文多次获奖

与"沉默的杀手"展开较量

静脉血栓栓塞症（venous thromboembolism，VTE）是住院患者常见并发症，也是院内非预期死亡的首要原因，其预防和治疗已成为世界所关注的问题。因发病隐匿，被称为"沉默的杀手"。

自 2008 年起，北京协和医院开始探究临床 VTE 防治护理。经过不断学习、探索与总结，以高危科室骨科为试点，在骨科邱贵兴院士等专家的带领下，以循证护理为依据，结合我院临床护理程序的思路和实践，初步建立《北京协和医院骨科 VTE 预防护理流程草案》。历经 4 年临床实践的不断完善与修订，最终形成《北京协和医院骨科 VTE 预防护理流程》，明显提高了 VTE 风险评估率和预防率，减轻了患者痛苦，降低了住院费用。

2012 年，时任外科总护士长的马玉芬牵头建立了协和静脉血栓栓塞症（VTE）专科护理小组，VTE 护理团队开始构建"住院患者静脉血栓栓塞症风险管理体系"。患者在入院、病情变化或特殊治疗（手术、牵引等）时全部实现 VTE 风险动态评估，早期预警的同时确保了预防措施使用的准确性，VTE 预防率从最初的 20% 提高到 80%。通过信息化 VTE 患者院内管理平台，规范患者疾病

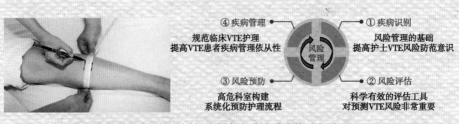

④ 疾病管理
规范临床VTE护理
提高VTE患者疾病管理依从性

① 疾病识别
风险管理的基础
提高护士VTE风险防范意识

风险管理

③ 风险预防
高危科室构建
系统化预防护理流程

② 风险评估
科学有效的评估工具
对预测VTE风险非常重要

静脉血栓栓塞症护理监控体系的成功构建与应用

管理内容和方法，患者 VTE 上报率近 100%。该体系在临床的有效运行，成功降低了患者 VTE 风险事件。2015 年，《静脉血栓栓塞症护理监控体系的成功构建与应用》获北京护理学会护理成果奖一等奖；2017 年，《住院患者静脉血栓栓塞症风险管理体系的成功构建及临床应用》获中华护理学会科技奖一等奖。

来源于临床实践的护理专利

经桡动脉介入治疗是冠心病介入治疗的首选途径，桡动脉穿刺顺利与否直接关系到手术进程与手术的整体质量。多数导管室内使用的血管造影机，其导管床上并未配备适合双侧桡动脉穿刺用辅助装置，或仅配有简易臂托。为充分暴露桡动脉，国内医院在协助患者摆放体位时，大多采用布单、纱布卷、液体软包装袋等物垫于患者手腕下，或采用自制简易臂托的方法。

传统暴露桡动脉的方法存在种种缺陷，其最大问题在于穿刺时制动效果差，穿刺处不稳定，桡动脉易滑动，造成反复穿刺，易诱发血管痉挛、出血或血肿，最终导致穿刺失败。传统方法还存在另一缺陷，如右侧桡动脉穿刺失败需改为左侧桡动脉路径时，护士需经过烦琐的再准备过程，且需要患者改变体位配合才能完成。协和心导管室的护士们开始思考，是否可以设计一种适合双侧桡动脉穿刺用的臂托，既能提高穿刺成功率，又能降低反复穿刺给患者带来的痛苦呢？

带着问题，协和心导管室的护士们在朱雪清护士长的带领下，展开充分的讨论及调研，经过反复修改、试验，一款桡动脉穿刺臂托诞生了。这项发明根据人体解剖学特征而设计，以适应患者上肢和腕部的前伸、外展、内收和背曲，充分暴露桡动脉穿刺点，通过有效制动而提高桡动脉穿刺成功率。2017 年，《一种用于双侧桡动脉穿刺的臂托》获得了国家实用新型专利。

但严谨的协和护理人并未就此停止研究。在临床实际应用中，护士发现此款臂托并不能完全实现双侧桡动脉穿刺的需要，当右侧桡动脉穿刺失败，需改为左侧桡动脉路径，护士在操作中因受血管造影机 C 型臂阻挡，无法将臂托旋转至对侧。经过进一步探索及不断改良，心导管室护理团队又设计出适合于双侧桡动脉穿刺用的辅助工具，2018 年再次获得国家实用新型专利，同年成功实现专利转化。这也是协和护理首次实现的专利转化。

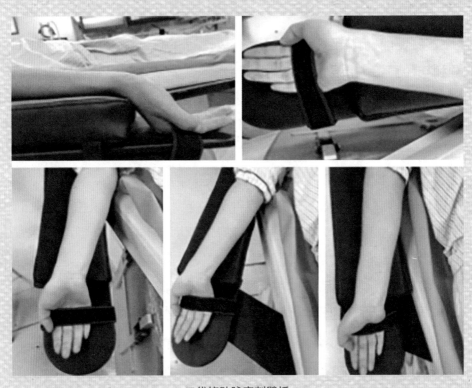

二代桡动脉穿刺臂托

自 2013 年皮肤科护士长余梦清成功申请我院第一个护理专利以来，协和护士已成功申请了近千项国家专利，并多次获得中华护理学会创新发明奖、中国研究型医院学会护理分会创新发明奖等。随着一个个护理专利的相继面世，许多护理难题也迎刃而解。协和护理人始终以患者为中心，在临床工作中不断发现问题、改进工作，以达到优化护理流程、提高工作效率的目的，努力为患者提供更优质的护理服务。

冲击国家自然科学基金项目

国家自然科学基金（以下简称国自然）作为我国支持基础研究的主渠道之一，在推动我国自然科学基础研究的发展，促进基础学科建设，发现、培养优秀科技人才等方面取得巨大成绩。其项目及经费的多少是衡量科研单位创新能力和学术水平的重要标志。

国自然基金按照自主类别可分为面上项目、重点项目、重大项目、杰出青年科学基金等。面上项目是自然科学基金资助体系的主要部分，包括自由申请、青年科学基金和地区科学基金 3 个亚类。因申报标准高、难度大，令很多临床护理同仁望而生畏。在护理部的高度重视和积极推进下，近年来，一系列面向护理团队国自然申报的多形式、多层面、有针对性的培训相继推出，包括"护士如何申请国自然""临床研究如何与基础研究相结合""国自然标书解读"等课程，护士们因此受益匪浅。

2019 年，协和护理实现国自然课题申报突破，获批面上项目、青年基金项目各一项。面上项目负责人、肠内肠外营养科孙文彦护士长说："这次申报成功得益于护理部。在各位护理专家的指导及帮助下，精雕细琢，评委们都称赞我的标书很完美。"青年基金项目负责人、保健医疗部教学老师赖晓星说："标书完成后，护理部还对标书分层进行了评审和修改，并组织相关专家进行面对面的精准辅导，大大提高了基金申请书的质量。"

获得国家级科研基金的资助是对创新能力和学术水平的肯定，但是，在协和护理人眼里，这不是终极目标，做出高质量的研究成果并将其用于患者，服务于大众才是王道。

SCI——让中国护理走向国际

美国科学引文索引（Science Citation Index，SCI）是由美国科学信息研究所 1961 年创办出版的引文数据库，是目前国际上公认的最权威的科技文献检索工具。2013 年，协和外科护士邓海波、马玉芬、翟海昕在 Interact Cardiov Th 发表了第一篇护理 SCI 文章，影响因子 1.112。

SCI 文章标志着协和护士开始在国际杂志上发声。自此，护理部开展一系列有针对性的关于 SCI 文章书写、投稿等方面的培训，拉开协和护士撰写 SCI 文章的序幕。

2013 年至今，北京协和医院的护士们已发表 SCI 论文百余篇。通过一系列文章，使世界开始关注中国护理的发展、了解中国护理现状，并最终能够与国际前沿接轨，不断提升协和护理的国际影响力。

北京协和医院护理部始终高度重视临床护理问题的创新实践活动，并不断树立科研反哺临床的思想，在各方面均给予有力支持。护理部鼓励、倡导树立科学思想观念，希望护理人员能充分认识到科研的重要性和自身所起的重要作用，并自发结合所在专科的现状及特点，为科研应用于临床的推进寻找路径；同时坚持以患者为中心，一切为了患者的办院理念，完善制度，为科研融入临床提供保障、为科研反哺临床积累资源；鼓励各层级的护理人员立足于本职，发现问题、提出想法、勇于实践，更加有利于护理学科的发展和创新。

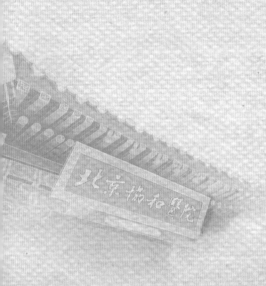

协和印记　特色护理

协和护理人始终勤于学术、专于品质、精于人文。在协和百年发展历程中，逐渐形成了带有协和印记的特色护理。

急诊——提速"绿通车"

希望每一秒的提速，都能从死神手中抢回一个鲜活的生命

一个寒冬午后，北京发生一起严重连环车祸。39 岁的司机刘先生从变形的车中被合力救出并转至协和急诊时，已是次日凌晨，血红蛋白值仅为 43g/L（正常男性 120～160g/L），全身多发伤，生命已危在旦夕。急诊护士立即启动"红卡"流程，以精准的技术快速建立静脉通路，在已经"摸不到"的静脉上"一针见血"；10 分钟内即配合医生完成术前检查及相关评估；15 分钟后，紧急配型完毕的红细胞已经输入到刘先生体内，此时他的血红蛋白值已经掉到了 17g/L；30 分钟后，刘先生躺在手术床上，麻醉计时开始。经过多学科联手努力，手术成功，刘先生重获新生。

这样的"生死时速"，常常会在协和急诊循环上演。作为医院医疗体系的第一线，急诊护理的发展是衡量医院医疗质量和应急能力的重要标志。1983 年，北京协和医院成立了中国第一个急诊科，从此翻开协和急诊护理新篇章。

截至 2020 年底，协和急诊已拥有护理人员 116 名，是一支充满朝气、业务精湛、反应敏捷、团结协作的高素质护理队伍。作为国内急诊护理的领头羊，协和急诊护理团队以精湛的急救技术和优质的护理服务，确保各项急救工作及时、安全、便捷、高效进行，并在实践中不断探索优化流程。刘先生无疑是幸运的，因为他搭上了协和急诊"绿通车"，一辆与死神赛跑的生命列车。

面对我国急诊患者就诊量快速增长的趋势，如何建立简捷高效、快速准确、敏感可行的急诊预检分诊系统，是摆在急诊护士面前一道共同的难题。协和急诊护理团队在全国率先推出了《急诊预检分诊专家共识》，并对分诊护士的准入标准提出严格要求，如工作年限、专科技能、核心能力等；通过准确识别急危重症患者，确保患者安全，提高急诊运行效率。急诊患者病情大多复杂、危重、瞬息万变，候诊过程中常会发生病情突然加重的现象。为及时发现患者病情变化，在协和急诊分诊台还特别设置了"动态巡视岗"，由经验丰富的护士负责巡视，专人专岗，一旦发现问题，随时将患者带上"绿通车"，进一步提高急诊急救效率，保障患者安全。经过近年来的不断完善，协和"急诊预检分诊系统及分诊护士标准管理体系的构建与应用"项目荣获 2019 年中华护理学会科技奖二等奖。

在北京协和医院急诊抢救室，常备 20 个"虚拟钱包"，这就是抢救刘先生事件中提到的"红卡"流程。每个"虚拟钱包"内预先写入一个虚拟患者信息及 1 万元虚拟费用，出现紧急突发事件时，护士会即刻启用红卡流程，将患者办理欠费的时间从 40 分钟缩短到 2 分钟。紧急事件结束后，抢救室护士会立即补齐"钱包"数量，时刻为下一场战斗做好准备。"红卡"流程使患者家属在紧急情况下无需先缴费即可使患者得到相应的救治。

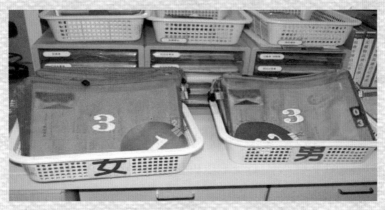

协和急诊抢救室红卡流程中的"虚拟钱包"

院内安全转运是抢救危重症患者的重要环节和基本保障，由于急诊患者病情危重、变化快，具有不确定性和不可预见性，且需要多种生命支持手段，需制订适合急诊危重症患者自身特点的院内转运方案。急诊护士们经过多年探索及经验总结，在全国率先发布了《急危重症患者院内分级转运标准共识》。下图中的小红箱、小黄箱、小蓝箱承载着保障患者安全转运的重担。每次转运前，护士都进行充分评估，包括患者病情、最佳路径等，针对不同级别的患者准备不同的转运箱、仪器、设备及人力，并根据患者病情实时调整，既不过度浪费资源，又尽最大可能确保转运安全，实现患者安全利益最大化。在转运过程中，护士还会加强动态评估，在转运各环节均确保安全。2018 年，由协和急诊护理团队报送的"急危重症患者标准院内分级转运体系的构建与质量改善"项目获得第四届中国护理质量大会"护理质量提灯奖"银奖。

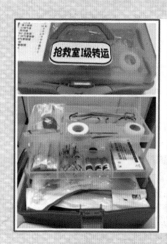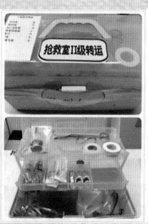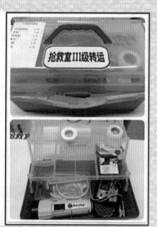

协和急诊标准化转运箱

在急诊，像刘先生这样的危重患者手术成功后，会转至急诊监护病房（EICU）继续治疗，EICU 团队为他们迅速制订周密详细的治疗计划及护理方案。根据协和特色的护理分级制度和标准，护士从病情观察、治疗用药、基础护理、专科护理、健康宣教、患者安全、人文关怀七大方面为他提供了个性化护理。正确医疗决策＋精心治疗护理＋高效团队合作，所有的付出一点点改变了刘先生的命运。从昏迷到清醒、从虚弱到有力、从气管切开用呼吸机辅助呼吸到脱机、从平卧到坐起再到下地……刘先生在一天天好起来，当他终于走出病房的时候，已是春暖花开。

在急诊这个没有硝烟的战场上，每天协和护理人都在与死神进行生死时速的较量。希望每一秒的提速，都能从死神手中抢回一个鲜活的生命，也希望能有更多的患者像刘先生一样幸运，走出黑暗，再次微笑着与阳光重逢。

儿科——家庭参与式护理

有一种爱，如润物细雨，点燃心灯，托起希望

2017 年 10 月 22 日下午，在古朴而肃穆的协和老楼里，一场特别的成人礼仪式在此举行。主人公小雨（化名）成绩优秀，多才多艺，从外表看来，很难看出这个阳光的男孩和其他同龄孩子有什么不同。

18 年前，随着一声微弱的啼哭，小雨提前 2 个月来到了这个世界。出生时他仅有 1 050g，妈妈还来不及看上一眼，小小的他就躺在转运暖箱里，被儿科医生和爸爸一起小心翼翼地从手术室送到新生儿重症监护病房（NICU）。一个不大却温暖的小房子，从此成为他的新家。早产儿、小于胎龄儿、呼吸窘迫综合征、败血症、贫血、胃食管反流……一条条临床诊断如同一座座大山，等待小小的他去征服；气管插管、肺表面活性物质替代治疗、脐静脉置管术、外周留置针穿刺、食管 pH 监测、抗生素治疗……一项项临床治疗及操作好似一座座桥梁，连接着希望，帮助他跨越险境。

北京协和医院儿科的医护人员始终在关注和守护着小雨。这个从小小暖箱迈出人生第一步的孩子，逐渐成长为一个坚强、勇敢、乐观的男子汉。

1921 年，协和建院之初即有儿科，当时隶属于内科，设专人管理，1923 年协和儿科正式建立。经过百年的历史沉淀，协和儿科护理团队与科室共同成长，一直致力于推动中国儿科护理的发展。儿科护理团队通过长期摸索，与患儿家长不断沟通磨合，最终

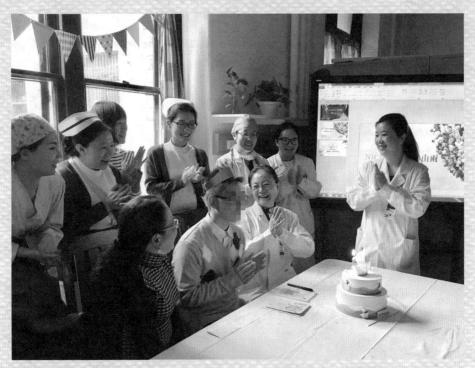

小雨与协和儿科医护共度"成人礼"仪式

形成了一整套家庭参与式疾病管理模式，从孩子出生到成人，全方位、全程为孩子保驾护航。

"袋鼠式"亲密时光

协和儿科于 1957 年建立儿科实验室，1979 年与美国费城儿童医院建立互访，1983 年建立 NICU。作为我国最早成立的新生儿重症监护病房，协和在早产儿救治和护理方面一直处于国内领先水平。协和儿科护理团队多年来致力于早产儿的系统化管理，从现场复苏、把好出生第一关开始，强调呼吸系统疾病的防治结合、维持内环境的稳定、控制院内感染、全方位提高护理质量。特别是注重新生儿抚触，持续开展早产儿"袋鼠式"护理模式。

"袋鼠式"护理指早产儿的母亲以类似袋鼠、无尾熊等有袋动物照顾幼儿的方式，将早产儿直立式地贴在母亲胸口，由母亲的体温来维持早产儿的体温稳定，为孩子提供所需的温暖及安全感。

在协和儿科护理团队的精心护理下，早产儿存活率和生命质量持续提高，极低出生体重儿抢救成功率为 98%，超低出生体重儿抢救成功率为 88.9%，抢救成功早产儿最小胎龄 24 周，最低出生体重 520g，处于国内领先地位，达到和接近发达国家水平，这些都离不开护士们专业、精心的护理。儿科护理团队还非常注重对早产儿的早期干预，并关注远期预后；充分发挥多科协作的优势，在国内较早开展对早产儿进行眼底和听力的筛查与随访，注重全面提高他们的生存质量；在全国最早开始早产儿／新生儿神经行为评定（NBNA）；1999 年底即开始在北京地区率先建立区域性新生儿转运网，接收来自北京市区、各远郊县及外省市的危重新生儿，目前已救治危重患儿近千例，在降低新生儿死亡率方面作出了积极努力，得到患者的信任和同行的好评，使越来越多的早产儿家庭从中获益。

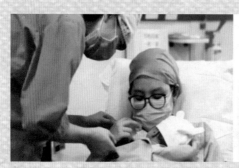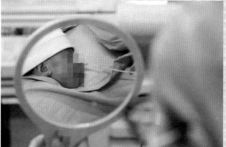

"袋鼠妈妈"与宝宝亲密接触

母乳库——"37 度的恒温爱"

母乳喂养好处多，不仅有益于妈妈的身心健康，对宝宝的生长发育也大有裨益。研究显示，母乳喂养 6 个月和母乳喂养 1 个月的宝宝相比，长大后前者的受教育时间会平均延长 3 年。儿科护士十分关注母乳喂养对宝宝的重要性，特别是对早产宝宝，在国内率先开展经口喂养集束化管理，从孕期母乳喂养宣教开始，持续到母乳喂养指导和出院后随访，开展口腔运动干预，目前已实施近千人次干预。

母乳中含有早产宝宝、危重宝宝所需的营养物质，对于这类特殊的宝宝，母乳库的作用显而易见。协和儿科一直致力于在医院建立母乳库，希望通过使用捐赠的母乳，使早产、危重的宝宝能少使用 10 天的肠外营养，让宝宝少监测、少检查、少受罪，且能为早产儿家庭节省很大一笔开支。

北京协和医院母乳库于 2017 年 5 月 19 日成立，母乳库的第一位捐赠者为儿科病房哺乳期的护士。护士们利用各种途径将母乳库成立的消息传播开来，更多的护士妈妈主动将母乳送来。受益的患儿父母也积极宣传，如今到协和母乳库捐赠母乳的爱心人士越来越多。爱意凝聚在每一滴乳汁中，浓缩于每一句祝福里。这些"37 度的恒温爱"，承载了大家的希望，不断滋养着弱小的生命。

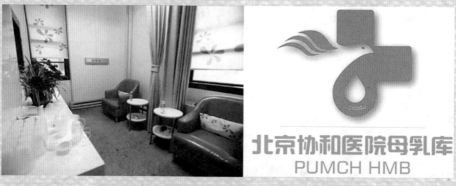

北京协和医院温馨的母乳捐赠室和母乳库标志

"菜鸟奶爸"训练营

在协和儿科，早产宝宝通常会住进 NICU。妈妈们既要忍受分娩带来的痛苦，还要面对暂时的母子分离。"坐月子"使她们不能随时探望与疾病抗争的宝宝，这时候，爸爸的作用就尤为重要。

儿科护士们很早就认识到爸爸在早产儿护理中的积极作用，开设"菜鸟奶爸"训练营，帮助早产宝宝家庭渡过难关。在训练营，爸爸们需要学习如何读懂宝宝身体语言、宝宝用品选择攻略、正确为宝宝沐浴抚触等，等宝宝回家后与妈妈一起爱护宝宝。爸爸们还需要学会如何协助妈妈吸奶、母乳如何保存并送到病房，将妈妈对宝宝的爱传递给宝宝。最重要的是，爸爸要学会记录"早产日记"，将宝宝每一天取得的进步以笔记的形式告诉妈妈，做好妈妈与宝宝

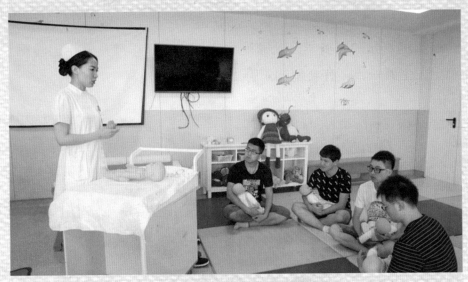

奶爸们在训练营中学习

之间交流的桥梁，给宝宝和妈妈战胜疾病的勇气和信心。待患儿出院时，爸爸还要接受育儿知识和技能培训的考核，"持证上岗"。

至今，协和儿科"菜鸟奶爸"训练营已成功举办110余期，惠及千余户早产儿家庭。

贝贝俱乐部的陪伴

在护士们的精心照护下，早产宝宝顺利出院。但宝宝出院后的路还很漫长，儿科护理团队会一路陪伴，提供支持。2001年，协和儿科医护团队在国内率先推出具有现代健康理念的儿童保健组织——协和贝贝俱乐部，为宝宝们提供护理与喂养、疾病就诊、发育体检三方面保障，可监测早产儿院外生长发育情况，协助父母们交流资讯，并指导出院后的科学抚育，已成为知名的协和品牌。

护士们亲昵地将那些曾经在协和NICU治疗的早产儿称为"NICU毕业生"。为了增加社会对早产儿的关注，从2006年至今，每年六一儿童节，协和医护团队都会为这些小毕业生们举办"阳光天使联谊会"。爱是可以传递的，作为协和NICU的优秀毕业生之一，小雨和妈妈每年都会积极参加联谊会活动，希望通过他健康成长的实例，鼓励更多早产儿家庭树立信心，让早产儿们走出暖箱，踏出人生第一步，在希望的田野上沐浴阳光！

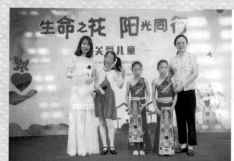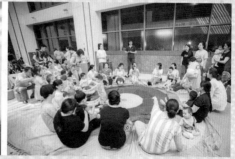

协和贝贝俱乐部、阳光天使联谊会现场

　　在许多患儿及家庭的眼中，儿科护士就像是守护天使，她们用隐形的翅膀，助力生命之帆启程远航。协和护理人将继续推广家庭式护理模式，帮助家庭参与到非医疗性护理中来，也让患儿能充分体会到家庭的温暖及社会的关注，燃起生命的希望！

乳腺外科——"粉红花园"

"这是一场与死神的拔河，你自己要给力，我们和你一起扛！"

我是一个曾经快乐的生命，却在 10 年前得了乳腺癌。本应白驹过隙、轻松度过的时光，我却在用生命与死神拔河……

10 年岁月、10 年拯救、10 年感恩，没有协和粉红花园，我的世界已经陨落。这个由医生、护士和志愿者组成的团队成为我坚实的后盾，一路搀扶，一路前行，这期间我还收获了和亲密爱人成婚的大喜。感谢粉红花园！

——一位患者的日记

乳腺癌，一个对大众而言并不陌生的恶性肿瘤，已取代了肺癌成为全球第一大癌症。2020 年中国女性癌症新发病例中，乳腺癌为 42 万，区别于北美和欧洲的乳腺癌发病老龄化，中国乳腺癌发病呈明显低龄化趋势。与死神拔河，年轻生命的拯救行动需要加速前行！

始终和患者站在一起与死神拔河的，是北京协和医院乳腺外科医护团队，以及由他们主创的协和"粉红花园"公益组织。"粉红花园"成立于 2009 年，致力于帮助乳腺癌患者术前、术后心理支持与健康宣教；帮助患者完成规范治疗和康复，以一颗充满活力的心回归社会；同时面对社会大众进行乳腺筛查和早期预防宣教。

在十余年时间里，协和乳腺外科医护团队逐渐摸索并建立了规范的同伴支持者培训和管理体系。"粉红花园"成立初期，护士尝试开启线上沟通、线下座谈的同伴支持工作，经过一年多的努力，很多患者都表达了在康复后投身于志愿服务工作的意愿。通过第一阶段的工作，团队发现同伴支持者还需要进一步提高沟通能力及乳腺癌相关的基础知识，因此在第二阶段中，团队增加了沟通技巧和基础知识的培训，举办了4次答疑座谈，并首次推出病房探访志愿服务，获得了患者的一致好评。

此后，经过两年的实践时间，针对化疗门诊答疑需求剧增、同伴支持者在志愿服务中也需要心理支持等方面问题，协和乳腺外科护理团队多次开展"心灵工坊"活动，以心抚心，点燃患者战胜病魔的信心。并不断完善病房探访制度，设立组长和轮流排班制度。随着新进同伴支持者的不断增加，团队还制订了精细化管理制度和实习制度。针对特定患者群，如年轻患者、复发转移患者等制订主题培训，将培训课程体系化。

乳腺外科护士石纳是"粉红花园"的主要负责人之一，负责协调各类活动、定期举办各种讲座等，帮助患者进行形象重塑，鼓励其通过义乳、锻炼等方式，释放女性魅力，并围绕年轻乳腺癌患者家庭、生活、工作、生育等讲座，帮助患者回归家庭、回归社会。石纳说："让我们惊喜的是，曾有一位患者的爱人告诉我们，因为妻子加入粉红花园，受到潜移默化的影响，他们也逐渐建立起了关怀女性健康的意识，在生活中他也会传播给周围的亲人和朋友，给她们正向的乳房健康建议。"

"粉红花园"注重患者的身心疗愈，定期开展美容美妆、美术欣赏、摄影、舞蹈、合唱等活动，让患者融入其中并得到身体和心理全方位的指导，为不同阶段的患者重建生活信心提供了很好的帮助。护士定期举办患者联谊活动，如"一人一故事"，围绕两个主线进行讲述：患病后最难忘的记忆、患病后的"得失"，到场的志愿者们都是与疾病顽强抗争过的战士，每个人在病患期间都有一段记忆犹新又曲折感人的往事，她们用自己的故事激励着他人勇敢面对生活中的挫折。

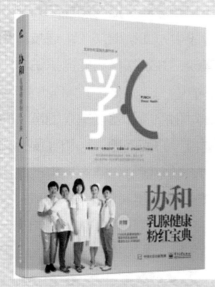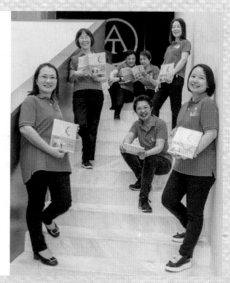

"粉红花园"志愿者积极传播乳腺科普知识

通过十余年的努力，协和"粉红花园"成效显著。经过医护团队的共同努力，建立了同伴支持者团体，现有同伴支持者42人；制订并完善了同伴支持者管理制度，构建了培训体系，开展与乳腺相关的多学科领域主题培训。经过培训后，在年轻乳腺癌有生育需求的人群中，已有20%的年轻人在术后成功生育宝宝，其中有的患者术后成功2次生育；已探访患者1万3千余人，线上答疑3万余人次。协和护士们还积极分享管理培训经验，促进各地乳腺癌同伴支持团体的建立；参加国际乳腺癌支持大会，并成功主办了第五届全球华人乳腺癌组织大会，充分发挥了协和的辐射和引领作用。

抵抗黑暗的最好办法，是让自己成为光明，这是协和"粉红花园"创建以来的宗旨。人生每段路都会有不同的风景，协和乳腺外科医护团队将永远是患者最坚实的后盾，为她们送去希望和温暖，用专业和爱与死神拔河！

从"绿皮书"到现代医院护理管理制度

时代的车轮滚滚向前，北京协和医院从建院之初的200多张床位发展至今天的2000余张床位，护士队伍由60余人壮大到至今的近2000人，如何保障护理安全及护理质量、培养人才打造优质团队是护理管理者时时在思考的问题。穿越百年时空，一代代协和护理人深谙管理制度对于护理管理的重要性，一直致力于摸索符合中国国情和院情的现代医院护理管理制度，成为推动护理管理制度不断完善的重要力量。

栉风沐雨，历练成钢，不断完善的协和护理管理体系

协和始终十分重视护理管理工作，护理部不断更新观念、完善流程，用与时俱进的管理理念更好地指导临床护理实践。

1983 年，卫生部在北京协和医院进行垂直护理管理体制试点，改变原来"块块"式的管理模式，全院护理人员和护理质量等均由护理部实施管理，包括新护士选拔、转正，护士长聘任，护士考核、奖惩及调配，护理人员培养等，做到责权利明确。

自 1992 年起，护理部成立了多个工作小组，包括质量控制组、教学组、信息组等，并建立健全了各项规章制度。此后，护理部不断总结工作经验，逐步改进制度及管理模式，并注重护理信息化建设。信息小组职责从最初的单纯收集信息以利学习，逐步发展为开始利用计算机联网进行医嘱系统工作。

2010 年初，卫生部正式启动"优质护理服务示范工程"，北京协和医院被确定为全国首批重点联系医院之一。组织管理上，更加强化护理部垂直管理职能，实行总护士长与护理部合署办公，临床与行政互补，在全院护理工作的统筹动态管理上更加直接和到位。

2011 年，北京协和医院将以人为本的管理思想具体化，提出了"待病人如亲人，提高病人满意度；待同事如家人，提高员工幸福感"的办院理念。护理部成立护理工作委员会，并以此为着眼点和落脚点，使护理工作委员会成为代表护士的利益、反映护士意见的"护士之家"，成为一线护士与护理管理者沟通反馈的有效桥梁。

同年，在各大科也成立不同职能的工作小组，包括质量管理小

组、教学管理小组、科研管理小组、信息工作小组等，充分发挥基层护理人员的民主与自治。

2018年，是中国改革开放40周年，也是医院迎接协和百年的改革"元年"。将改革进行到底，做合格协和人成为全体协和护理人的行动指引，协和护理也迎来了机遇最好、发展最快的历史时期。根据医院总体部署，协和护理管理队伍顺利完成换届、平稳交接，并创新性的增设了护理督导、执行总护士长岗位和护理主管岗位，一支素质更加精良、结构更加合理、梯队更加完备的护理管理队伍应运而生。

护理督导4人，主要承担全院范围内护理相关的各项管理工作，包括质量控制、护理教学、护理科研、专科护理、对外交流等方面。全院分为11个片区，包括内科、外科、妇儿、五官、门诊、急诊、国际、保健、手术室、消毒供应中心、西院，每个片区设置1名执行总护士长。在护理部的领导下，执行总护士长既要担任本护理单元护士长的管理工作，还要负责片区的护理管理工作，带领和推动本片区护、教、研、管的全面发展。同时执行总护士长将作为护理督导岗位的后备力量，不断充实、完善护理人才梯队。

为进一步提升门诊护理服务质量，门诊按照楼层设立楼层护士长，便于统筹管理和资源协调；同时在同一楼层的多个科室分别增设护理主管岗位，便于更好地落实主体责任，强化属地管理，体现分级管理。

"专家治院"是北京协和医院率先推行并长期坚持的优良传统。2020年，医院成立医疗、教育、科研、护理、医技五大委员会。护理委员会委员由各层次护理骨干代表组成，充分发挥智囊团、助推器职能，促进协和护理稳步向前发展。

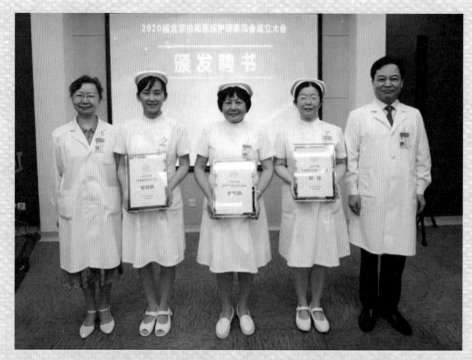

院领导为 2020 年第一届护理委员会成员颁发聘书

（左起：李冬晶副院长、霍晓鹏秘书长、吴欣娟主委、郭娜副主委、赵玉沛院长）

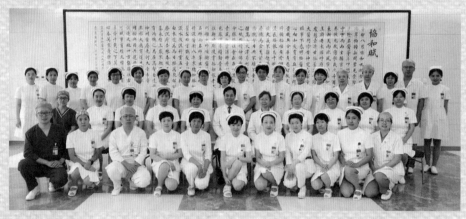

2020 年第一届护理委员会成员合影

没有规矩，不成方圆，不断完善的护理规章制度

　　协和建院之初，68名护士分别来自于中国的20家医院和美国、加拿大的28家医院。为保证护理同质化及护理质量，在老协和的每个病房里，都有一本"绿皮书"，一套严格的医院规章制度，体现了当时医院标准化管理的高度。每个病房护士、学生都必须遵守"绿皮书"上的规章制度，按照"绿皮书"上的要求规范自身行为。

　　1956年，为了提高医疗护理水平和工作效率，使医疗护理工作达到正规和完善的要求，医院编写了《医疗护理技术操作常规》，并于1957年正式出版。该书详细介绍了各项技术操作流程等。在各个病房，还会有一本蓝色封皮的活页夹，为病房制订的《工作人员职责》，用来规范护士岗位职责。

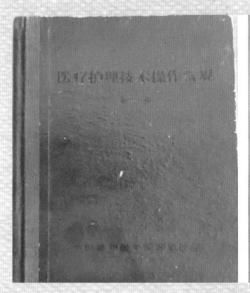

1957年《医疗护理技术操作常规》

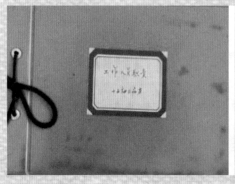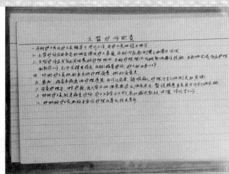

北京协和医院病房的《工作人员职责》

　　进入二十一世纪，护理部更是意识到"精细管理，制度先行"的重要性，运用管理学思想抓工作中的主要问题，运用运筹学的思想对工作的先后次序进行决策。护理工作包罗万象，护理制度的制订离不开几个关键点：关键制度，如查对、抢救、差错事故管理、消毒隔离等；关键患者，如疑难危重、术后、新入院及有发生医疗纠纷可能的患者；关键人员，如护理业务骨干、新上岗的护士、进修人员、实习学生；关键环节，如手术、特殊检查与治疗；关键时间，如交接班时间、节假日、夜班、工作繁忙和易疲劳时；关键设备与药品。围绕这些关键点，采用科学的管理手段，制订有效的制度。

　　2003年，护理部编写了《北京协和医院护理管理手册》，内容包括护理质量安全制度、护理人力资源管理、各级护理考核标准、临床护理教学管理及信息管理等，着眼于实际运用、临床实践，为临床护理管理者提供可以参考及借鉴的经验。2010年，护理部对《北京协和医院护理管理手册》进行修订和完善，充实了患者安全管理和不良事件管理，进一步明确了各级护理人员岗位职责，编写、出版了《北京协和医院护理工作手册》。此后，护理部每年都对该手册部分条目进行修订，例如2019年护理部结合现代医院管理制度建设要求，对《北京协和医院护理工作手册》中的制度修订86条、新增9条，2020年修订制度11条，不断完善护理相关制度。

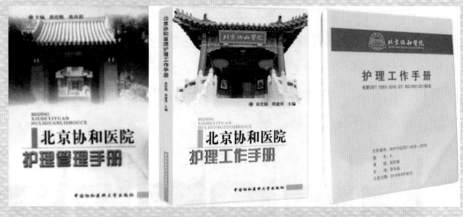

《北京协和医院护理管理手册》和《北京协和医院护理工作手册》

2005 年，护理部编写、出版了《北京协和医院护理常规》，涉及了各专科的护理常规和可能遇到的护理诊断，是从实践中提炼和总结而来，不但突出医护配合的工作重点，更强调对患者的病情观察、心理护理和健康教育内容，体现整体护理的思想，并定时对内容进行更新。

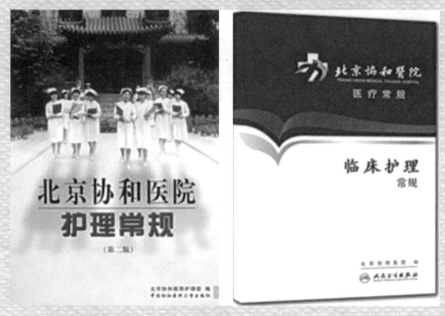

《北京协和医院护理常规》

2016 年，护理部着手编写出版了《名院名科专科护理工作指南丛书》，该丛书涵盖了北京协和医院的特色护理专业，包括呼吸内科、消化内科、风湿免疫科、神经内科、基本外科、骨科、重症医学科、妇产科、急诊科、整形美容外科、皮肤科、内分泌科，使护理工作更加严谨、规范、科学。

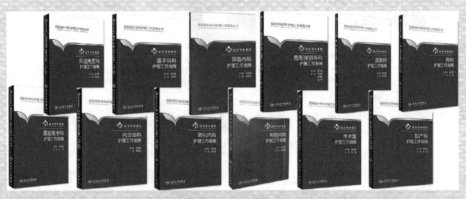

《名院名科专科护理工作指南丛书》

护理部以"精细"为目标，在护理安全管理、护理操作制度、护理操作标准、护理操作流程等方面充分融入了对精细的要求，强调规章制度重在落实，确保患者安全，并在执行中随时对效果进行评价、吸取经验，在实践中不断改进提高。

持续改进，重在落实，不断提升护理质量管理

持续改进是体现"精细护理"的科学管理手段之一。依据医院等级评审要求和 ISO 管理规范，护理部带领全院护理人员，以评促建，以评促改结合医院护理工作实际，找差距、补短板、强弱项。护理部持续修订护理工作制度和质量考核标准，统一指导临床护理实践，2010 年又通过 ISO9000 质量体系认证，使护理管理工作更加规范，护理制度更加完善。

护理部每年均对上一年度护理工作的各项数据结果进行总结分析，制订需要持续改进的工作内容，并成立专项改进小组，在充分调研基础上形成改进方案。在改进过程中转变思维方式，将护理质量改进从"自上而下"转变为"自下而上"，从"让我做"变为"我要做"，充分调动所有护理人员的积极性。如 2013 年开展的护理"品管圈"活动，借助管理工具解决临床实际问题，大大提高了管理的科学性，真正将 PDCA 循环落实在管理实践中。全院 56 个病房积极参与，针对临床中遇到的问题加以改进，不断提升护理品质，保证患者安全。

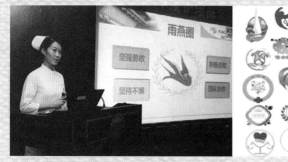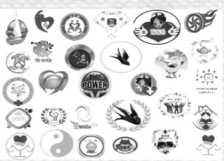

"品管圈"汇报交流活动和各科"品管圈"圈徽

同时，护理部还组织"品管圈"成果汇报与交流，分享科学的管理经验和方法，促进基层护理管理水平和质量不断提升。通过"品管圈"活动，当年即对十余项与患者安全及住院体验密切相关的护理工作流程进行优化，大大提升了工作效率和患者满意度。

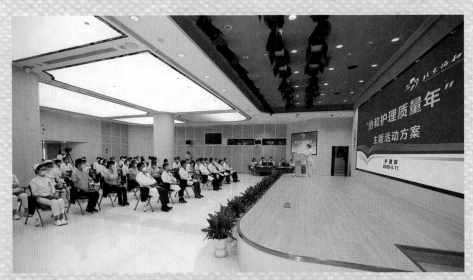

"协和护理质量年"主题活动启动仪式

为全面提升护理工作质量，激励全院护理人员以更加饱满的精神风貌迎接协和百年华诞，2020年5月11日，护理部正式启动"协和护理质量年"主题活动。活动以"提升素质、锤炼技能、改善服务、保障安全、精进管理"为目标，以"人文、规范、专业、安全"为落脚点，重在全员覆盖、全员提高。以"加强素质教育、提升人文修养；对标协和'三基三严'，扎实专业基础；严抓管理队伍，质量持续改进"3项重点工作为抓手，多措并举，全面提升护理工作质量。

以人为本，搭建平台，不断完善人才培养制度

"泰山不拒细壤，故能成其高；江海不择细流，故能成其深。"最大限度地发挥每个人的潜能，以最少的成本最大限度地实现组织目标，达到效率的最大化，是管理的最终目标。

所有新入职的协和员工都要接受为期 2 周的入院教育，职业生涯规划是其中的一项重要内容，它帮助并引导员工从踏入医院大门开始，就思考自己未来的职业发展。帮助护理人员做好职业生涯规划，教育他们爱祖国、爱护理、爱医院，这也折射出一所医院的文化内涵和管理水平。让每位临床护士看到自己未来发展的无限可能性，同时把对职业生涯路径的选择权交给护士，让护士可以根据个人兴趣、能力及医院发展的需要给自己一个恰当的方向和定位，最大限度地激发护士的内在动机，将潜能转化为效能。

早在 2006 年，北京协和医院护理部即开始进行护士分层管理的尝试，并以此为基础细化临床护理岗位设置。2011 年，北京协和医院作为卫生部首批"护士岗位管理试点医院"，进一步优化并完善了临床护士岗位设置、绩效考核、层级晋升、岗位培训等方面制度，最终建立了以护士分层管理为核心的护士岗位管理体系，有力促进了护理质量的提升，稳定了护理队伍，促进了优质护理服务的可持续发展。

护理部出台了《北京协和医院责任护士考核与晋级指导原则》，率先在国内建立起护士四级能力晋级制度，将护士划分为 N1、N2、N3、N4 四个层级；构建了"双轨制、双聘制、四阶梯"的护士职业生涯发展路径，即护士不再是只能靠提升为护士长这一单一途径

的护士职业发展模式，还可以通过不断的业务学习，晋升为专科护士、甚至临床护理专家，使护士的积极性得到充分调动，工作满意度不断提升。N1～N4护士晋级工作每年进行一次，以护士能力为主要评价指标，同时参考护士的年资、职称、学历等情况，保证了晋级结果的公平与公正。能力与层级对应不仅保证了护理质量，也清晰梳理、规范了护士从新手逐步成长为护理专家的路径，明确了护士的职业发展方向。

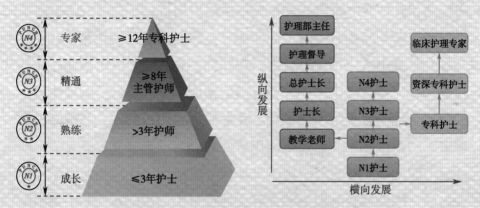

护士 N1～N4 层级划分和护士双轨制发展路径

在护士岗位管理方面，护理部根据临床工作的实际情况，设置了四种岗位类型，包括管理岗、教学岗、技术岗及其他辅助性护理岗位，制订了各岗位的任职资格及工作职责，并形成相应的岗位说明书。

在绩效考核管理方面，护理部通过护士层级、护理质量、工作量、工作表现等方面要素，实施全面量化考核，并逐步完善重技术、重服务、重贡献的考核机制，充分发挥绩效考核的杠杆作用，充分体现多劳多得和优劳多得的分配理念。

在班次设置上，护理部鼓励各护理单元以保障患者安全为前提，高层级护士护理较重患者。同时兼顾护士个人意愿，实行班次预约制度、弹性排班制度等更加个性化、人性化的灵活排班模式，以满足护士在生活、学习等各方面的需求，不断提升护士的职业幸福感。

随着"健康中国"概念的提出，中国护理进入了一个快速专业化和专科化发展的阶段，迫切需要一批拥有深厚专业知识，能针对复杂的急性或慢性健康问题作出临床护理决策的优秀护士。护理部在临床护理发展路径上形成专科护士—临床护理专家的进阶通路，通过自下而上的层级晋升，明确岗位间的层级递进关系，并注重能力导向，将层级进阶和能力提升紧密相连，帮助护士有步骤、有计划、分阶段地实现自我成长，实现人尽其才，人岗匹配的管理目标。目前，协和的临床护理专家们已承担起危重症患者的专科护理以及全院的护理会诊工作，为患者提供专业的咨询、指导、治疗及协调工作，并不断促进护理专业的发展，为健康中国建设贡献力量。

面面俱到，强化管理，不断优化的保障体系

为全力支持临床护理服务的开展，护理部在科学调研和测算的基础上，为病房配备了充足的人力，增加临床一线护理人力配置，病房床护比达到并超过了国家要求。为有效缓解高峰时段护理人力的紧张，充分挖掘现有人员的潜力，护理部还在 ICU、中心治疗室等 9 个护理单元设立了兼职护理岗位，并出台相应的岗位职责、任职资格、医院付酬标准及管理规定，护士自愿报名，利用业余时间从事兼职工作，目前兼职护士库人数已达 200 余人。在门诊设立机动护士岗位，因身体原因（如怀孕、慢病）不能承担病房护理工作的护士可酌情调整岗位，既体现了人文关怀，又兼顾了岗位胜任力。

为减少护士的非护理工作，医院还建立了各种后勤保障团队，落实配套保障措施，让护士回归护理工作。后勤保障团队由医院统一管理，各病房落实属地化管理，包括护理员、外勤、配膳员、前台咨询保安等，服务于各临床科室，保证患者住院有人送、转科有人跟、检查有人陪、标本有人取、药品有人送、困难有人帮。通过多部门协作机制，务实高效地解决临床存在的实际问题，如设立专职保安，实行病房封闭式管理；各类仪器设备由器材处工作人员主动巡检维修；病房所需物资网上申领专人配送、安装气动传输系统；无菌物品和被服统一收送；病房药品集中配送、智能储药柜专人定期维护；建立静脉输液配制中心等。这些举措，充分践行了"贴近患者、贴近临床、贴近社会"的护理工作理念，将时间还给护士，将护士还给患者，患者满意度逐年提高，协和护理在北京市

乃至全国第三方患者满意度调查中始终名列前茅。

　　一百年风雨历程，几代协和护理人守正创新，薪火相传，将协和注重基础质量、追求务实高效的护理传统不断发扬光大。今天，面对新的机遇与挑战，协和护理人将继续凝心聚力，砥砺前行，在更高的起点上推动新时代护理管理制度的改革与发展，阔步迈向新百年的征程。

北京协和医院

信息化助力护理学科发展

在信息技术飞速发展的进程中，利用其智能化与高效性，让护理工作变得更加安全和便捷，已成为时代发展的必然趋势。

信息化助力临床护理工作

午后温暖的阳光照进协和骨科一间普通的病房里，护士张燕推着移动护理车轻轻走进来。"老杨，您好！现在感觉怎么样啊？"张燕关切地问道。患者老杨刚从睡梦中醒过来，他已经习惯了这样亲切的问候。"感觉好多了。"老杨说着，轻轻地动了一下身子。张燕把被单替他轻轻掖好，提醒说："您现在该测体温了，咱们正好趁这时候再复习一遍床上功能锻炼的动作吧。"于是，老杨夹好体温表躺在床上，认真看起了移动护理车屏幕上播放的"踝泵运动"宣教视频。

当信息化、智能化全面走进临床，协和的护理服务也更加安全、高效。张燕说："现在我们在患者床旁就可以完成接收医嘱、执行医嘱、书写护理记录等工作。我还试过用语音录入系统书写护理文件，速度可达 400 字 /min，连方言都能识别，大大提高了我们的效率。而且，我作为病房教学老师经常要为患者做各类护理宣教，有了移动护理车以后，患者躺在床上就能看到各种宣教视频，我们都觉得更方便了。"

信息化助力临床护理工作，真正做到把时间还给护士，把护士还给患者，这是协和护理信息化发展的初衷，也是不断前进的目标。护理部督导赵艳伟在回忆自己刚上班的工作情景时感慨地说："在八十年代，仅处理医嘱这项工作就十分烦琐，护士完全靠手工操作。医生把医嘱手写在医嘱本上，主管护士再将医嘱转抄在输液单、注射单、口服药单、治疗单等各种单子上；将饮食种类、护理级别等标注于患者饮食牌和患者一览表上；再将每位患者的医嘱单

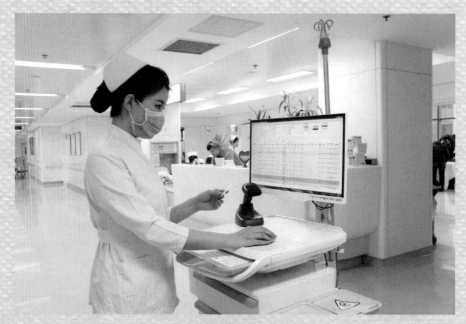

移动护理车

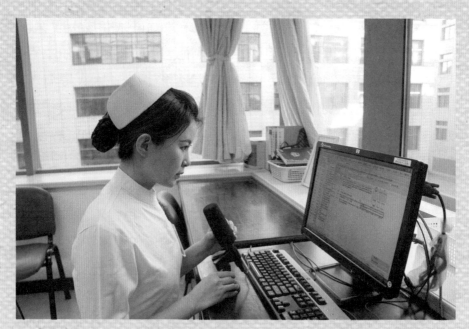

语音录入护理文件

抄写好存入患者病历中。药疗护士则需根据输液单、注射单、治疗单计算出病房每天需要的所有药品种类及数量，以便去药房领药。在此过程中，护士需要保持高度的责任心，集中精力，以确保转抄医嘱及药品计算完全正确。为保证医嘱能够准确无误地执行，每个班次的护士都需要对上一个班次的医嘱进行核对；每周护士长还会带领 2～3 名护士进行医嘱大核对；每月则要重整所有患者的医嘱，并转抄患者当前执行中的所有医嘱。医嘱的转抄、核对是确保护理工作准确性的前提，这项工作也需要耗费大量的人力和时间，有时也难免出现问题。"

1998 年，随着医院信息系统的引进和建设，协和护理的信息化建设迈出了关键的第一步。护理部抽调 2 名护理人员专职配合医院信息中心收集、整理、制作医嘱条目、设置医嘱录入流程等。1999 年，"护士工作站医嘱系统"在全院范围内陆续上线，主管护士只需要将医生的医嘱转录到电脑里，系统就会自动生成患者的输液单、注射单、治疗单、口服药单及医嘱单等，并自动计算各种药品数量，使护士的医嘱处理工作从手工操作转变为计算机操作，将护士从烦琐的医嘱转抄、计算中解脱出来，大大节约了护理人力和时间。此后，随着协和"医生工作站医嘱系统"的上线，医生直接将医嘱录入到系统内，护士无需再转录医嘱，而是通过"护士工作站"直接接收并处理医嘱，极大地提高了医嘱处理的效率和准确性。

张燕推着移动护理车回到护士站后，老杨的体温信息已录入系统并自动生成电子体温单，主管医生结合老杨的体温变化及其他化验结果回报，在电脑上为他开出了新的输液医嘱。经主管护士核对后，通过系统将这条医嘱信息发送至智能药柜，并打印出输液签，上面包括了老杨的住院基本信息以及药品相关信息，并自动生成唯一条形码。随后，责任护士王婷婷从智能药柜取出相应药品，双人核对后进行配置并贴好输液签。进入病房准备为老杨输液时，还没等婷婷说话，老杨已经笑着抬起了手腕："我知道、我知道，要先扫码是吧，瞧，现在腕带变成我的身份证了。"

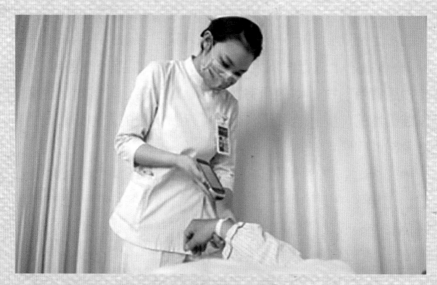

护士扫描患者腕带

随着护理信息化的不断发展，护理工作有了革命性变化，作为医嘱的执行者，护士离患者最近，也是保障患者安全的最后一道关卡。通过对护理信息技术的应用，可以更好地规避不良事件发生，为患者安全保驾护航。以用药闭环管理为例，从医嘱开具、药剂师复核、药品准备、护士执行、完成用药后记录反馈给临床医生，整个环节中均可通过信息化实现床旁患者信息核对和查询、跟踪医嘱等基础功能，有效避免了护理差错的发生。

护士王婷婷说："执行任何操作前，我们都会通过 PDA 扫描患者腕带及输液签完成再次核对。同时为多名患者进行静脉输液操作时，我们一定会认真核对，但假如不小心拿错了药品，在扫码环节时 PDA 便会发出警示：不是此患者的医嘱！信息系统帮我们把好了最后一关，切实保证了护理安全。"

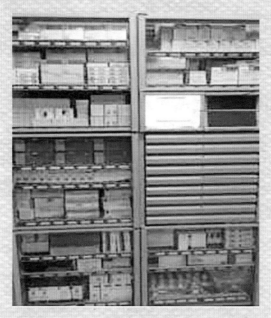

智能药柜

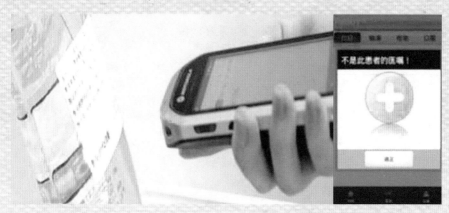

护士扫码执行医嘱、PDA 警示

　　2006 年，协和护理建立起以"患者为中心"的移动护理信息系统，该系统以质量和安全为核心，护士在患者床旁即可以进行身份识别、医嘱执行、文书录入、信息查看等操作，逐步向"全员追踪、全程追溯、切实操作、个体纠正、科学统计、全面分析"的全面质量管理的目标迈进。

信息系统还有效实现了危急值报告流程的闭环管理。传统的危急值报告都是由检验科工作人员电话报告，主要由护士记录并进行后续汇报、处理与跟进，工作繁忙时便有遗漏或处理延后的风险。应用信息化系统以后，危急值报告会自动发送到医生工作站并显示在主界面上，医生第一时间即可知晓；当患者出现感染相关危急值的时候，还会自动推送到医院感染管理处，同步实施系统报警。通过信息化流程，使危急值报告流程避免了诸多不确定因素影响，最大限度地保障了患者安全。

信息化助力精细化管理

随着护理信息系统发展，护理管理方法也从传统的经验型向现代精细化管理转变。护理部通过摸索总结信息化环境下护理工作的特点及规律，逐步形成了一整套与护理信息化相配套的工作流程、工作制度和管理规范，并不断推进 HIS 系统"护理管理"项目建设。

目前，在协和 HIS 系统"护理管理"项目中，主要包括人力资源管理、护理质控、护士排班、培训教学、科研管理等几大方面。以人力资源管理为例，针对护理管理者，可提供包括护士技术档案管理、自动化排班和工作量统计、护理质控管理、护理满意度调查、护士培训管理、护士教学管理、护士科研管理等数据支持。护士技术档案是护理人才培养和使用、职称晋升以及科学化管理的基础，系统可存储、更新全院护士的技术档案信息，包括护士的年龄、性别、学历、工作年限、层级、技术职称等基本信息、院内轮转培训等学习情况以及科研情况等信息，并生成图形化报表。

护士排班是临床护理人员调配的重要内容，也是护士考勤、绩效的重要依据，更是护理管理者管理能力的体现，排班的合理性将直接影响护理服务的质量。通过自动化排班与工作量统计系统，可根据各护理单元的排班要求、护士的基本情况帮助护士长进行电子化排班，并根据排班表执行情况自动生成护士工作量及考勤的统计报表。

以信息助力临床，使护理工作各项流程更加合理化、简洁化。通过护士工作站，系统可自动集成体温单、病室报告、护理记录、特护记录单及各类评估单；利用提示功能，提醒护士对重点人群完成各类风险评估。以护理不良事件上报为例，早期由护士手工填写上报单时，可能会因为工作忙出现漏报或延迟上报等情况，而实现上报系统信息化后，所有填报单均可实时上报，上报界面表单简明扼要，重点突出，大部分内容只需勾选即可完成，大大提高了上报效率。信息化管理为上报、统计、分析等各方面提供了有力的技术支持，使护士上报填写更加准确高效，系统自动收集数据更加科学规范，护理部实时追踪更加及时、便捷。

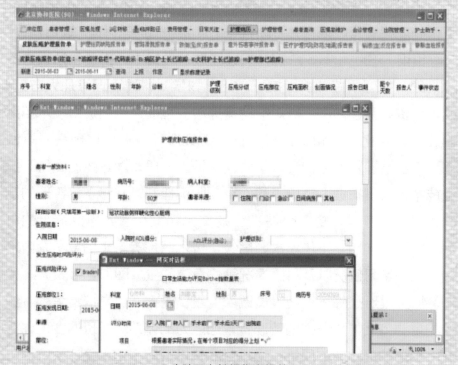

皮肤压力性损伤上报单

护理质控组负责人，护理部督导赵艳伟说："以前的护理文件大多需要手写，比如绘制体温单就是一项极其烦琐且耗时的工作。根据患者病情变化及医嘱要求，每位患者的生命体征监测频率都不完全相同，护士在绘制体温单时如稍有差错便需要整张重画。现在有了信息系统的帮助，体温信息可以一键导入并自动生成，把护士彻底从'画体温单'这项工作中解放出来。而且更方便的是，现在我们不用到病房就可以完成对全院各护理单元相关护理表格的检查，并进行 PDCA 质控管理，包括质控计划维护、各类检查和质控记录维护、质控问题跟踪与处理等，使护理质控工作可以更加准确、高效地进行。"

耗材管理也是护理管理工作中的重要方面。2017 年，医院资源规划（HRP）管理系统上线，使护士对各类物资及仪器设备的精细化管理再上新台阶。以耗材申领为例，每个耗材均有固定的条码，真正做到一物一码；该条码即为耗材的"身份证"，通过它可实现双向追溯，向上追溯生产厂商，向下追溯患者个体。HRP 管理系统还与 HIS 收费系统相关联，扫描条码后即可对高值耗材自动计费，真正实现账物统一，杜绝错记、漏记、多记的情况。

耗材"身份证"和耗材库

信息化助力延续护理

2020 年，面对突如其来的新冠肺炎疫情，协和护理团队一边驻守抗疫的第一道防线，一边不忘为患者和民众提供优质服务，通过开展线上专科护理咨询，为更多患者及民众提供便捷安全的专业指导。

在护理部的牵头组织下，截至 2020 年底，已有超过 100 位协和专科护士在北京协和医院 APP 上开通了多时段线上专科护理咨询，咨询对象主要有慢性疾病患者、新生儿、围产期女性及自我居家照料等人群。咨询方向涵盖 35 个专科、专病领域，包括糖尿病、腹膜透析、静脉血栓预防、慢性伤口、伤口造口失禁、乳房护理及母乳喂养、新生儿护理、乳腺疾病护理、女性盆底康复、艾滋病护理等，为患者带来更加优质、方便的护理服务。

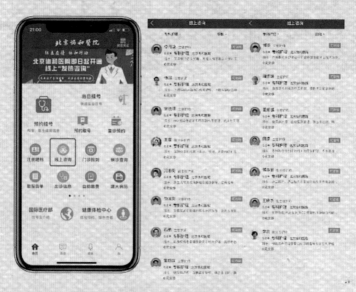

协和 APP 线上咨询版块以及部分参与线上咨询的专科护士

　　山西的杨阿姨是一名糖尿病肾病、慢性肾功能不全、规律腹膜透析近一年的患者。疫情发生后，她不能按时到医院复诊，通过北京协和医院手机 APP 联系到了在腹膜透析护理领域工作21 年的专科护士周紫娟。经过询问患者近期情况，周紫娟发现杨阿姨有水肿、血压偏高的问题，对患者进行入量控制，指导患者调整腹透液使用顺序，并于一周后再次进行了在线随诊。患者杨阿姨留言："在疫情情况下，线上咨询解决了很多我们的实际问题。"

　　"母亲偏瘫 1 年多了，左侧肢体活动都不好，请问应该如何加强功能锻炼，预防血栓？"一位河北的患者家属通过协和 APP 向从事静脉血栓栓塞症领域工作多年的骨科教学老师徐园发起咨询。徐园了解了患者的具体情况后，给予了详细的指导，并发去一些示教图片，帮助患者及家属进行居家康复训练。徐园说："有了线上咨询，很多高龄、行动受限的患者不用出门就能接受到专业指导了，在新冠肺炎疫情期间尤其方便。"

　　丛女士是一位刚刚当上新妈妈的产妇，对于孩子的喂养她有很多疑问。一天晚上，焦急的丛女士在线上咨询了产科护士长李蕊："涨奶了，可孩子在睡觉怎么办？""晚上哭闹怎么办？"丛女士的问题都得到了一一回复。李蕊介绍："新手妈妈们比较容易焦虑。通过线上咨询的方式，家长们可以更快地联系到专业人员，解答疑问，解开心结，帮助宝宝更好地成长。"

　　参与专科护理线上咨询的专科护士们均具备丰富的临床护理经验，并在专科护理领域取得了相应的专科护士资格认证。很多人都是利用碎片化时间及业余时间为患者进行咨询与回复，通过线上交流平台解决了疫情期间不能到院就医的百姓的燃眉之急，得到了患者及家属的一致好评及认可。

随着信息化技术在护理领域的广泛应用，护士充分利用信息化技术，使护理工作变得更加高效和智能。移动信息、云计算、大数据、人工智能等技术已为协和护理插上腾飞的翅膀，助力护理事业的深度变革与快速发展。

文化浸润——让护士的笑容更灿烂

北京协和医院目前已拥有护士近2000人，是一支专业精湛、积极向上的护理队伍。医院始终关爱护士身心健康，秉承"待同事如家人，提高员工幸福感"的办院理念，为全体护士打造温暖的"协和家"，让护士能快乐工作、快乐学习、快乐生活，在前行的道路上收获满满的幸福感。

护士节系列活动——护士展示自我的舞台

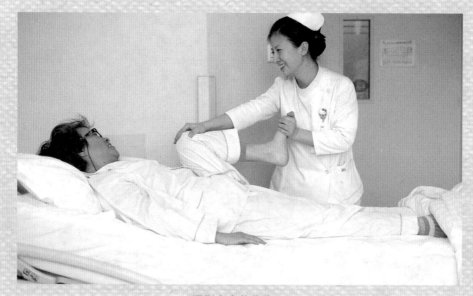

摄影大赛获奖作品

　　帮助康复期患者进行功能锻炼、柔声宣教，这是临床护理工作中平凡而感人的瞬间，也是协和护士节摄影大赛中精彩的获奖作品。这些温暖的画面，讲述了一个个精彩的故事，也充分展现了协和护士良好的精神风貌。

　　每年 5·12 国际护士节，护理部都会组织丰富多彩的系列活动，让护士们都能参与其中，通过多样的形式，展示协和护理人风采。如为新护士举办庄严神圣的授帽仪式，提升护士的集体荣誉感和职业自豪感；邀请护理老前辈讲传统，分享他们宝贵的护理经验，弘扬百年协和博大精深的护理文化；鼓励先进、评选典范、树立正气是护士节必不可少的环节，如通过组织评选护理服务之星、优秀员工、优秀护士长、优秀病房等各类表彰活动，在院内外加强宣传，使整个团队时刻感受榜样的力量，形成阳光、积极、上进的团队氛围。院领导还会亲自为护理团队送来香甜的蛋糕，让大家甜在嘴里，暖在心里。

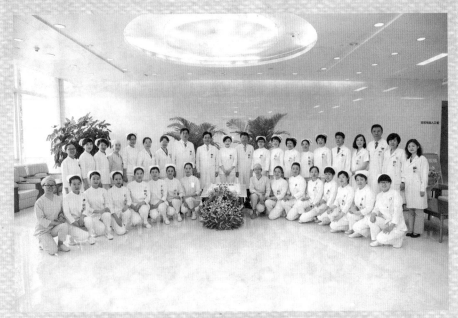

5·12 国际护士节，医院及护理部领导为临床一线护士送蛋糕

护理部还不断完善护理人才评价机制，探索建立 1+X 护士评价体系，建立人才库，充分发挥每位护理人员的特长。技术能手可以参加技能大赛，展示精湛的护理技术；文艺爱好者可以载歌载舞，通过优美的舞姿、婉转的歌喉抒发情怀、传递快乐；演讲爱好者可以在科普的舞台上大放异彩，为患者、为社区传递知识；设计爱好者可以为各种活动及小组设计 logo，在艺术的天空中自由翱翔。精彩源于自信，无论是专业领域还是文化舞台，协和护理人都精彩纷呈。护理部为护士们推出的一系列护士节活动，让一年一度的护士节有温度、有深度、有仪式感，让护士们在参与中受到鼓舞与教育，在良好的团队氛围中受到感染与熏陶。

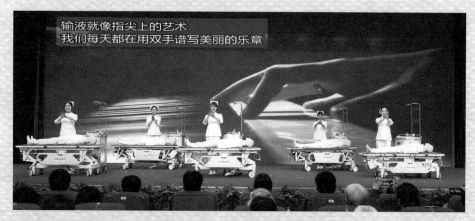

输液就像指尖上的艺术
我们每天都在用双手谱写美丽的乐章

5·12 国际护士节技能大赛

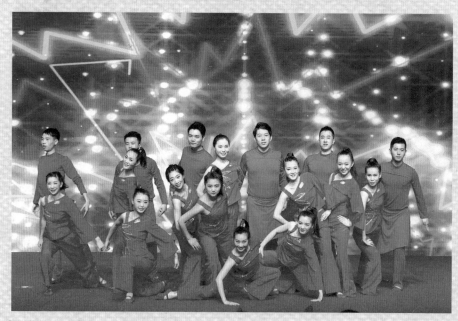

5·12 国际护士节舞蹈表演

《协和护理之音》——护士学习交流的心灵家园

早在 1999 年，协和护士就已拥有自己的独家刊物——由北京协和医院护理部主办的季刊——《协和护理》，一个让大家可以共享、共鸣、共融、共进的心灵家园。作为护理文化建设的一部分，护理部始终十分重视《协和护理》的编辑工作。

2012 年，《协和护理》更名为《协和护理之音》，版块及内容更加丰富，兼顾学术性及人文性，包括要闻回顾、流光溢彩、专科加油站、协和馨语、协和故事、好文推荐、疯狂英语、包罗万象、身边的护理 SCI 等版块，鼓励全院护士、进修护士及实习护生积极投稿。

护士们可以在此评说协和历史、畅谈协和未来，交流前沿学术、分享学习心得，抒发工作感悟、分享生活快乐，杂志也因此成为协和护理人展示才华的平台。近年来，响应崇尚节约理念，提倡无纸办公，《协和护理之音》从纸质版改为电子版，利用网络平台发布，使护士们能够更加方便快捷地阅读与交流。

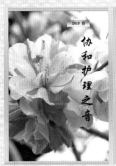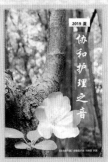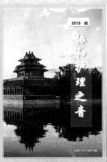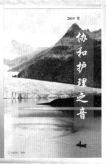

《协和护理之音》封面

巴林特小组——护士心灵的港湾

二十世纪五十年代，匈牙利医生米歇尔·巴林特（Micheal Balint）首创巴林特小组，其目的是通过医护人员在小组中的讨论交流，识别其在医患关系中的情绪感受，帮助临床工作者更好地理解患者、更有能力解决工作中遇到的问题，增进医患关系。2019年，护理部与心理医学科联合，积极开展巴林特小组活动。

护士们在活动中可以彻底放松心灵，针对临床中常见的困惑及护患沟通问题进行深度且充分的讨论。在小组平等交流的环境下，组员们彼此坦诚沟通，尝试角色互换与共情，对问题多维度思考，切实提高了临床沟通与问题解决的能力，同时缓解了工作压力，有效预防职业倦怠。

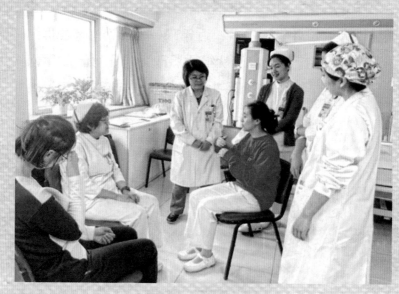

巴林特小组活动现场

　　巴林特小组成员、急诊科教学老师刘爱辉说："有机会把平时深藏在心底的困惑说出来，让大家来分析支招，让我们能够更深刻地了解到，原来一件事情还可以有更多的角度去看待，还有其他的方法去解决。对患者人文关怀，对自身有利疏导，这些都是我们当下工作中的一个依托、一个支点、一个改变。通过角色扮演，从患者和家属的角度去审视平时工作的问题，学习放松并调整自己的情绪，让我觉得很快乐。"

形象礼仪培训——打造护士形象代言人

护理形象是护理团队文化的外在表现，可以强化护理团队的鲜明个性及特色，提升社会公众对护理工作的认知，增强护理人员的社会支持。护理部始终重视加强协和护理形象建设，秉承"内练素质、外塑形象、提升服务、注重细节"的理念，从护士的仪容仪表、言谈举止以及护理环境等方面进行建设。如：护理部出台的《北京协和医院护理人员仪容仪表行为规范》，从着装、妆容、语言、举止等方面均有详细要求，小到发卡位置、袜子颜色、胸卡位置、头发颜色，大到坐姿、站姿等行为规范；并拍摄"护士礼仪"系列视频，为全院护理人员提供规范指导；定期组织相关培训，涉及美学、礼仪、沟通、伦理等内容，内外兼修，全面提升护士的综合素质；护士服及护士帽在洗衣房清洗和熨烫，以保证穿戴时的平整美观；护理部还会定期采购并下发统一的头花、袜子、护士鞋、开衫毛衣、棉服等，确保护士在医院工作或休息时均能展现良好风貌。

每次，当外科护士郭蕾身穿护士服行走在医院里时，常会听到有人夸赞说："协和护士的气质真好啊！"这位曾协助拍摄过"护士礼仪规范"的年轻护士自豪地说："其实在我们协和，每位护士的日常形象都很美。"

另外，护理部还将病房环境作为每月综合检查的重点项目，在强调安静、整洁的同时，提倡舒适、温馨，努力为患者营造一个安全、安静、安心的治疗环境，将协和的高品质护理服务体现在每一个细节中，使协和护理文化逐渐形成品牌。

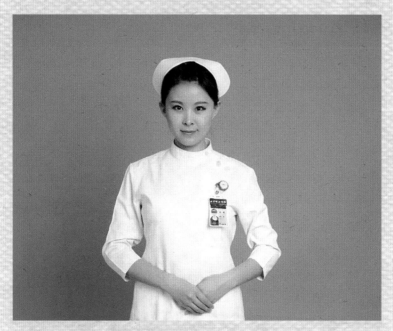

护士礼仪规范

温馨舒适的休息空间——护士心中的"协和家"

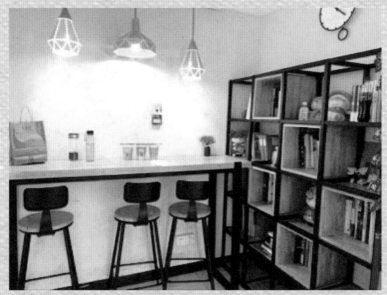

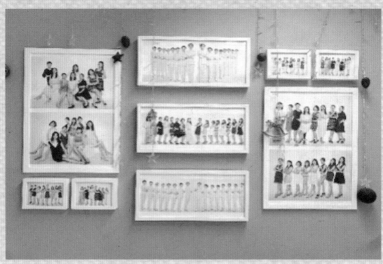

协和外科病房护士休息区

　　在北京协和医院，当你走进一间拥有书架、照片墙、画廊、沙发、摆件台甚至是吧台的房间，端起桌上那杯带有协和 logo、散发着浓郁香气的咖啡时，你是否能想到，这里是某病房护理团队的休息区呢？在协和，护士们可以根据自己的喜好和艺术审美打造属于自己团队的生活区，而这些别具特色、温馨舒适、充满艺术气息的房间，就成为了护士们最温暖的"协和家"。

　　热爱源于关爱。让护士获得更多的职业幸福感，以更好地为患者服务，是护理部一直以来努力的目标。医院始终给予护理团队职业发展上的大力支持和生活上的悉心关照，使护士能够心无旁骛地投入到临床工作中去。到寒暑假，医院还为职工子女提供了假期托管班，为大家解决后顾之忧，为稳定护理人才队伍提供了保障。

　　情不知所起，一往而深，协和护理的情怀穿越时空；爱不知所终，此情不变，协和护理的精神绵延至今。也许，这就是品质协和、人文协和的最大魅力吧。

党建引领　画好全院护士思想同心圆

北京协和医院现有护士党员 600 余名，覆盖全院各个临床护理科室和护理专科，是协和护理队伍的中坚力量。护理部党支部充分发挥党组织的政治核心作用，坚持党建工作与业务工作同部署、同落实、同考核，在推动专业发展、凝聚员工、服务群众、促进和谐等各项工作中充分发挥战斗堡垒作用和党员模范带头作用。

加强思想建设　为协和精神培基筑魂

　　2019 年国庆节，当爱国影片《我和我的祖国》那熟悉而动听的旋律响起时，年轻护士潘新伟也忍不住跟随全场观众一起激动地大声唱了起来。作为一名入党积极分子，此刻她内心里充满了难以言说的自豪感。这是护理部党支部组织的主题党日活动，在活动总结中她激动地写道：新中国成立 70 年来，我们的祖国发生了翻天覆地的变化，我为祖国日新月异的变化感到无比自豪，为祖国取得的成就感到骄傲，我要认真做好本职工作，为祖国建设添砖加瓦！在 2019 年底，潘新伟顺利通过考察期，成为了一名预备党员。

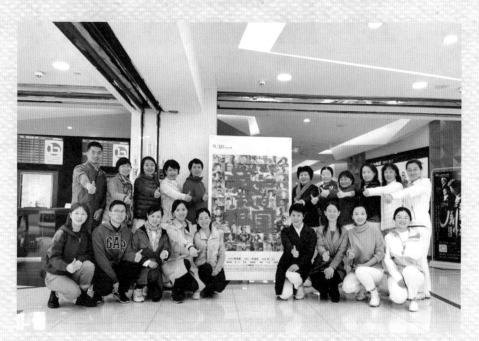

护理部党支部组织党员和积极分子观看电影《我和我的祖国》

护理部党支部把培育护士爱党、爱国、爱人民、爱岗敬业的高尚情怀放在第一位。支部在组织生活形式的"活"字上下功夫，体现组织生活的多样性、丰富性及创新性；深入开展"不忘初心、牢记使命"主题教育，增强了党组织的吸引力和凝聚力，提升党员的思想境界和党性修养。

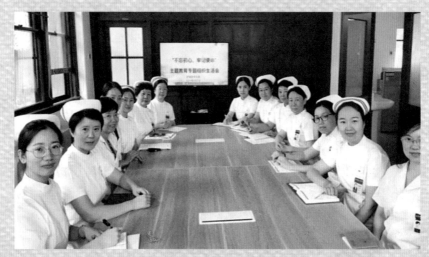

"不忘初心、牢记使命"主题教育

"滚滚延河水，巍巍宝塔山"，宝塔山是革命圣地延安的重要标志和象征，像一把火炬照亮中国革命的航程。在护理部党组织赴延安开展的"牢记初心使命、传承延安精神"主题党日活动中，支部组织委员王巍坚定地说："为有牺牲多壮志，敢教日月换新天。正因为有了中国共产党的坚强领导，中华民族的英雄儿女才以血肉之躯筑成了抵御外侮的钢铁长城，建立了新中国。自胜者强，自强者胜。"

在延安革命纪念馆内，那一幅幅珍贵的照片、一件件文物、一段段感人的故事，把大家的思绪又拉回到革命战争年代，再次感受了延安时期那惊心动魄、艰苦卓绝的革命历程，仿佛看到了当年的战火硝烟，听到了当年的炮火声，感受到了革命先辈浴血奋战的情景。

面对鲜红的党旗，吴欣娟书记带领全体党员重温入党誓词：

"我志愿加入中国共产党，拥护党的纲领，遵守党的章程，履行党员义务，执行党的决定，严守党的纪律，保守党的秘密，对党忠诚，积极工作，为共产主义奋斗终身，随时准备为党和人民牺牲一切，永不叛党！"党员同志们举起右手，握拳过肩，郑重、庄严地宣读出入党誓词，每一个字都有千钧之重，每一句话都饱含革命先烈的热血、理想与革命豪情，也是对未来工作的激励和鞭策。

入党积极分子王亚琦说："在瞻仰先烈、聆听讲解的过程中缅怀历史、感悟时代，让我更加看清了前方的道路。我们一定要牢记习近平总书记的殷殷嘱托，心中有阳光，脚下有力量，我会为协和护理而继续努力奋斗，做出自己的贡献。"

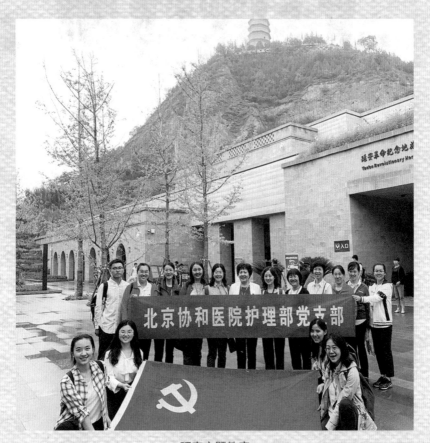

延安主题教育

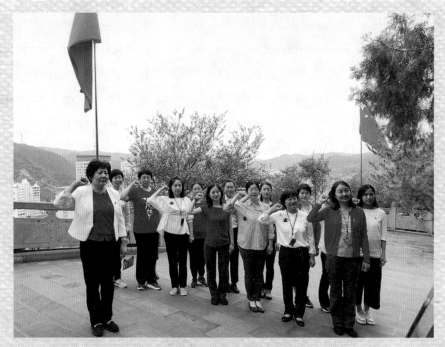

护理部党支部党员重温入党誓词

在北京顺义区的焦庄户地道战遗址纪念馆，支部党员和积极分子沿着昔日抗日英雄们的足迹，参观了纵横交错、蜿蜒曲折、精心布局的地道。支部入党积极分子张蒙说道："看到这些能战能退、构筑巧妙的地道设计，我仿佛亲临其境，回到了影片《地道战》所记录的年代。在当时敌强我弱、敌众我寡的困难形势之下，中国人民英勇奋战，一位位普普通通的农民同志运用聪明才智坚持不懈地与日寇周旋，严厉打击了日本侵略者的嚣张气焰，留下许多可歌可泣的英雄事迹。"

无论在延安还是在北京，护士们边走边听、边看边记，把自己全然融入了历史长河；党员们表情凝重，内心对国家和民族曾经遭受的蹂躏充满愤怒和反思。对于没有经历过战火洗礼的当代护士，看到这些真实的场景，直击心灵，大家纷纷表示："我们一定要铭记历史、缅怀先烈、珍爱和平、做好本职"。

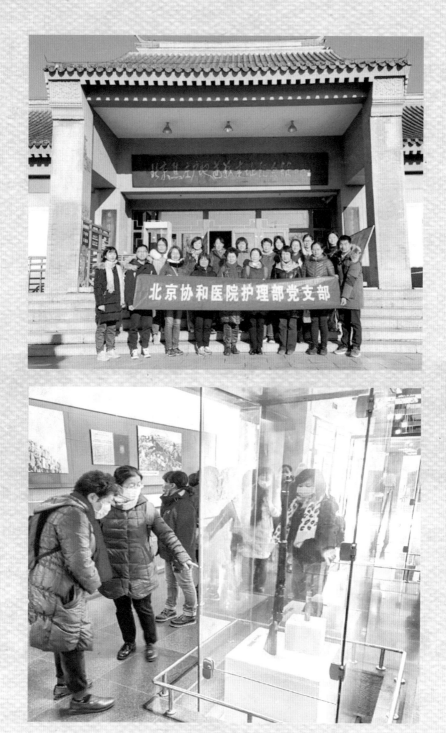

焦庄户地道战遗址主题教育

2019 年 7 月，护理部党支部邀请开国中将吴先恩之子吴铁壁老人，以《不死就要干革命》为题向全院护士长、教学老师、护理主管、护士党员及积极分子 200 余人讲述了一堂生动的党课。吴铁壁老人用朴实无华的语言描绘了父亲吴先恩将军革命的一生。吴先恩将军家境贫寒，为了推翻剥削与压迫、改变命运而参加革命；随着革命工作的不断深入和学习，他的革命觉悟不断提升，最终成长为一名忠诚的共产主义战士。他在死亡面前无所畏惧，是因为他有着坚定的信念——一切为了革命，心中有着远大的目标——建立新中国。1949 年后，他主动请缨去朝鲜战场，和平年代他不求名利，踏实做好本职工作，不为子女谋福利，去世后捐献遗体用作医学研究。

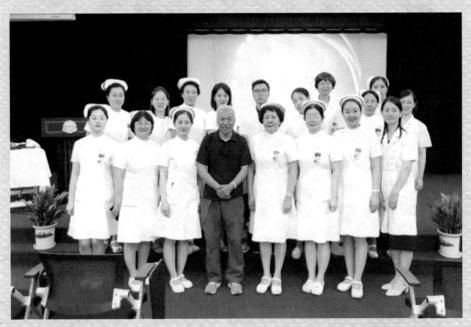

护理部党支部与吴铁壁老人合影

吴先恩将军的故事使护士们深深感受到老一辈革命家对党和人民的深切热爱，以及对实现共产主义的坚定信念。"不死就要干革命"是吴先恩将军毕生的追求，他大无畏的精神感染并激励着在座的每一位党员和积极分子。在和平建设时期，护理人员能否自觉为患者提供优质服务，能否在困难面前冲到最前面，能否毫无怨言地服从工作安排，这些都是对每一位党员的考验，也是当代党员在和平时期的责任与使命。

2019年，我国迎来了改革开放40周年。护理部党支部与国家卫健委机关党委党支部开展了一场联学活动，组织党员同志们一起参观"伟大的变革——庆祝改革开放40周年大型展览"。展览通过丰富的历史图片、影像资料等，充分展现了改革开放40年来我国在政治、经济、文化、民生、生态、科技、卫生、军事、党建等领域取得的伟大成就，展示了人民群众生产、生活的新变化和实实在在的获得感、幸福感。吴欣娟书记作为近40年党龄的老党员，亲身经历了祖国改革开放40年的历程，见证了祖国的伟大变革，她激动地说："改革开放前，人民温饱都成问题，买米要米票，买布要布票，什么东西都限量。现在，粮票、布票、肉票、油票、副食本、工业券等百姓生活曾经离不开的票证已经进入了历史博物馆，忍饥挨饿、缺吃少穿得困难生活一去不复返了。现在幼有所育、学有所教、劳有所得、病有所医、老有所养、住有所居、弱有所扶，好日子一定要好好珍惜。"党员们深深感到正是在中国共产党的领导下，中国人民凭着一股逢山开路、遇水架桥的闯劲，凭着一股滴水穿石的韧劲，成功走出一条中国特色社会主义道路。作为医务人员要不忘初心，一切为民，为做好健康中国建设贡献力量。

2020年10月，支部组织护士们认真学习习近平总书记在纪念中国人民志愿军抗美援朝出国作战70周年大会上发表的重要讲话，并结合"老专家讲述协和历史"，回顾苗文娟、凌秀珍、黄金龙等护理前辈抗美援朝的事迹，看到了协和护理前辈们在捍卫祖国主权、民族尊严时的义无反顾和责无旁贷。70年前的抗美援朝战争，

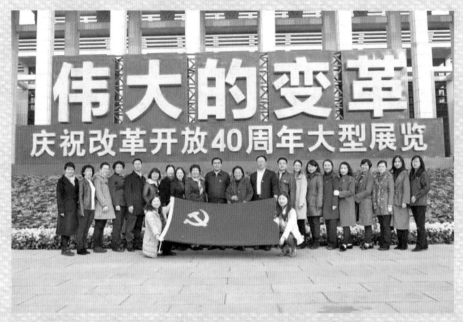

护理部党支部与国家卫健委机关党委党支部党员共同参观
"伟大的变革——庆祝改革开放 40 周年大型展览"

抵御了帝国主义侵略扩张，捍卫了新中国的安全，维护了亚洲和世界和平。我们看到了协和护理前辈在这场战争中以实际行动践行革命的人道主义，全心全意投身救治伤病员的工作，保护那些最可爱的人。苗文娟老主任曾是跨过鸭绿江的协和护士，是距离前线最近的人。她在凛冽而肃杀的冰寒战地，极尽所能地救护伤员，物资紧俏，纱布需要反复使用，苗文娟就在冰冷的河水中清洗纱布，双手通红干裂。李纯老主任是在医院里筹建的志愿军病房为志愿军伤员提供护理照护。在前方战线有协和护理人不计生死的救护奉献，在后方病房有协和护理人倾情相护的支持照护，每一位护理前辈都用实际行动加入到这场保卫战中。

一系列主题党日活动，提升了党员的思想境界、党性修养和服务意识。党员们更加清醒地认识到在没有炮火的和平年代，更需要

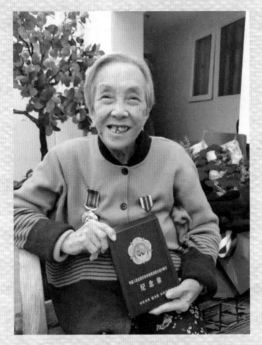

苗文娟获得中共中央、国务院、中央军委颁发的中国人民志愿军
抗美援朝出国作战 70 周年纪念章

牢记历史，发扬革命志士舍小家、保国家的牺牲精神，捍卫今天的
和平，珍惜当下的幸福生活。在平凡的工作中发挥先锋模范作用，
团结带领全院护士党员，努力做提升护理质量的带头人、关爱患者
的贴心人、联系群众的明白人。

网格化联动机制　增强组织凝聚力

　　护理部党支部始终注重加强党员教育、管理、监督，促进党员学习、提高党员素质、促使党员更好地发挥先锋模范作用。支部制订党员常态化学习制度，扎实推进学习型党组织建设，及时传达学习、贯彻落实党的路线、方针、政策，学习党建工作的部署要求。不仅如此，每月的主题党日活动除护理部党支部的全体党员参加外，还会邀请各科室管理骨干参会，以达到以政治思想教育为抓手，将思政工作贯穿护理业务管理全过程。

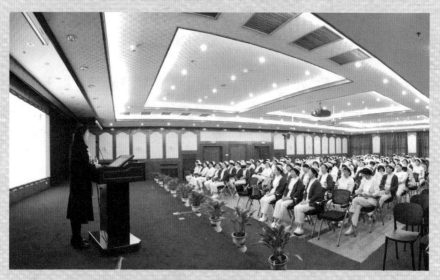

组织全院护士长参加党课学习

　　为充分发挥基层党组织战斗堡垒作用，护理部党支部以业务管理为纽带，通过"院－科－护理单元"三级管理，把全院护士紧密团结在党组织周围。经过不断摸索实践，护理部党支部创新性建立了网格化的全院护士党员联络机制，将组织触角延伸到全院各个护理单元，以更好地发挥护理部党支部在全院护士队伍中的"火车头"作用。通过与全院各大总支的护士党员建立紧密联系，关注护士们的思想动态，经常交流谈心，结合日常工作给予具体指导。经过多年的教育培养，全院护士党员队伍已经成为一支政治坚定、作风优良的队伍。分开来，他们是独当一面的精兵；合起来，他们是无坚不摧的集团军。用钢一样的凝聚力，诠释什么是合作和奋进；用传帮带的战斗力，登上护理学科的制高点。

青年兴则国家兴、青年强则国家强，护理部一直高度重视对优秀青年的教育和培养。新毕业的护士在规范化培训期间需要轮转多个科室，为增强规培护士党员及积极分子的归属感及日常管理，护理部党支部向医院党委提出申请，成立了规培护士党支部，并委派护理部党员李红艳同志担任规培护士党支部书记。规培护士党支部的成立，是协和"红色基因"对新人的感召，规培护士有了自己的党支部，可以更好地增强党性、坚定信仰、凝心聚力，为百年协和贡献青春和活力。

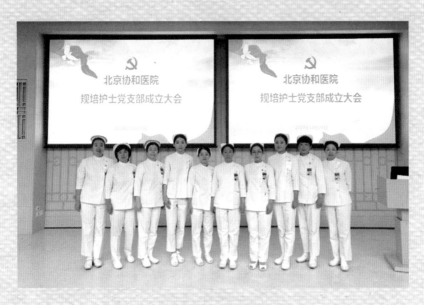

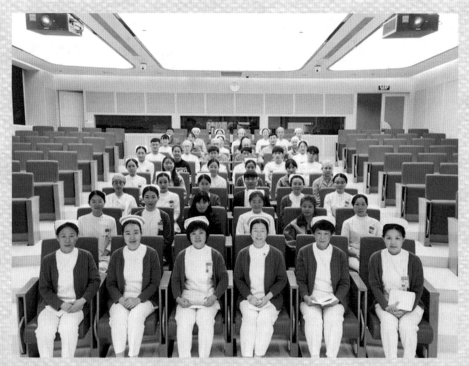

规培护士党支部成立大会

加强支部自身建设　党旗插在最高处

　　"秉纲而目自张，执本而末自从。"护理部作为全院护士党员的引领者，勇于自我剖析，不断改进，努力做好支部建设及党员管理。

　　支部定期召开民主生活会，与会党员本着"红红脸、出出汗"的态度开展批评与自我批评，从思想觉悟、工作态度、日常工作等方面寻找差距和不足。党员们纷纷感言："大家不遮不掩，反思自己在工作中的思想问题、工作问题，直言对支部、对其他党员的意见、建议，使支部和党员找到真正的问题和不足，制订整改措施并落实。"支部年轻党员感言："真切感受到护理部党支部严谨、诚恳的工作作风。"

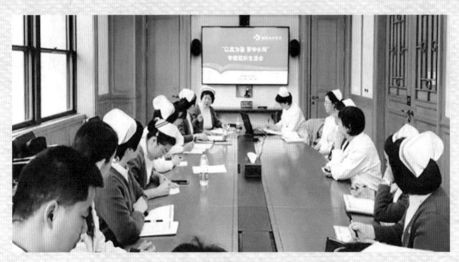

护理部党支部开展"以案为鉴 警钟长鸣"专题组织生活会

　　支部多次组织"廉政教育专题组织生活会"，观看反腐警示片、通报反腐案例、学习党章、党纪，深入推进党风廉政建设。支部委员不仅严于律己，还经常提醒全院的党员干部："在人力、经济等方面的管理工作中一定要严格自律，不碰底线、不越红线、不触高压线，严格执行医院各项规章制度，严格遵守各项审批流程，拒腐防腐，在岗位上践行入党之初的誓言。"党员们深受触动，纷纷表示："作为党员一定要时刻严格要求自己，强化纪律约束和自我监督，从自身做起，从本职工作做起，正三观、扬清风。"

凝聚民心　为医院发展献计献策

护理部党支部认真贯彻"三重一大"事项集体讨论制度，坚持民主管理、问计于民，"每一个大型活动、每一个重要任务，党员们都要充分参与讨论、贡献智慧。""每个人的想法都能被尊重，每个人的心声都能被听到"。

赵玉沛院长在协和百年倒计时 1 000 天主题活动上的讲话中，明确了"以人民为中心，一切为了患者"的办院方向。提出建设六大体系，即医疗服务体系、人才培养体系、科技创新体系、精细管理体系、开放协作体系及党建文化体系。护理部党支部组织全体护士认真学习赵院长的重要讲话，深入讨论如何发挥党建引领作用，建设好六大体系。与会党员、积极分子踊跃发言，为医院建设献计献策，并表态"积极响应号召，以时不我待的紧迫感和实干担当的责任感，勇担历史责任，改革创新，用更加扎实有为的成绩迎接协和新的黄金时代，续写协和新的辉煌。"这是一场全员参与的思想教育活动，更是一次以党建推进护理文化建设的创新实践活动。

2020 年，在协和百年即将到来之际，医院开展了"迈向协和新百年"的大讨论，护理部党支部积极响应，组织召开专题讨论会。大家围绕疫情防控、学科建设、百年院庆、空间规划四个方面，从医院角度深入思考，立足整体；从护理部层面，为具体任务献计献策。护理部督导赵艳伟表示："这是医院对大家的信任，我们要珍惜这样的发声机会，进行深入的挖掘并细化，确保有理有据，使意见更明确可行。"护理部督导薄海欣表示："每一位热爱协和的护理人在日常生活中都是'有心人'，会主动关注到一些现象

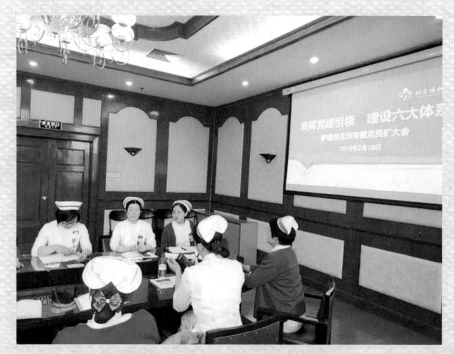

护理部党支部开展"六大体系建设"专题讨论会

和问题，但如果不提出来、不加以研究、不去及时改善，那问题就可能再出现，青年人就应该有这样的担当，把这些问题和建议提出来供医院参考。"会后不到 24 小时，支部共提交建议 204 条。护理部党支部引导护理人员敢想敢言、不负重托，以传承协和、发展协和为己任，争做医院发展的"建设者""谏言者"。

发挥示范引领　堡垒建在最前沿

2020 年，党员队伍再次面临大考，面对肆虐全国的新冠肺炎疫情，在以习近平同志为核心的党中央坚强领导下，一场全国总动员的疫情防控阻击战迅速打响。按照国家卫健委统一部署，北京协和医院在张抒扬书记和韩丁副院长的带领下，186 名协和人加入国家援鄂抗疫医疗队，其中 135 名为护士，占协和援鄂队员的 73%。他们勇敢逆行、出征武汉，接管武汉同济医院中法新城院区重症 ICU 病房，党员同志充分发挥先锋模范作用，把协和的精神、协和的风格、协和的思想带到了武汉，全力以赴投身疫情防控阻击战，以实际行动践行初心和使命，让党旗在抗疫第一线高高飘扬。

在这场没有硝烟但生死攸关的"战役"中，每一名党员就是一面旗帜，每一个支部就是一个堡垒。在武汉一线抗疫战场，北京协和医院援鄂医疗队共成立了 6 个临时党支部。作为抗疫前线的"指挥部"，临时党支部一经成立就充分发挥了教育、管理、监督党员和组织、宣传、凝聚群众的重要作用。临时党支部就在紧张的抗疫工作间隙为党员们讲党课、树榜样，为队员们排忧解难。

第二临时党支部书记肿瘤内科护士长郑莹带领支部党员重温入党誓词，嘱咐党员们要多了解队员在生活、工作、心理等方面存在的困难，及时提供帮助。在支部全体党员同志的感召下，第二党支部火线发展护士党员 9 名。

在抗疫一线的日日夜夜，党员们身先士卒、无私忘我的精神凝聚着前线的战斗力，也深深打动着其他队员。"我想成为这个战斗英雄集体中的一员"，在党员先锋模范的影响下，北京协和医院国

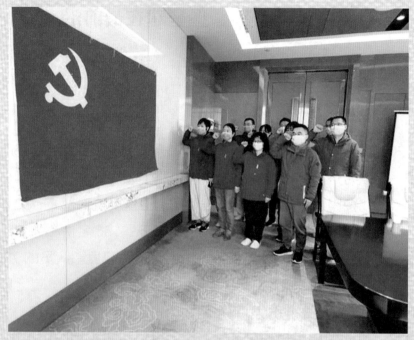

在武汉一线重温入党誓词

家援鄂抗疫医疗队共有 52 人递交了入党申请书，"90 后"申请入党人数占 46%，41 名队员火线入党，其中 31 名为护士，他们用实际行动践行着自己许下的诺言，让理想与信念在抗疫战场上开出灿烂之花！

火线入党的张燕妮是协和重症医学科护士，她说："疫情发生以来，党和国家领导人亲自部署并制订抗疫方案，时刻为百姓的生命健康着想，始终把人民利益放在最高位置，全国上下万众一心，显示出强大的领导力和凝聚力。党在我心中也由最初的'信任'变成了'信仰'，我愿意用我的一生去忠诚追随。"

"我是党员我先上"，不仅仅是勇气与担当，更是责任与荣耀。火线入党，简化的是流程，不变的是信仰，意味着以人民利益为先，牺牲在前，关键时刻冲得上去，危难关头豁得出去，才是真正的共产党人。

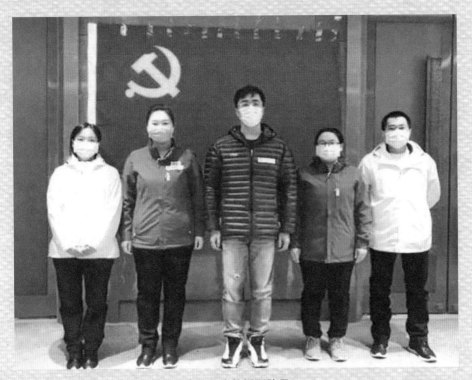

火线入党的援鄂队员

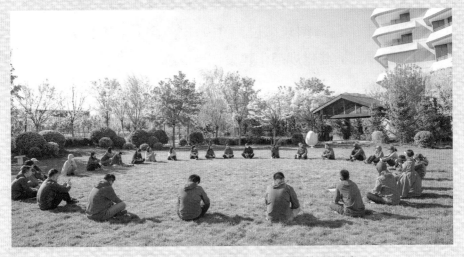

援鄂抗疫医疗队第三临时党支部休养时组织活动

　　从疫情突发到常态化疫情防控，护理部党支部时刻没有松懈，派驻专职护理骨干承担核酸检测方舱的日常管理工作，先后派出

200 余名护士参加北京市社区核酸检测，完善院级应急人员储备，落实人员培训、演练，不断提升实战技能。

哪里任务险重哪里就有党组织坚强有力的领导、哪里就有党员当先锋、作表率。党员同志们倾尽所能、无畏无惧，冲锋在前，展现出共产党员的顽强意志力和强大作战能力，以实际行动践行着为民初心。

在护理部党支部的领导下，协和护士始终初心如磐，使命在肩，全院护士拧成一股绳，经受住历史考验。2003 年抗击"非典"，协和护士冒着生命危险救治患者，没有一人退缩。在抗洪抢险、抗震救灾、援藏援疆等重要时刻，协和护理人奋勇当先，勇担国家使命和社会责任。扶贫捐款，协和护士总能慷慨相助。

护理部党支部充分发挥示范引领作用，党建工作得到上级党委高度肯定。2017 年荣获国家卫生和计划生育委员会直属机关先进基层党组织；2018 年被教育部评为首批全国高校"双带头人"教师党支部书记工作室、首批全国高校新时代党建示范创建和质量创优工作样板支部培育创建单位；2019 年被国家卫健委直属机关党委确定为党支部标准化规范化建设试点支部。

今天，协和护士在党的指引下，在医院党委和护理部党支部的带领下，以前所未有的凝聚力、强大无比的使命感、中流击楫的坚定决心，向着新百年发起冲刺，为人民群众提供更优质的全方位、全生命周期护理服务，为实现健康中国宏伟蓝图做出更大的贡献！

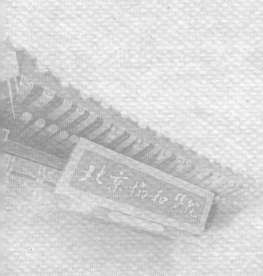

构建新时代护理人才培养体系

　　随着人民群众对卫生服务需求的不断增加和医疗卫生体制改革的不断深化，面对人口老龄化、生活社区化、灾害多样化、急救现场化等不同方面的特点，对护理队伍的素质和水平提出更高要求。

　　护理部深入探索研究新形势下的护理工作内涵，提高护士队伍专业化水平，培养出一支能力强、素质好、结构合理的护理队伍，为人民群众的生命健康保驾护航。

以岗位需求为导向的分层岗位培训

　　培训是护理质量与护士个人能力不断提升的有效推动力。护理部根据 NI～N4 不同层级护士工作要求及成长需求，制订相应的培训计划，通过不同的课程设置及培养方式开展护士分层培训，满足不同层级护士的培训需求，提高各层级护士的岗位胜任能力。

　　护理部对护士实行三级培训制度，分为护理部、大科、病房三个层面。护理部层面基于护士核心能力设置相应的培训目标；建立培训方案和护士岗位效果评估指标体系；制订每个层级护士培训的总体原则。NI 层级护士的培训重点包括基本理论、基本知识、基本技能及工作流程和制度等；N2 层级护士的培训重点包括专科护理、护理新进展、重症护理及教学管理等；N3 层级护士的培训重点包括个案护理、循证护理及质量改进等；N4 层级护士的培训重点包括疑难重症护理及管理、教学、科研等方面。护理部通过培训难度与深度的逐步递增，为不同层次护士的进一步发展打下坚实的基础。

　　针对不同层级的护士必须掌握的通识课程，护理部建立了共计113 门核心课程。每个大科根据护理部制订的总体培训原则，结合疾病护理的共性特点制订出详细的培训计划，对每个层级的护士进行每月至少 2 次的理论培训及 1 项操作培训。每个病房每周 1 次小讲课，讲解专科知识和技能。

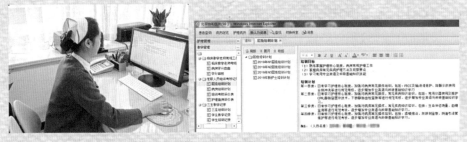

教学老师制订病房各层级护士培训计划

2012 年，在国家临床重点专科项目经费的支持下，协和护理部参考国际先进培训中心建设模式，投入 200 余万元，购买了教学基础设施与护理专科教学用具，配备各类基础护理、专科护理、急救模型达 100 余种、数量近 400 个，初步建成临床护理教学模拟培训中心。护理部同时制订了相应的管理制度和使用流程，保证培训中心有序投入使用；并配以全新的教学方法，通过情景设置及标准化患者的应用，使教学培训与临床实践有机结合，为全院护士及进修生、实习护生等各类人员的培训提供了良好的保障。

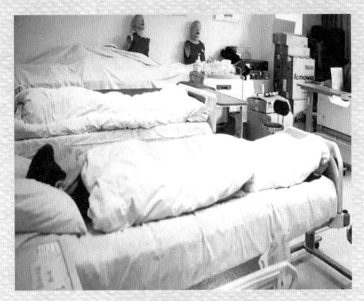

教学模拟培训中心情景模拟教具

　　2015 年，协和自主学习平台首次开设护理课程，护理部将精心录制的各类理论及操作授课视频上传至平台，护士可以根据自己的时间、专业、喜好选择课程，满足了广大护士的个性化学习需求。2020 年，新冠肺炎疫情袭来，依托协和自主学习平台，全院护士在线完成新冠肺炎及重症等相关知识的全员培训，并积极开展各专科线上继续教育培训，线上培训学习取得显著成效。

走出医院的学习培训

在保证充足的院内培训资源的同时，护理部还积极为护士提供更多的培训平台，如 N2 层级及以上护士可有机会参加专科护士认证培训；通过医院和护理部组织的各种选拔考试后，赴院外参加相关培训，使其不断拓宽视野，掌握学科发展的最新动态。

自 1991 年起，香港的专科护士教育开始起步并逐步发展，制订了多个专科领域的专科护士培训课程和工作标准，其中伤口、造口、失禁专科护理发展较为成熟。2002 年 5 月，香港大学造口治疗师学校与广州中山医科大学护理学院合办了中国第一所造口治疗师学校，我院基本外科护士成颖前往广州参加了为期 3 个月的造口专科护理培训。培训课程包括理论学习 4 周、临床实习 8 周，所有理论授课讲义均由香港讲者根据教学内容自行准备，实习需要到指定的具有专科带教资质及能力的临床教学医院学习。学员需要通过严格考核，才可获得专业资格认证。

成颖经过努力顺利获得国际认证的造口治疗师资质。

成颖学成归来后即开展造口专业护理会诊，每年院内护理会诊近 50 人；2014 年开设基本外科造口门诊，近 4 年来每年门诊量超过千人；为协和专科护士的选拔、培训、专科基地建设提供了很多有价值的参考经验。截至 2020 年，协和共培养了 19 名造口专科护士，在造口门诊、院内护理会诊、特殊创面换药等领域发挥着重要作用。

澳门镜湖医院创立于 1871 年，是澳门规模最大的一所私立医院，其服务理念是勤俭办院、爱心治病、以礼待人、以患者为中

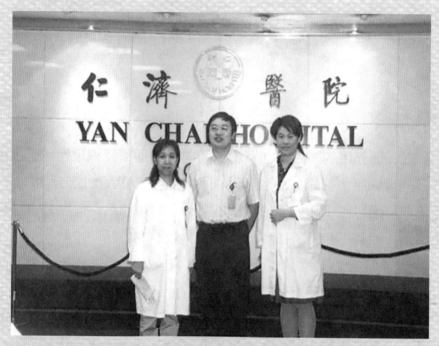

参加香港造口专科护理培训（右一为成颖）

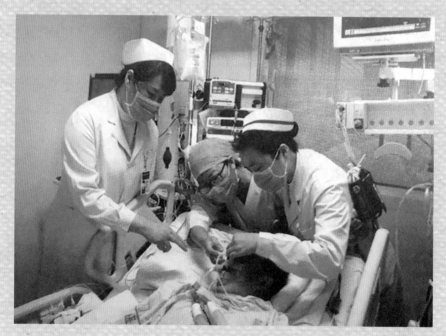

造口专科护士进行院内会诊

心。从 1992 年开始，护理部开始选派优秀护士前往澳门镜湖医院交流学习，了解镜湖医院的护理理念、护理新技术和新方法、专科护士的资质认证和培训等方面内容。澳门镜湖医院将"以人为本、以患者为中心"做到实处，将护士还给患者，回归护理工作本质；护士对于护理职业发展道路有非常明确的目标和规划，专科护士职业前景清晰。

每批护士从澳门交流归来，都会分享很多值得学习的经验，为完善协和护理制度和流程出谋划策。如在镜湖医院，随处可见温馨的人文印迹：各个病房生动有趣的壁报及温暖感人的贺卡体现着医患之间的温情，拉近了患者与医护人员的距离；住院部对每位入院患者都进行详细的评估，然后制订一系列个体化康复治疗计划；急诊室快速有效分诊，根据患者需要不断改进就诊流程，各项应急预案制度经过多年修改后详尽周密；镜湖医院还非常重视对护理的质量控制和感染控制，设立护理品质检查委员会、护理记录质量管理委员会、护理感染控制委员会等，对护理质量及感染控制进行监管；医院组建了由医生、护士、康复治疗师及其他专科医师参加的团队，为患者提供出院后的专业医疗护理照护服务等。

二十世纪八十年代，台湾地区建立了当地第一个安宁疗护机构。安宁疗护是通过由医生、护士、志愿者、社工、理疗师及心理师等人员组成的团队，为疾病终末期或老年患者在临终前提供身体、心理、精神等方面的照料和人文关怀等服务，在减少患者身体痛苦的同时，更关注患者的内心感受，帮助患者舒适、安详、有尊严地走完人生最后一段旅程。

2012 年，北京协和医院护理部选派肿瘤内科护士长郑莹前往台湾参加安宁疗护的培训，对安宁疗护的理念、工作方法及志愿者团队等均有了更深的了解。

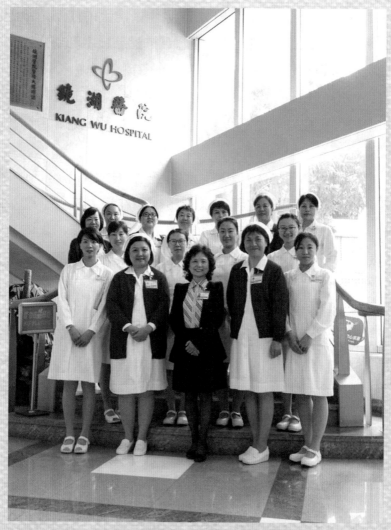

2018 年赴澳门镜湖医院交流学习的协和护士合影

　　从台湾学成归来后，郑莹护士长与肿瘤内科宁晓红医生一起，组建了北京协和医院安宁疗护团队，在内地开始推动安宁缓和医疗服务，并以肿瘤内科病房、老年科病房为重点，将安宁疗护服务逐步覆盖至全院。2013 年 3 月，通过前期筹备，协和安宁疗护团队开始进入社区和校园宣传"肿瘤防治与安宁理念"，希望能增进大众对安宁理念的了解，吸引更多人加入到安宁疗护志愿者队伍。

2013 年 9 月，北京协和医院安宁疗护志愿者队伍成立，首批志愿者53人，其中81%的护生均来自北京协和医学院护理学院。如今，这支志愿者队伍已壮大至数百人，成员中包括协和护士及社会各界人士等。志愿者团队定期走进病房，举办丰富多彩的节目、向患者家属收集患者的事迹、制作温馨感人的视频等，陪伴患者度过生命的最后时光。

感谢状

感谢您为安宁缓和医疗奉献的志愿服务
Thanks for your contribution to Hospice and Palliative Care
2013～2021

北京协和医院安宁志愿团队
Hospice and Palliative Care Volunteer Team
Peking Union Medical College Hospital

北京协和医院安宁志愿者感谢状

　　每年 10 月 12 日为世界姑息治疗日。来自全国各地的爱心人士会在这一天齐聚北京协和医院，共同就安宁疗护相关理念及志愿活动经验等进行分享交流。继郑莹后，护理部继续派出多名护士前往台湾学习安宁缓和医疗护理进展。2017 年，协和成为中华护理学会缓和医疗专科护士培训基地。同年，护理部成立了缓和医疗专科护理小组，下设芳香治疗、哀伤辅导、居家照顾指导、临床会诊等多个分支，为患者及家属提供全人、全家、全程的全方位照护。

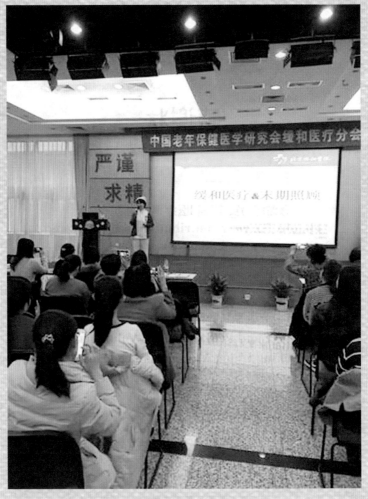

郑莹为来自全国各地的专科护士授课

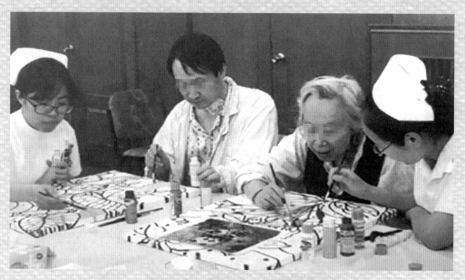

安宁疗护志愿者陪终末期患者彩绘

以临床需求为目标的分层考核

护理部对护士的考核方式根据临床需求，分层考核，以考促学，以赛促学。

首先，护理部对护士的常规考核分为全员考核和重点考核。全员考核为季度考试，每年 4 次，若季度考试有任意一次缺考或不合格，年终考评即为不合格；病房每月对全体护士进行操作考核，3 月至 10 月为护理部规定操作，其余 4 个月为各病房专科操作，年底由护理部对护士进行操作抽查考核。为规范护士技术操作，提高综合技能，2008 年护理部成立了"护理技术操作培训考核小组"，建立了护士业务考核长效机制。正是因为有这样的培训考核机制，2008 年，在首次全国护士岗位技能竞赛中，北京协和医院护理团队获得了护理专业知识竞赛第一名、总成绩第一名的优异成绩，成功捧回"金奖"奖杯。

重点考核主要考核对象为 N4 层级护士及新护士。N4 层级护士除参加全员考核外，还需额外进行客观结构化考试，包括授课能力、专科操作及标准化患者介入的问题解决考核等。新护士每月均会进行理论及操作考核，操作考核均采用标准化患者的形式进行。

2019 年，护理部还启动"护士技术大练兵 / 比武"活动，以静脉输液、静脉采血和心肺复苏三项常用护理技术为考核主体，采用护士长 / 护理主管、教学老师、普通护士分组考核、评比的新赛制，将培训及考核覆盖到全院护理人员。经过标准化培训、分片区初赛和全院性决赛三个阶段，经过严格考核、公正评价，100 名优秀技术能手脱颖而出，分别荣获金奖、银奖、铜奖和优秀奖。

护理部始终坚持将护理技术的培训及考核工作常态化，并不断加强对护理人文关怀的强化和引导，使护士在提供优质护理服务和专业技术服务的同时，为患者提供真正人性化的护理服务，全面提高护理质量，提升患者满意度。

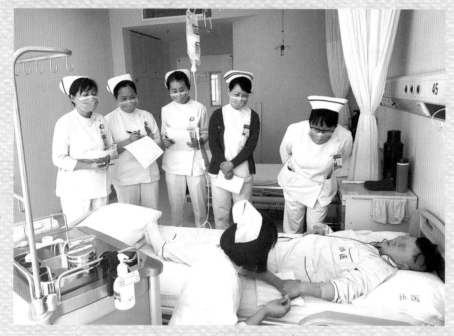

护士操作考核

护理部对护士的考核不仅分层次、分专业，不同层级、不同专科采用不同的理论考核试卷。2012年，护理部开始推行线上理论考试，在规定时间段内，护士可在院内电脑上自主选择考试时间，为临床护士带来更多的便利。截至2020年，护理部在线理论考核试题库和情景模拟案例库已从初始时8 000题扩展到3.4万余题。题库每年更新，使理论考核试题能够精准到不同层级、不同专科，保证试题紧跟临床实际。

2018年，协和"移动护理"APP全面上线，并开通"在线考试"模块，使护士参与考核更加方便快捷，用手机就可随时完成考试。2019 年，依托院内 HIS 系统，护理部为全体护士建立了信息化的个人分层培训档案，护士的培训及考核记录均清晰存档，实时记录每位护士的成长轨迹。护理部还为所有来院实习、进修及专科基地学员建立了教学档案，实现教学文件的电子化、有序化、统一化，全面反映协和护理教学的整体风貌。

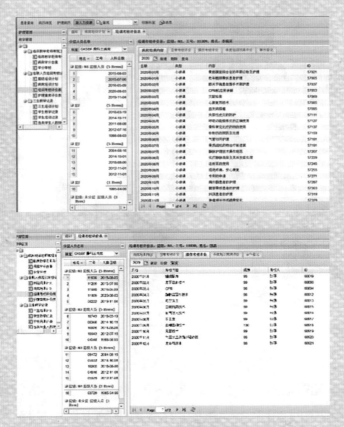

护士理论培训档案和操作培训档案

打造过硬的临床护理教师队伍

北京协和医院是临床教学医院，自1996年起，护理部在各病房设置了专职教学老师岗位。岗位实行竞聘上岗，只有具备一定条件的护士才可以参加竞聘。每名临床教学老师首先必须是一名优秀护士，在理论及操作等各方面成绩都足够优异。除此之外，其教学能力、科研能力、语言表达能力、沟通能力、团队合作能力等均是护理部考核的硬实力。经过竞聘演讲、民主评议、业务考核等环节，最终的佼佼者才能胜出，整个竞聘过程甚至可以用"残酷"来形容。

教学老师职责与护士有明显的不同。作为护士长的助手，教学老师会协助护士长处理病房内一切工作，保持病房良好的秩序；教学老师还需要熟悉病房内所有患者的病情，并负责床旁教学及挑选适合教学的病例，用于带教见习、实习、进修、专科基地学员及新护士，查房或课堂教学之用，并负责所有在职护士的继续教育，虽任务繁重，但却收获颇丰。

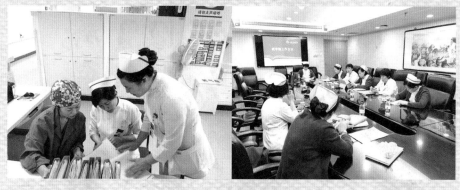

教学工作检查

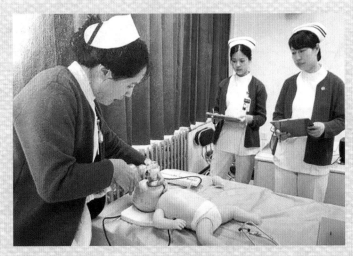

对教学老师进行操作考核

　　教学老师上任后有 1 年的试用期，并非一劳永逸，护理部有针对教学老师的评价与考核制度，试用期满需进行自下而上的逐级评价，不符合要求则会被淘汰。试用期后仍需要面临换届，不进则退，教学老师们必须不断充实自己。针对教学老师关心的教学方法改革、学生心理疏导、教学文档归纳等方面，护理部每季度会举办教学沙龙，全方位支持教学老师的成长与发展。

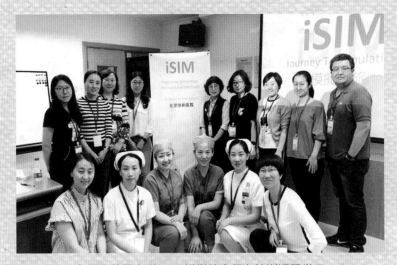

参加匹兹堡大学 ISIM 模拟教育师资培训课程学习

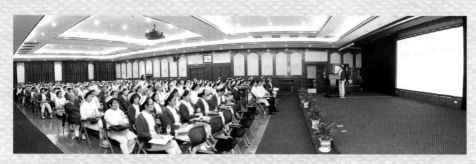

教学老师培训

　　为提升各层级临床护士教学能力，培养并储备优秀的护理教学骨干，护理部于 2008 年举办首届临床护理中文授课大赛、2011 年举办首届英文授课大赛，此后每年举办一届。协和护理中英文授课大赛已经作为护理部的品牌活动，为临床护士提供了一个展现教学风采、分享交流教学经验的良好平台。每年有大批优秀的临床护士在院内授课大赛中脱颖而出，并代表协和参加医科院系统、北京市及全国各类授课比赛，与专职教师同台 PK，斩获佳绩，充分展现了协和护士的风采，也帮助他们不断积累教学授课经验。

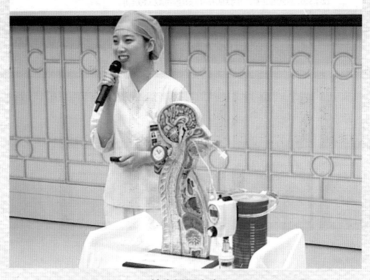

护士授课大赛

新护士规范化培训体系

对新入职护士进行培训的优良传统从建院之初延续至今。

2016 年 1 月，国家卫计委组织制订《新入职护士培训大纲（试行）》，旨在通过新入职护士培训，使新入职护士能够掌握从事临床护理工作的基础理论、基本知识和基本技能，能够独立、规范地为患者提供护理服务。同年 8 月，协和开始对入职新护士规范化培训进行改革，采取线上 + 线下相结合的方式。线上培训以医院自主学习平台为依托，将课程分为法律法规、理论课程、临床护理操作

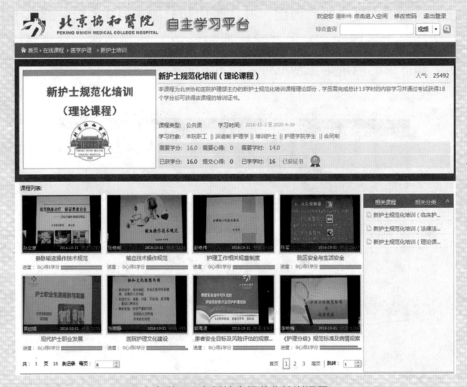

自主学习平台新护士规范化培训课程

技术三大类，包含 54 节课共计 60 学时。线上培训不受时间、地点的限制，新护士可利用自己空闲时间完成培训学习，该培训形式受到广大新护士的欢迎。线下培训以情景模拟为主要培训形式，采取临床真实案例，利用标准化患者，设置生动场景，使新护士能够将理论与实践相结合，身临其境认识与解决问题，充分调动学习兴趣，得到良好的培训效果。

新护士每月会接受一次理论考核，考题从护理部题库中随机抽取，考试成绩未满 80 分视为不及格。操作考试由标准化患者配合完成，护理部会以临床真实案例为参考，提前预设场景。以静脉输液考核为例，新护士操作时会突然遇到患者拒绝输液或患者突然发现腋下的体温表找不到了等情况，以此来考察新护士的临床应变能力。

2019 年 5 月 8 日，由北京协和医院牵头，中国精英教学医院护理联盟（以下简称教学联盟）在京成立。教学联盟得到美国中华医学基金会和中华护理学会的大力支持，第一阶段的工作聚焦在新护士培训上，旨在探索建立中国特色标准化护理人才培养模式，培养更多同质化优秀临床护理人才。

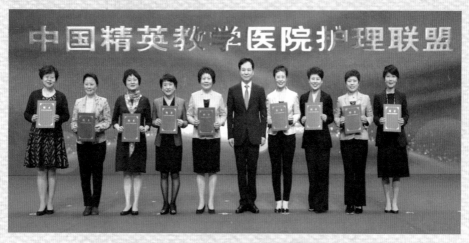

赵玉沛院长为教学医院负责人颁发聘书

新护士规范化培训的目标是帮助新护士掌握临床护理工作的基础理论、基本知识和基本技能，使其具备良好的职业道德素养、沟通交流能力、应急处理能力和专科知识、病情观察等责任制整体护理的服务能力，增强人文关怀和责任意识。根据此培训目标，护理部将参加规范化培训的护士（以下简称规培护士）的培养方向分为手术科室、非手术科室、手术室、急诊重症四大方向，实行轮转制。护理部还制订了《北京协和医院新护士规范化培训手册》，囊括了新护士入职以后 2 年培训情况，包括岗前培训及各专科系统培训。各专科在新护士入科前对此护士职业素养、业务能力、操作技能进行评估，制订本科室培训计划，出科前再次进行考核，以检验培训效果。同时，为助力规培护士更好地成长，护理部采用"双导师制"，设置主导师及副导师，主导师为两年一贯制，全程负责规培护士的思想引导和生活关怀，每月进行面对面沟通；副导师由轮转科室的护士长或教学老师担任，主要负责规培护士的专业知识及技能培训。通过双导师制，助力规培护士顺利完成规培期间的成长和蜕变。

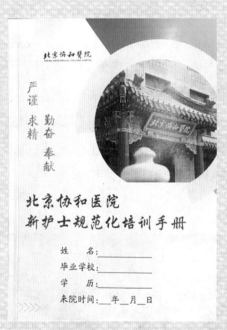

《北京协和医院新护士规范化培训手册》

人才培养体系成效缩影

百年来，"以患者为中心"的人文思想如同涓涓细流，滋养着一代又一代优秀的协和护理人。他们将"救死扶伤"的信条内化于心、外化于行，将精湛的护理技能锤炼为不可磨灭的本能。正是这样的信念与传承，使得北京协和医院坐落的"东单路口"成为"最安全路口"，也正是这样的坚守与践行，使得"最安全路口"的安全范围不断扩大。

"救命啊，救命啊……"东单路口的交通银行里，一阵急切的哭喊声引起了两位女孩的注意，她们是恰好路过此地的协和护士刘慧影、鲁莎莎。只见自动取款机前，一位老人一动不动地躺倒在地。职业本能使她俩毫不犹豫地上前查看，当发现患者已意识丧失、颈动脉无搏动时，两人立即跪地为老人实施心肺复苏。正是由于两位协和护士采取了专业而及时的急救措施，为老人争取到了宝贵的"黄金4分钟"。其后，协和急诊的绿色通道及心导管室的手术帮助这位老人重获新生。

两名工作还不到一年的年轻护士，在紧急时刻敢于出手，心肺复苏技术如此流畅，这与协和一直以来重视人才培养密不可分。护理部注重护理技能训练，常年坚持心肺复苏培训，确保"年初每人考，年底抽查考"，并根据国际最新指南时时更新理论课程与操作实践。鲁莎莎说："入职后我们都参加过心肺复苏培训课程，科里也经常培训。前段时间又刚参加过护理部组织的护理技术大练兵活动，所以我们对心肺复苏技术掌握的十分熟练。"刘慧影说："平时我们都是双人一组进行练习，确保每个人对整体流程都十分熟练。

CPR 考核也十分严格，按压频率、模拟人的胸廓下陷深度等标准都有明确的测量记录，有哪点做的不到位都要重新开始。"

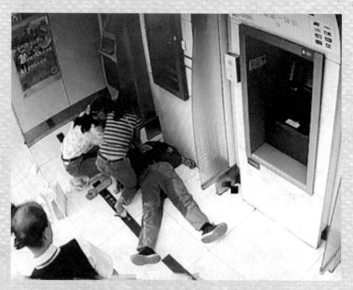

协和护士救人场面（刘慧影、鲁莎莎）

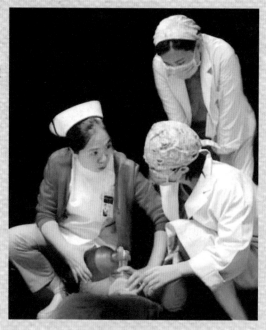

CPR 培训

　　人才是医院发展的基石，协和始终把人才的培养和管理作为医院重点工作。护理部改革创新，锐意进取，在护士分层培训及考核、教学老师培养、新护士规范化培训等方面做出积极有益的探索。因材施"教"，因材施"考"，使各层级的护士都能得到各自的发展，一步步从新手护士逐步成长为专家型护士，为患者提供更加优质的护理服务。

把协和护理火种带到祖国大地

西藏位于青藏高原西南部，平均海拔在4 000米以上，素有"世界屋脊"之称，是我国重要的边境省份。它地域辽阔、风光瑰丽，但新中国成立初期经济和社会生活相对落后，医疗资源严重匮乏。为了造福西藏人民，在中国共产党的领导下，协和人从新中国成立之初就开始了援藏的步伐。

　　早在二十世纪五十年代起，随着1951年《和平解放西藏协议》的签订，时任北京协和医院外科学系主任的徐乐天教授就跟随解放军进藏，参与筹建并见证了西藏历史上第一所西医医院——拉萨市人民医院的成立，为西藏医疗卫生事业从无到有做出了开创性的贡献。此后，北京协和医院先后派出医疗队近百个，奔赴西北、西南等老少边穷地区开展巡回医疗帮扶，仅援藏医疗队就有30余批次。1971年护士王菊芬、刘月娟、黄金龙与1973年援藏的护士韩玉卿四位护理前辈先后进入藏区，把协和护理的火种带到了雪域高原。

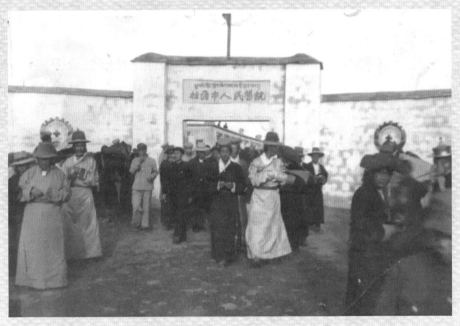

1952年9月8日，拉萨市人民医院成立

牢记使命　责任担当

　　绵绵之力，久久为功。此后，一批又一批协和护理人倾情付出、援建西藏。1995—2009 年，协和先后派出李兰苓、张兰茹、张伟、李丽、袁秀芳、王冬军、李奇、常京平、蒲霞 9 位护理骨干参加中国医学科学院援藏医疗队对口支援工作，为提高西藏护理的管理、技术、服务水平等方面做出了不可磨灭的贡献。进入二十一世纪，"天路"在协和人的脚下不断延伸。

　　2015 年是西藏自治区成立 50 周年，为促进西藏医疗卫生事业发展，北京协和医院牵头执行中组部、人社部和国家卫健委组织的医疗人才"组团式"援藏任务，与兄弟医院共同帮扶西藏自治区人民医院，并持续开展"造血式"帮扶。以往援藏工作每个人在西藏工作时间相对较短，援助效果难以延续。协和护理团队深入解读"组团式"援藏内涵，在总结 60 余年援藏工作经验的基础上，将协和护理的先进管理经验及优质的专科护理移植到雪域高原，帮助当地医院的护理团队提高自身的整体护理水平及学科辐射能力。至今已有 6 批共 12 名护理精英（孙红、王惠珍、沈宁、潘志英、关玉霞、李尊柱、周文华、张海洋、孟彦苓、张捷、曹晶、杨长捷）参加每批为期一年的"组团式"援藏，书写了援藏工作新篇章。

　　"组团式"援藏首批队员，时任北京协和医院护理部副主任的孙红在顺利完成援藏任务后说："援藏是一种缘分，更是人生经历的一份财富。我与西藏心连心，哪怕只能做一点对西藏有益的事，我也心甘情愿付出我的全部。"援藏的路，其实并不好走。西藏地区海拔高、气压低、氧气稀薄，援藏队员们经常会因缺氧导致呕

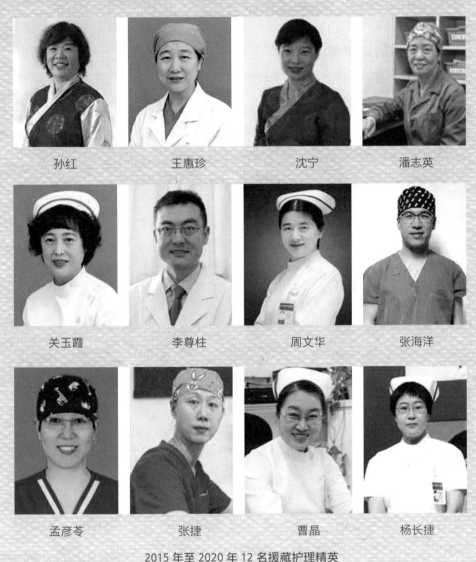

孙红　　　　王惠珍　　　　沈宁　　　　潘志英

关玉霞　　　　李尊柱　　　　周文华　　　　张海洋

孟彦苓　　　　张捷　　　　曹晶　　　　杨长捷

2015 年至 2020 年 12 名援藏护理精英

吐、失眠、血压不稳等问题，甚至需要服用大量的药物才能抵御
高原反应带来的不适，但大家都不愿离开工作和患者去休息。曾
有位队员一直强忍不适最终病倒，不得不住院接受治疗，她在住院
期间还一直询问患者的情况，直到返京后，依然惦记着西藏的护理
发展。

除了身体问题，沟通也是援藏队员们难以避开的困难。刚进藏区时，因与当地患者尤其是年老患者语言沟通不畅，只能由当地医务人员做交流联络的纽带。但协和护理人不服输，大家纷纷利用休息时间努力学习藏语。渐渐的，大家终于可以用简单的藏语和患者沟通交流了。真诚跨越了语言障碍，患者越来越信任协和的援藏护士。

精准帮扶　薪火相传

　　"组团式"援藏初期，护理团队一直在思考"西藏同胞需要什么"，并启动了"以需求为导向"的大调研。援藏队员们与西藏自治区人民医院护理部一起深挖、细化本地需求，调研把握学科定位；同时，援藏护士多听、多看、多思考，将各项需求逐一分析解决。

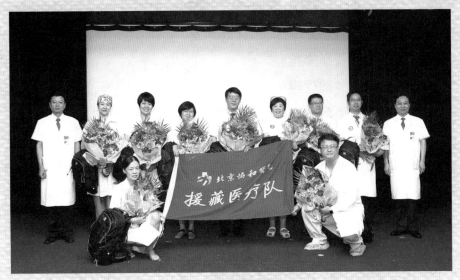

首批"组团式"援藏队员出发前（后排左二为王惠珍，右四为孙红）

　　2015年，第一批援藏队员孙红副主任、王惠珍护士长从宏观着手，重点立足于建章立制。在梳理西藏自治区人民医院的护理背景、现状及存在的问题后，她们带领护理骨干制订系列规章制度，规范医院抢救车的管理制度、改变护理质量控制模式、完善医院药品管理制度，有效地降低了护理安全隐患，取得了持续督查、持续改进的效果。为使西藏自治区人民医院的护理工作具备可持续发展的能力，孙红牵头制订了系列培训和考核制度，定期为护理人员提供专业技术和管理知识培训，并进行定期考核。以抢救车管理制度为例，孙红在病房巡查时发现当地的抢救车管理不规范，便马上与护理部、医务处、药剂科、全院各科室主任及护士长反复研究、磋商，出台了适合西藏自治区人民医院的抢救车规范管理制度，包括抢救车的内外标识、使用登记管理、抢救药品的种类、基数设定和摆放位置等，实现了抢救车的全院统一标准化配置、抢救药品使用人人知晓、掌握的管理目标。目前，西藏自治区人民医院护士在使用抢救车时均能熟练、迅速地拿取医疗用品，为救治患者争取到更多时间。当地护士无不由衷地说："现在的抢救车能够更好地发挥抢救作用了，即使我们轮转到其他科室，也能迅速找到所需药品、物品，立即对患者实施抢救。"

王惠珍从自身管理经验出发，着力提升手术室管理水平、搭建安全高效的手术平台。在王惠珍的努力下，逐步建立并完善了术前访视、手术器械清洗、手术物品清点、手术安全查对、工作时间量化、感染手术处理、药品管理、高值耗材管理、库房管理等系列规章制度，极大提高了当地手术室的工作质量和工作效率，同时降低了医疗安全隐患。

授人以鱼不如授人以渔，只有掌握了科研方法，才能带动高原护理科研。协和护理专家进藏对拉萨市区 6 家医院的护理人员开展护理科研培训，协调护理骨干人员前往北京协和医院及其他内地医院参观学习；王惠珍先后 5 次安排自治区人民医院手术室骨干护士前往各地参加学术会议和培训，并带领团队积极参与首届西藏自治区麻醉年会筹备工作，首设护理分会场（围手术期护理论坛），100 余名藏区同道参会交流。这些护理科研的"种子"将在藏区生根发芽。

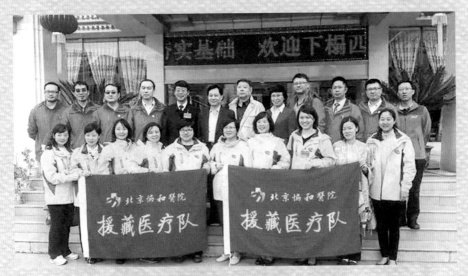

院领导与在藏的第一批、第二批队员合影

　　2016 年，第二批援藏队员沈宁总护士长、潘志英主管护师在第一批援藏队员的工作基础上，开始大力推动西藏自治区专科护士培训基地的建设。2016 年 11 月，西藏自治区专科护士培训基地在自治区人民医院挂牌成立，并举办了首次师资培训，拉萨市区 6 家医院 200 余人次接受了专科护理技能培训。2017 年 7 月，17 名西藏本地护士经过两个月理论及临床学习，通过了首期静脉治疗专科护士培训认证，实现了高层次、专业化护理人才的本地培养。2017 年是自治区人民医院建院 65 周年，也是深入贯彻"健康西藏"主题的关键年。在 5·12 国际护士节之际，沈宁组织筹划了系列主题庆祝和慰问活动，包括 CPR 操作技能大擂台、摄影展和视频制作比赛、护理知识竞赛、表彰大会、护士长管理培训、全院 40 岁以上护理人员乙肝、梅毒、艾滋病"三病"专项体检以及全院护理人员慰问等，大大激发了西藏自治区人民医院护理人员爱岗敬业、锐意进取、求实创新的工作热情。

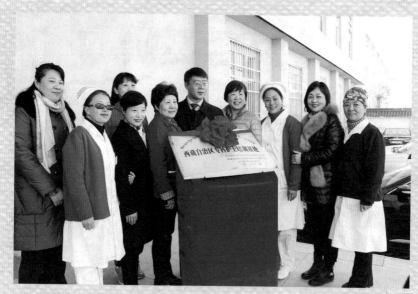

西藏自治区成立专科护士培训基地

　　潘志英与麻醉科同道一起努力，成立了西藏自治区首个手术麻醉恢复室，设置了专职人员负责患者术前准备工作和术后恢复工作，保障了围手术期患者的安全，提高手术室的周转效率，恢复室建成后8个月内共接待患者2 000余例。西藏自治区人民医院不同手术护士的内铺无菌台和摆台方法并不完全一致，存在着因人员交接而造成差错的隐患。潘志英就如何铺台、摆台制订了统一标准，使这项基础工作有了"协和范儿"，援藏专家和当地手术医生对此称赞不已。同时，潘志英建立了规范的毒麻药物管理、高值物品和低值物品库房管理制度，药品和耗材都有了入库、出库记录，并定期盘库。制度的建立与执行，不仅实现了物品统筹管理，而且减少了浪费，保证了手术物品的供应。在潘志英的带领下，手术室开展科内业务培训58次，送护士外出学习4人次，整体工作得到进一步优化调整，从管理流程、环境布局到文件书写等都有了极大改善。这一年里，手术室共完成手术6 118例，做到全年无差错、无事故、无投诉。

　　2017 年，第三批援藏队员关玉霞护士长、李尊柱护士长从各自的专业角度，注重病房管理，将前期制订的各项规章制度落到实处。关玉霞引入标准化病房概念，将西藏自治区人民医院免疫血液科病房作为试点，一切标准都与协和"看齐"。其他病房的医护人员看到井然有序的试点病房后称羡不已，很快，标准化病房就在医院全面铺开。针对藏区慢病患者多、反复住院率高的情况，在当地医院和协和大后方的支持下，关玉霞组织开展了覆盖全藏区的慢病管理培训班，邀请援藏专家对藏区护士长进行培训及考试强化，并通过日常工作向全体护士逐步推广，实现高层次护理标准的本地化。她还组织了自治区人民医院第一届护理授课大赛，通过现场教学和统一授课来规范操作，补短板；通过远程教学强化标准，开阔视野。该项比赛目前已被纳入自治区人民医院护理部每年的工作计划中。针对学科骨干的培养，采用"协和－西藏一对一""师带徒"的方式，结成永久的帮扶对子，携手前行。

　　李尊柱则从重症专科护理角度出发，加强对 ICU 病房的管理，体现在一个"细"字。他要求卫生必须不留死角，垃圾桶、天花板、设备间、吊塔都要擦拭干净；病床的清洁要做到不留胶布痕迹、不留血迹、不留污迹，每日必须擦拭两遍；科会上汇报数据，必须分析背后的原因、找到问题和整改措施。这些细致入微、清晰明确的要求，让病房焕然一新，为院感防控创造了有利的环境条件。令李尊柱欣慰的是，要求已变成大家的行为习惯，护士们的精神面貌也为之一变，更加主动思考、勤于总结。在李尊柱的指导下，护士德吉央宗在院内护理授课大赛中获得二等奖，2 名护士登上了第三届协和重症医学血流动力学珠峰论坛。在他的积极争取及大力推荐下，当年还有 5 名护士获得了外出进修及参加全国性护理学术会议的机会。

　　2018 年，第四批援藏队员周文华护士长、张海洋护士长继续重视对当地护理人才梯队的大力培养。鉴于藏区车祸多、急诊需求量大、日常就诊病情复杂等问题，周文华把培养重症、手术、急诊专科护士作为援藏工作的"靶心"。通过大后方北京协和医院护理部的鼎力支持，在周文华的不懈努力下，西藏自治区首个护理质量持续改进中心在自治区人民医院设立；自治区人民医院新增设重症、手术、急诊3个专科护士培训基地，以中华护理学会专科护士培训课程为参考，充分结合藏区需求，将重症、手术、急诊等各项专科理论课程进行本土化；顺利召开西藏自治区专科护士培训基地首期"美国心脏协会AHA基础生命支持"培训班，为藏区培养了大批专科护理人才。

张海洋为提升手术室管理制订了"一揽子计划"，如《手术时间管理规定》《手术室绩效量化考核方案》《手术室平台设备维修管理办法》等，以及三项中长期规划；牵头成立了西藏护理学会首个专委会——手术室护理专业委员会；对自治区内所有公立医院的手术室护理人力资源配置现状进行了调查，填补目前国内该领域数据的空白，为今后合理配置人力资源提供科学参考依据；建立全自治区手术室负责人微信群，定期推送相关专业知识，答疑解惑；联合拉萨市各三甲医院手术室开展"手拉手、心连心"共建活动，各手术室护理骨干团队互相走访参观、学习交流；组织举办西藏护理学会首届《手术室护理实践指南》授课比赛。

2019年，第五批援藏队员孟彦苓护士长、张捷教学老师继续用满腔热忱架起援藏桥梁。孟彦苓入藏后着手解决的第一件事就是住院患者的饮食问题。为尊重藏族同胞的民族习惯、满足患者饮食需求，同时保障医院管理安全，自治区人民医院首次推出"共享厨房"，向住院患者家属无偿开放。她还建立了患者陪住制度和探视管理制度，对病区实行封闭管理；在全院开展"洁净行动"，培训保洁员、护理员和后勤人员，优化物流管理等。在管理公共区域的同时，孟彦苓还在住院区域内完善落实"五室一站一库规范化管理"制度和护理质控小组夜班查房制度，做到每周有检查，每查有重点。

张捷则继续开展手术室的护理管理及人才培养工作。她举办了西藏手术室专科护士培训班。培训班有一个月的理论知识培训，需要大量讲师，张捷就鼓励大家从听众席走上讲台。她给科里的护士长、资深护士都排了课，帮助她们修改 PPT、梳理授课要点、讲解授课技巧。手术室工作繁忙，她就利用休息的时间进行一对一指导。经过 4 轮培训，张捷成功培养了 21 位讲师，这批师资力量就是西藏手术室专科护士培训的星星之火。她说："这让我特别有成就感，不管我在不在，西藏的同仁都有能力把培训班继续办下去。"

2020 年，第六批援藏队员曹晶主任助理、杨长捷教学老师接过前任队员们的接力棒。她们将继续开展为期 1 年的"造血式"帮扶工作，为提升藏区护理品质贡献协和力量，让协和护理的格桑花在雪域高原上四季常开。

区域辐射　协同发展

为真正实现"造血式"帮扶，组团式援藏的协和护理人不再把目光仅仅局限于西藏自治区人民医院，而是放眼于整个西藏自治区，将很大的精力投入到区域协同发展中。2015—2020 年，由协和人入藏举办的学术活动多达 43 场，把全国最高水平的学术会议办到了高原护士的家门口。2020 年 10 月起，协和护理人首次利用远程中心建起了一座连接北京和西藏的信息化桥梁，从此两地沟通交流不再受空间、时间的限制。西藏自治区人民医院就像是协和的"大西院"，通过远程中心连线，可开展远程护理会诊、护理查房，进行远程临床、教学和科研工作，助力藏区护理人员提高临床护理水平和专科实力，让藏区的护理人员足不出户就能分享到协和的优质护理资源。与此同时，协和每年都为西藏自治区人民医院的护理骨干们争取外出学习、进修的机会，鼓励他们参加各类专科培训班及护理大型学术会议、赴京进修学习等，不断开拓眼界、提升技能。自治区人民医院一位领导说："你们一年组织的学术活动赶上过去十年了！"

2020 年，西藏成立自治区首家手术室专科护士教学基地，结束西藏无法自行培养手术室专科护士、专科护士需到外地奔波学习的历史。目前，西藏自治区人民医院已经挂牌了 5 个护理专科基地，能独立举办静脉治疗、血液净化、手术室、ICU 和急诊专科护士等培训，成立了西藏自治区护理质量控制与持续改进中心。西藏地区的护理发展正逐步实现从"输血"到"输血、造血相结合"的转变，最终的目标是实现"完全自我造血"。

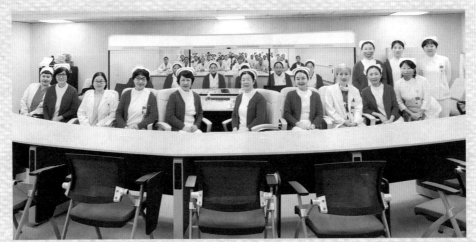

协和－西藏远程护理查房

　　今天，"组团式"援藏工作目前已开展6年，无论遇到多少困难，协和护理人始终精诚团结、无私奉献、开拓进取、倾力"造血"。"缺氧不缺协和精神，低压不低协和标准"的优良作风一直是援藏护士行为的准则；而北京协和医院名誉院长赵玉沛院士"将西藏人民医院当作'协和大西院'来建设"的愿景一直是援藏护士行为的指引。在"组团式"援藏工作的推动下，一个个国家级、省级的质控中心、专科护士培训基地在西藏自治区人民医院相继挂牌，它们见证了西藏自治区人民医院稳步提升的护理学科整体水平，也承载了协和护理人始终如一的责任和担当。心系高原，北京协和医院与西藏自治区人民医院的情谊和交流会一直延续下去。

　　2018年7月，国务院总理李克强在看望援藏医护人员时，高度赞扬"组团式"援藏模式，并深情地说："你们来的时候是一支医疗队，走的时候留下一大批白衣天使。"这是对协和援藏队员们最大的肯定！

护佑健康　大爱于心

　　多年来，协和护理人卫生支农、送医下乡的足迹踏遍祖国大地。2004 年 8 月，北京协和医院根据卫生部及医科院的要求，组建 12 人医疗队奔赴甘肃，妇产科护士长李颖是当时队员中唯一的护理人员。此次医疗队深入甘肃白银市下属的两个全国有名的贫困县——靖远县和会宁县。在艰苦条件下，李颖护士长克服困难，一边亲自授课与培训，一边参与指导医院护理管理工作。在靖远县人民医院，她走遍了所有病房，协助护理部建立各种护理表格、制订文件书写规范和药品管理制度。在白银市人民医院，她传授整体护理理念，讲授护士行为规范，使当地护士更新了观念，学到了新知识。在甘肃工作近一个月，圆满完成组织交给的支边任务。

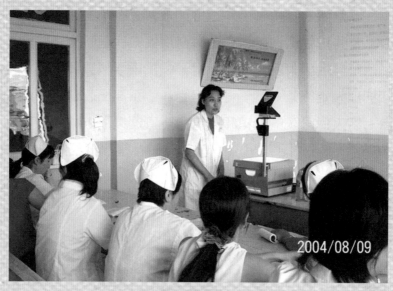

援甘医疗队工作照（图中讲者为李颖）

2012 年 4 月，时任西院区总护士长的徐珊放弃了休假，主动请缨跟随协和医疗队前往内蒙古对口支援，这一走就是 4 个月。最初 2 个月在内蒙古呼和浩特市托克托县人民医院，徐珊主要负责护理管理工作。她深入病房，实地考察，根据当地情况协助人民医院护理部制订病房管理规范、护理文件书写标准，进行质量检查，并通过培训授课，为当地培养护理人才。她还利用周末休息时间和同事们进行下乡送医药活动。两个月后，徐珊又前往下一站林格尔县医院，与另一支协和医疗队汇合，继续开展对口帮扶工作。

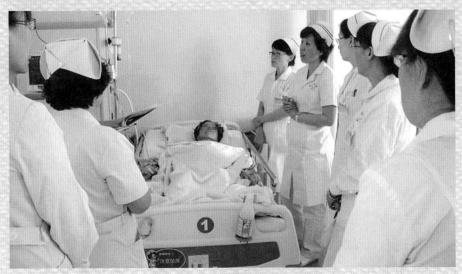

援蒙医疗队工作照（右一为徐珊）

在艰苦环境中，协和护理人磨炼了自身意志，收获了心灵洗礼。他们克服困难、勇挑重担、无私忘我地传授新知识、新技能，为当地培养用得上、靠得住、留得下的护理人才，将协和护理的火种播撒至祖国大地，将协和精神不断发扬光大。

紧要关头　彰显白衣天使本色

　　授知布道、解惑释疑，是护士在患者床旁温和耐心的健康宣教；逆行出征、救助有我，是护士身为健康守护者的使命和担当。协和护理人立足本职岗位，以精湛的护理技术和兢兢业业、脚踏实地的工作作风，将爱的种子播撒到世界各地，不惧风雨、勇挑重担，让青春在党和人民最需要的地方绽放绚丽之花。

临危受命　救助同胞

2004 年 5 月 3 日，12 名中国工程师在巴基斯坦遭到汽车炸弹袭击，3 名中国工程师不幸遇难，另有 9 人受伤。

"我记得很清楚，当时正好是五一国际劳动节放假期间，人们都在欢度节日，正在病房值班的我突然接到护理部的电话。"时任基本外科护士长的史冬雷回忆道。"有一项紧急任务需要立即前往巴基斯坦，将在爆炸事件中受伤的部分工程师接回祖国！"接到任务后，史冬雷与骨科护士李敏及两名医生一起组成协和医疗队，以最快速度整理行装赶往机场。飞机落地后立即开始紧急包扎抢救、配合完成各项救治工作并转运伤员。为保障伤员安全，医疗队员们连续工作长达 30 小时没合眼。在飞机上，他们克服困倦和疲劳，始终一丝不苟地对伤员进行严密的病情观察和细致护理，最终将 4 名伤员平安接回祖国，圆满完成了此次国际救援任务。

数日之后，护理部再次接到上级指示，将留在巴基斯坦的最后 2 名重伤员接回祖国。时任 ICU 护士长的朱力与一名医生奉命组成医疗队立即赶赴卡拉奇。经过病情评估发现 2 名伤员病情严重，长途转运存在较大的风险和困难，其中最大的问题是如何保证伤员气道的畅通。朱力与医生一起拟订了周密详细的转运计划，整理所有必需的医疗设备仪器、特殊氧气瓶、气管插管等医疗物品，做好转送之前的各项治疗及准备工作，同时耐心安抚两位重伤员的情绪。经过 7 个小时的长途飞行，终于将 2 名重伤员安全接回祖国。

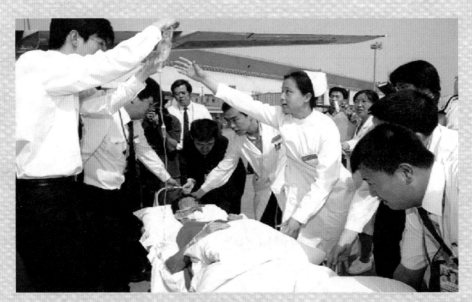

赴巴基斯坦救治受袭伤员

此次国际救援行动备受瞩目，协和护理人临危受命，依靠精湛的技术、默契的配合与快速的组织能力，圆满、出色地完成党和国家交给的任务。

"护"烛长明　人间天使

2008 年 5 月 12 日，四川汶川发生强烈地震，给当地人民生命财产造成重大损失。5 月 13 日凌晨 4 时，北京协和医院接到卫生部及北京市卫生局指示，立即抽调医护人员奔赴灾区参加医疗救援工作，由胸外科护士陈萍、蒋玉青及血液净化中心护士王娟、卢艳等人组成的医疗队迅速集结、整装出发。因机舱空间有限，为了尽可能多地携带救援物资与药品，医疗队员们只带了两天的干粮，但最大的药箱却足足有 25 公斤重。

协和救援队到达成都市第三人民医院的临时院区时，看到四处都是伤员，伤员们头部流着鲜血，有的多处骨折，甚至有人已经奄奄一息，痛苦的呻吟声此起彼伏……协和医疗队员立即展开各项紧急救治，包扎、输液、石膏固定及手术等。

在当时临时当做简易病房的屋子里，环境阴冷潮湿，天花板摇摇欲坠，砖石瓦砾不断落下，队员的帽子上满是尘土……武警官兵紧急集合的军号声夹杂着伤员们痛苦的喘息声，每个夜晚都变得漫长而难熬。由铁丝编成的临时输液架随着余震震波，随时都会突然摆动。在这样艰苦的环境下，协和医疗队员们已经忘却了最初的恐惧，输液、换药、测量生命体征、开展各项抢救和治疗，每日的护理工作都在紧张而有序地进行着，经过连续奋战，伤员们最终转危为安。

卢艳回忆当时的情形时说到："短暂的十几个日日夜夜成为我人生中最怕触动、也最坚强的那根神经。作为协和派出的救援战士，我亲历震区，在感受灾难残酷、生命脆弱的同时，也感受了抗

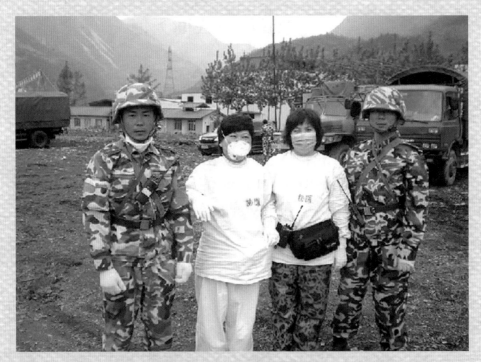

汶川地震抗震救灾

震精神的不屈与顽强。生命大营救是在一个地下车库改建的临时病房里，病床就是一个很薄的垫子，输液架是用铁丝弯成的。这是一场与生命赛跑的战斗。输液、包扎、换药、上石膏，眼前似乎看不到困难，我们的脑海中只有一个念头：救人，用最快的速度救人！在与死神搏斗的十多个日日夜夜，我们全力帮助那些饱受痛苦的人们，用自己的行动诠释南丁格尔精神。虽然我只是一名普通而平凡的护士，但是，能有这段经历，我感到光荣和自豪！我会记住抗震精神，发扬抗震精神，在日后的工作中更加努力，为协和争光，为护理事业争光，在救死扶伤中体会成就和自豪！"

2008 年 5 月 23 日，是王娟到达汶川地震现场进行医疗支援的第 10 天。这一天，临时病房准备撤除，在转运患者的途中，她见到一位 97 岁的老婆婆无亲人照顾，做完治疗后孤独地留在病房，王娟就偷偷将身上留存的 100 元钱塞进老婆婆的口袋，心中默默祈祷她的家人能幸存于世，早点接她回家。20 多天的救援工作，每天剧烈的余震逐渐让人习惯，看到伤病员陆续康复出院，和家人团聚，再忙再累心里却是暖暖的。

医路不息，"护"烛长明。协和医疗救援队用实际行动践行了初心使命和责任担当，以守护生命为己任，无惧天灾奋勇争先，在协和大后方的强力支撑下，圆满完成了抗灾救援任务。

国旗飘扬　护航奥运

北京协和医院素以强大的综合实力著称，在 2008 年北京奥运会医疗保障中被赋予最艰巨的任务。无论是专设在医院内部的奥运门诊、病房，还是位于奥运村的综合诊所，无论是在举世瞩目的奥运会开幕式、闭幕式，还是在奥运大家庭总部饭店、网球场馆，在不同的时间和空间里，每个关键时刻及关键点都能看到协和护理人忘我工作的身影。

在精心改建的奥运病房里，护理人员是从全院各科抽调的精兵强将。在时任特需医疗部总护士长马玉芬及护士长王秋明、沈宁的带领下，病房全体护士坚守岗位、尽职尽责，不计较个人得失，以精湛的技术和优质的护理服务出色地完成了任务，赢得了国际友人的信任。

在奥运诊所，时任护士长的郭勤当时负责分诊台，这是患者就医接触的第一个窗口。她带领一批训练有素的年轻护士辛勤工作，每天要完成几百人次的分诊、挂号、导医、患者信息登记等工作。来自妇产科和急诊的年轻护士马晶晶、王蓓蓓当时主要负责治疗室的工作，她们每天都要承担大量的抽血、注射、做心电图等工作，看着她们忙前跑后的欢快身影，大家都亲切地称她俩为"协和小福娃"。护士卢艳刚从四川抗震救灾一线回来，又马不停蹄地来到奥运村诊所。当时她的母亲刚被诊断出乳腺癌并进行了手术，本该在家尽孝的她，却一天工作都没有耽误，一直在默默地认真工作。所有护士齐心协力、忘我投入地工作，完美诠释了勤奋、奉献的协和精神。

护士马晶晶回忆："一天晚上，一位尼日利亚的女运动员刚刚参加完比赛，因哮喘发作由救护车从鸟巢送到诊所。当我们接到通知后，立即做好了接收患者的准备，备好抢救车及抢救设备、接好氧气。患者送到后，我们立即开始了抢救，建立静脉通路、开放气道、生命体征监测、与医生一起抢救、遵医嘱给药、记录抢救过程及病情变化情况等，经过近一个小时的努力，患者的病情终于平稳了，这时我们在场的所有医务人员脸上露出了笑容。每当我的工作得到了肯定，每次看到患者经过我们的救治病情好转时，我的内心都感到无比欣慰。"

在奥运会开幕式、闭幕式上，由于有众多的国家元首、各国政要、国际奥运会重要官员出席，主席台的医疗保健任务显得尤为艰巨。接到承担 VVIP 的保健任务后，护理部从全院挑选了各科的精兵强将。当开幕式、闭幕式开始时，场内鼓乐大振，焰火绚丽，协和护理人却无暇欣赏这欢庆的场景，始终一丝不苟地坚守在各自的岗位上，并圆满完成了各项任务。

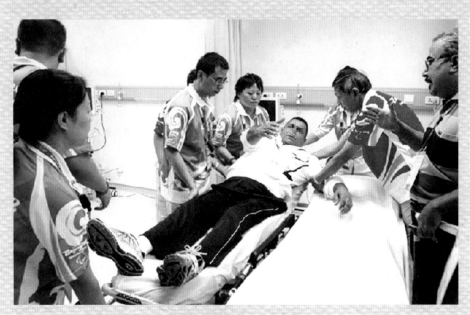

奥运医疗救护保障工作

同期，在医院内，千余名护士更是积极参加英语培训，及格率达到 100%；有的护士自学 12 种语言的治疗及护理服务常用语；有的护士通过观看光盘和书籍自学手语，掌握基本的服务语言："您好""这里是奥运指定医院""请出示您的护照"……护士们以精湛的护理技巧和娴熟的业务技能，向全世界展现出中国护士、协和护士的风采，让来自各个国家的患者都能享受到更专业、更周到的护理服务，为北京奥运会的圆满召开保驾护航。

厚德仁术　光明之行

在非洲、中美洲及亚洲的一些欠发达的国家和地区，由于眼科医生数量少，白内障手术技术落后，许多白内障患者因得不到及时治疗而致盲，由此带来的生活能力丧失是这些国家和地区面临的严重公共卫生问题。因此，向这些国家和地区提供医疗援助，开展白内障手术使部分患者重见光明具有深远的意义。

2014年，北京协和医院"光明行"团队第一次承担这项具有重要外交意义的任务。在跟随李克强总理访问非洲期间，眼科教学老师谢丹和手术室护士袁原与眼科专家一起开展"埃塞俄比亚光明行"活动。

在非洲埃塞俄比亚一个干净整洁的病房里，灿烂的阳光铺洒在患者Luna的脸上。协和医疗队成员——眼科教学老师谢丹正耐心轻柔地为患者拆去纱布。随着纱布一圈圈卸下，病房里的医生和护士们渐渐屏住了呼吸，镜头前各个国家的电视观众们也在紧张地期待着。在Luna睁开眼睛的一刹那，她的表情中有错愕和惊讶，但更多的还是喜悦和感动。当这个曾在脑海中想象过千百次的世界终于在眼前变得真实而清晰的时候，Luna激动地和白衣天使们握手拥抱，不停地诉说着心中的感谢和感动，和大家分享着她收获光明的幸福。

此后，协和"光明行"团队又相继参加了2015年"毛里塔尼亚光明行"，2016年"斯里兰卡光明行"，2017年"老挝光明行"，2018年、2019年连续两年"纳米比亚光明行"活动。

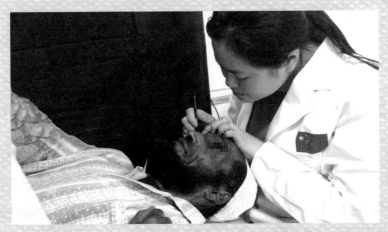

2014 年"埃塞俄比亚光明行"活动（左二为谢丹）

　　还记得那次在纳米比亚，窗外鲜艳的五星红旗迎风飘扬，手术室护士王一亦正紧张地清点着手术前的设备耗材清单。作为协和"光明行"医疗队中的"巾帼英雄"，护士们承担着诊室和检查室的布置、设备调试、患者术前检查及人工晶体度数计算、手术室器械耗材清点及消毒等工作。复杂的手术流程和繁复的项目细节都在她们耐心细致的讲解中化作信任的力量，支持着患者在平和、轻松的氛围中开始手术。

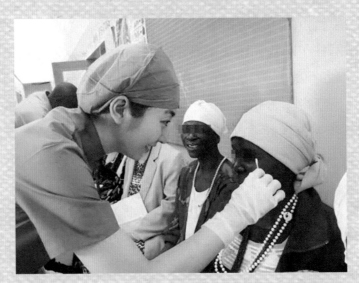

2019 年"纳米比亚光明行"活动（左一为王一亦）

　　受援国白内障患者在协和"光明行"团队的帮助下实施手术，让"盲"这个困扰很多欠发达国家和地区的严重公共卫生问题得到援助，也让笼罩患者生命的黑暗世界重现光明。

　　国土有界，光明与爱没有边界。跨越种族和地理限制，无数协和护理人以高超的护理实力和勤奋严谨的工作作风，赢得了受援国护理同行和广大患者的认可与尊敬，以真诚之心为受援国人民的健康和友谊贡献自己的力量。协和"光明使者"们的医德、护爱及仁心、仁术，在世界的舞台上熠熠闪光。

万米高空 展开急救

2018 年 8 月 12 日，在飞往东京的 CA181 次航班上，乘务组人员急迫的呼救声突然响起："航班上有医护人员吗？" 一名 51 岁的日本乘客突发急症，需要紧急救治。

"我是护士，带我过去！" 北京协和医院国际医疗部护士胡宇翔听到广播后，没有丝毫犹豫，立即起身随着乘务人员匆匆穿过走道，来到机舱尾部。只见患者呼吸急促，面色惨白，全身蜷缩颤抖，手抓前胸，表情异常痛苦。见此情景，胡宇翔首先用流利的英语安抚这位日本乘客："不要紧张，我是护士，请配合我，深吸气。"然后，胡宇翔马上解开了他的衣服纽扣，帮助他保持呼吸顺畅，并利用肢体语言告知他该如何更好地配合救治。

经过简单的检查后，胡宇翔凭借熟练的专业知识判断该乘客应该患有"急性冠脉综合征"，便立即帮助这名乘客仰面躺平，将他的下肢屈起，并手握他的上肢进行向上舒展，确保血液流通，向心脑等重要器官供血，并通过为患者吸氧、舌下含服硝酸甘油等一系列的急救措施暂时缓解了这位乘客的痛苦状态。但胡宇翔通过机组提供的便携式监护仪，看到这名乘客的血压及脉搏值都不太好，这让她警惕起来。

机组人员随即询问她："马上就要入海了，前方要近 2 个小时到达目的地，你觉得是否需要备降？他可以坚持到目的地吗？"凭借自己的专业判断，胡宇翔坚定地说："这位乘客现在情况很不稳定，我建议立刻备降。"机组人员迅速备降韩国首尔仁川机场，同时地面医务人员上机，胡宇翔以流利的英语向韩方医护人员详细介绍了患者在飞机上的发病情况及自己的初步诊断，与医生进行了交接。随后，患者被快速转往当地医院进行救治。

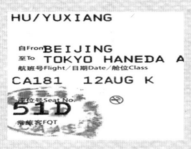

胡宇翔珍藏的机票

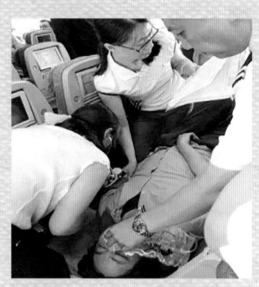

当时救治场景（中间戴眼镜者为胡宇翔）

万米高空，危急时刻，生死时速，胡宇翔用扎实的专业知识在第一时间对患者的病情做出判断。凭借一系列专业准确的急救措施及娴熟流利的英语，为挽救生命赢得了宝贵的时间。这一切，不仅仅是胡宇翔个人能力的积淀，更是协和护理人精湛技术与职业精神的缩影。事后，胡宇翔在接受采访时说道："护理部每年都会对全体护士开展急救培训，护理技术大练兵也是每年我都要参加的重要技能训练。医院每年都举办中英文授课大赛，运用多种形式培养我们的带教能力和语言能力。是协和培养了我！"

作为国内护理的"领头羊"，协和护理人以精湛的急救技术、优质的护理服务，确保各项工作及时、安全、便捷、高效地进行，并出色完成了各类重大突发公共卫生事件的医疗保障工作。从"9·3"阅兵、国庆 70 周年庆典、世锦赛、全国"两会"到亚洲文明对话大会、中非论坛、"一带一路"国际合作高峰论坛等重大活动，协和护理团队始终不负众望，不断完善突发事件应急处置预警机制，细化护理安全保障方案，组织急救技术培训及应急流程演练，经过重重考验，圆满完成一项项高难度任务，为协和乃至中国都赢得了良好的国际声誉。

白衣执甲——抗击"非典"

　　2003年5月7日，对于北京协和医院手术室护士肖颖而言，是她生命中难以忘怀的一天。她作为一名抗击"非典"疫情的白衣战士，在"战壕里"度过了自己27岁的生日。陪伴她的，不仅有已多日未见的爱人，有医院各级领导，有专程赶来的她喜爱的明星，更有无数患者的感激和鲜花。

　　那一晚，在中国医学科学院"非典"隔离区的生活区，协和特别为100多名奋战在前线的医护人员举行了一场独特的晚会，并为11名出生于5月的医护人员过了一个难忘的集体生日。在抗击"非典"的非常时刻，这些英勇的白衣天使是医院的骄傲，也是国家的骄傲，他们值得这世界上最美好的祝福。

请 战 书

与 2003 年春天一起到来的是一场突如其来的"非典"疫情，一场考验中华民族的灾难突然降临中华大地。在短时间内，疫情从广东迅速蔓延，打破了北京春天的平静。紧张甚至是恐怖的气氛在全城弥漫，往日拥挤的北京城一下子变得空空荡荡。苟利国家生死以，岂因祸福避趋之。面对疫情，协和护士舍小家为大家，积极请战，义不容辞地投入到这场空前严峻的生命保卫战中。

"我是与新中国同龄的人，这次抗击'非典'的战斗，我请求组织上批准我第一批到抗击'非典'的前线去！"这是一位当时已经 54 岁的护士写的请战书，作为一名中国共产党员，在面临疫情的危急时刻，她毫无退缩、奋勇向前。

"我志愿进入'非典'隔离病区工作。记得在去年毕业的授帽仪式上，我们高举起自己的右手庄严宣誓：我志愿献身护理事业，奉行革命的人道主义精神，坚守救死扶伤的信念，履行'保护生命、减轻痛苦、促进健康'的职责。遵守护士的职业道德规范，像南丁格尔那样，以一颗同情的心和一双愿意工作的手，以真心、爱心和责任心对待每一位患者。不忘今天的决心和誓言，热爱专业、勤勉好学，忠于职守，兢兢业业，接过前辈手中的红烛，将毕生精力献给护理事业。"这是一位刚刚毕业还不满 1 年的年轻护士写的请战书。刚满 22 岁的她，在请战书里特意写明自己尚未成家，也非独生子女，并无后顾之忧，请求医院一定优先考虑让她去前线。

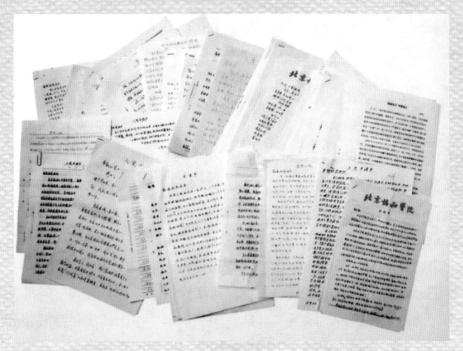

护士请战书

协和护士们在未知的危险面前，第一时间写下了一封封的请战书，跃然纸上的只有大爱与勇敢、责任与使命。

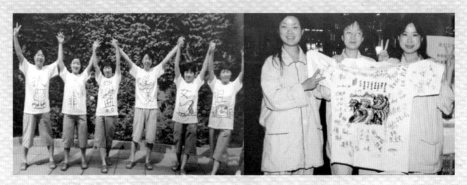

进入抗击"非典"战场的护士们信心十足

一场疫情　四个战场

　　2003 年 3 月 17 日，协和收治了首例"非典"患者，抗击"非典"的战役从此开始打响了。2003 年 4 月，北京首例外籍"非典"患者死亡，使世界舆论对中国"非典"疫情更加关注。从那时起，北京协和医院开始全面接收外籍患者。在这场"生命保卫战"中，北京协和医院共有约 350 名护士参与到抗击"非典"的一线工作中，他们分赴 4 个不同的战场——北京协和医院东院区"非典"隔离病房、北京协和医院西院区"非典"隔离病房、中国医学科学院整形医院"非典"隔离病房、中日友好医院"非典"重症病房。

中国医学科学院整形医院"非典"隔离病房

时任北京协和医院副院长、分管护理工作的于晓初回忆起当年的情景时说："2003 年，一场'非典'席卷北京，我受命筹备整形医院的'非典'隔离病房和医护休息驻地。因为时间紧，一切筹备刚刚就绪就开始接收患者，很多后勤服务尚未完全到位。有一天我安排好上后夜的医护人员进入病房之后，正在准备第二天所需要的防护服、护目镜等物品和装备，护理部主任吴欣娟来了。她已经在医院忙碌了一整天，但是来了以后二话没说，帮忙收拾垃圾、整理脏被服等，把二线休息区打扫得干干净净，整理得井井有条。简单碰头安排工作之后，她又转身踏上了回医院的路程，我知道医院还有发热病区和'非典'隔离病房的护理任务等着她安排。之后一连几天，她都是夜里过来，安排好这里的护理工作再返回医院，直到这里的人员安排等各项护理工作步入正轨。在整整两个多月抗击'非典'的日子里，她经常白天在医院忙，晚上到这里安排工作、看望护士们。作为护理队伍的领头人，在重大任务面前她始终保持着踏实苦干、冲锋在前的朴实作风。"

在抗击"非典"的战役中，时任北京协和医院护理部主任的吴欣娟就像是灯塔，无论出现在哪里都是大家的定海神针。她仿佛有使不完的力气、花不完的精力，没有豪言壮语，只有坚定的眼神和匆忙的脚步，她用自己身体力行的言传身教，感染着周围所有人。一位患者曾这样说过："在她的身后，我真的看见了天使的翅膀！"

中日友好医院"非典"重症病房

最初面对"非典"病毒时，没有现成的经验可循。当时上级决定将中日友好医院改建成"非典"重症患者集中救治医院，在短短的2～3天时间里，协和"非典"一线的医护人员就根据呼吸道传播疾病特点改造完成了"非典"重症监护病房。

与此同时，护理部组织全体护士参加岗前培训，学习重症护理操作、消毒隔离技术及自我防护知识，仅穿脱隔离衣这项技术，一套完整的操作流程做下来就需半个多小时。

一批训练有素的协和护士进入中日友好医院"非典"重症病房，这里收治了全北京最重的"非典"患者。协和护士每日冒着被感染的危险为患者吸痰、翻身、拍背、喂水喂饭、口腔护理、擦拭大小便……他们一丝不苟地做着各项护理工作，隔离病房阻挡住的是病毒，却隔不断关怀和温暖。

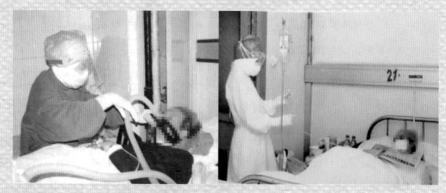

护士为患者治疗

一位曾进入隔离区工作的护士回忆说："进'非典'病区，要先穿好18件行头，戴着四层棉纱大口罩、眼罩，身着白色、三层厚重的隔离服，像一群太空人。当时已是初夏，'全副武装'穿好后就已是汗流浃背了，即使什么都不做也会感到憋气、头脑发胀，更何况还要走路和工作。防护手套我们里里外外戴了3层，时间一长，手都泡肿了。大家的交流也只能连喊带比划。为了减少上卫生间的麻烦，我们不敢多喝一口水，有的姐妹甚至穿着尿不湿工作。"

时任基本外科护士长的史冬雷在回忆中说到："面对无法预知的病毒，护士姐妹们冒着可能被感染的危险，不顾个人安危，捍卫了人民群众的健康。当一个个危重患者通过我们的精心护理渐渐康复之后，我再一次感受到护理工作的价值和意义。"

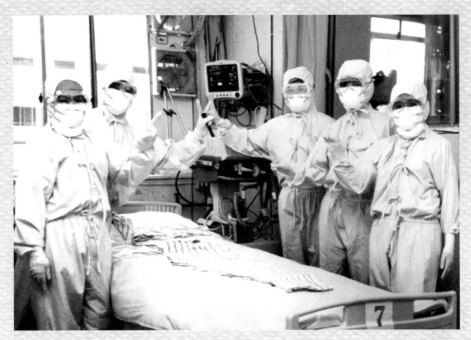

全副武装的护士准备收治患者

在隔离病区有着严格的分区设置，清洁区护士负责联系领取物品，缓冲区护士负责处理医嘱，污染区护士负责患者的治疗和护理工作，还要随时执行临时医嘱。护士每天都会与"非典"患者零距离接触，为了避免交叉感染，即使结束工作也不能回家与家人见面。护士们不仅要承受直面生死的心理压力，还有对家人的思念和牵挂。当时一位在隔离区工作的护士孩子刚满周岁，每天听到宝宝在电话里哭着喊"妈妈"，她心里都特别难受。可擦干眼泪后她说："我不能临阵脱逃，这里就是我的阵地，我要和大家在一起。"舍小家、顾大家，协和护士以高尚的情操、精湛的护理技术和坚强的意志展现了白衣天使的美好形象，以爱心和关怀诠释了护理的真谛。

协和大本营

2003 年 4 月 9 日，北京协和医院西院区被指定作为收治外籍"非典"患者的定点医院，当时共有 6 名外籍确诊患者及 1 名疑似患者收治于此。在医护人员的精心治疗及护理下，所有外籍患者病情稳定，最终康复出院。出院后，他们向协和表达了深深的谢意，并祝福所有的医护人员平安。

当时涉外病区所有医护人员均精通英语，但有位外籍患者却不懂英语，交流遇到很大障碍。护士们特意为他制作了一本沟通图册，内含 40 多张卡通示意图，如画着长脖子的图片代表嗓子疼、大头娃娃的头像代表头疼……生动的卡片完美解决了语言不通的问题。后经专家集体会诊，这位外籍疑似患者排除"非典"可能后，转到其他医院继续接受治疗。

患者露露（化名）于 2003 年 4 月 20 日住进北京协和医院东院区"非典"抢救病区，那时该病区已收治 40 余位确诊患者。从住进医院的那一刻，露露就知道，她生存的最后希望，就是那些身穿防护衣、带着防护面罩和纱布口罩的医务人员。她看不到他们真实的模样，但每当他们来到病床前时，露露就能燃起生的希望。露露在回忆时说到："照看我的护士是个刚毕业不久的小姑娘，我不知道她是克服怎样的恐惧、做好怎样的准备来到这个烈性传染病区，我只知道，在病毒的生死威胁下，这位年轻的护士仍旧兢兢业业，对我们照料有加，还经常与我们聊天，帮助我们克服心理压力。"

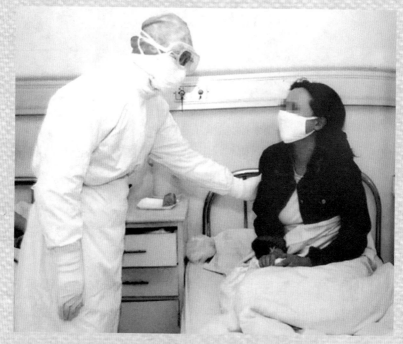

护士安慰患者

2003 年 5·12 国际护士节那天早晨，病房窗户上出人意料地出现了"护士姐妹们，节日快乐！"几个大字，那是露露和其他几位病友一起制作完成的，他们用自己的方式表达了对所有白衣天使的祝福。那天也恰好是露露治愈出院的日子。在护士们的帮助下，她消毒洗澡后穿上新衣，套上防护服，充满感激地走出了隔离区。早早守护在缓冲区的 3 位护士帮助露露脱去防护外罩，将经过消毒的一小袋物品交到她手中。"祝贺你露露，终于可以回家了。"此时此刻，露露心中有很多感激的话，但却哽咽着说不出口，自己终于可以与家人团聚了，可是这些日日夜夜守护在身边的护士，他们又什么时候才能回家呢？他们也是为人父母、也为人子女呀。露露郑重地站在 3 位护士面前，深深地三鞠躬，眼泪也随之夺眶而出。五月的鲜花开遍京城大地，也开在这些被精心照护的患者心里。

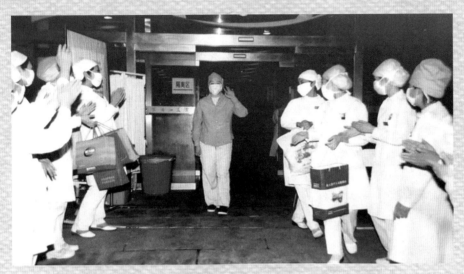

祝福康复患者走出隔离区

　　仅用几天时间建成的隔离病房、厚重防护服下的汗流浃背、层层纱布口罩后勒红的脸颊……在这场没有硝烟的战斗中，协和护理人从不曾因劳累退却、也从不曾因生死恐惧。每一个日日夜夜地坚守，大家用实际行动履行着关爱生命、维护健康的专业职责，弘扬了南丁格尔救死扶伤、勇于献身的人道主义精神，也更加凸显护理工作在维护和促进人民健康中的重要作用和专业价值。

　　著名表演艺术家濮存昕曾以诗朗诵的形式向抗击"非典"疫情的白衣战士们表达心中的祝福与敬意，诗中写道：你们是真正的战士，在你们身边，感觉到的只有平静。有了你们的存在，社会就一定会重新恢复平静与安详！

白衣执甲——抗击新冠肺炎疫情

　　"2003"与"2020"是两组令人难忘的数字，已经被时代赋予了一种特殊的意义，它们不仅代表了在危难时刻，人类与病毒、疾病的较量，更代表了在面对肆虐的疫情时，众多白衣战士们依靠科学与智慧、爱心与奉献，无惧危险、逆行出征的勇敢身影。

白衣战士　义无反顾　整装待发

　　每位医务工作者都有两个称号，和平时期是白衣天使，遇到突发事件时，大家就化身成了白衣战士。2020年冬天，一场新冠肺炎疫情突如其来，吹响了战斗的号角。疫情就是命令，防控就是责任，护理部迅速响应医院号召，组织全院护士投入这场没有硝烟的战斗中。

　　2021年1月23日，医院决定组建抗疫一线梯队的通知发出后，仅几个小时，护理部就收到了1288名护理人员的请战。这其中既有工作多年的专科护士，也有刚刚入职的新护士，大家纷纷给领导发信息，积极要求参加第一梯队。"护士长，我有2003年在'非典'一线工作的经验，请优先考虑我！""我单身，没有后顾之忧，请把我排在前面！""协和培养我这么多年，在需要的时刻，义无反顾地向前是我最应该做的事情！"

　　在这些请战书中，还有许多退休护士的名字。"我们是强大的后备军，时刻听从党的召唤！""这是另一场战争，我们随时应召，做些力所能及的事情！"

　　一句句坚定无畏的话语，一个个义无反顾的身影……从2003年到2020年，病毒无情人有情，不变的是协和护理人"时刻准备着，为人民健康保驾护航"的初心。志愿报名的护士，都是父母的孩子，也是孩子的父母。脱下白衣，他们是一名普通人；穿上白衣，他们是健康卫士。总有一种力量激励我们奋勇向前，总有一种精神让我们泪流满面。这就是协和护士，一群勇敢的白衣天使！

快速行动　调兵遣将快速部署

2021年1月25日大年初一晚8点，医院接到组建国家援鄂抗疫医疗队的通知。护理部快速行动，精密部署，很快就组建完成第一批前往武汉的护理先锋队。13名护士分别来自ICU、内科ICU、呼吸内科和感染内科，包括2名护士长和1名教学老师。大年初二，第一批医疗队员抵鄂。在第一批援鄂医疗队领队韩丁副院长的带领下，大家同心协力、争分夺秒，一边收治患者一边改造病房，从考察选址、设计改造方案、协调落实施工，用48小时的极限速度，从无到有建成了"新冠肺炎"ICU病房，为这场与死神较量的战斗打下坚实基础。

首批援鄂队员、ICU护士长李奇说："保护人民生命健康是每名协和人的义务，也是义不容辞的责任，国家有需要，人民有需要，协和人当然义无反顾。"她带领6名ICU男护士毫不犹豫地加入到首批援鄂医疗队中。面对复杂的疫情，面对危重症患者，李奇十分坚定地说，凭借自己和同事们多年救治重症患者的经验，一定能够不辱使命地完成任务。

6名男护士为了心无旁骛地投入"战斗"，出行前都不约而同的剃成了寸头。男孩子不善言辞，但豪情壮志、万千言语，都在干净利落的"寸头"里，众志成城，矢志荣归！男护士刘金榜说："我们一定做到科学、专业、规范、高效的救治重症感染患者，并做好自身防护。"

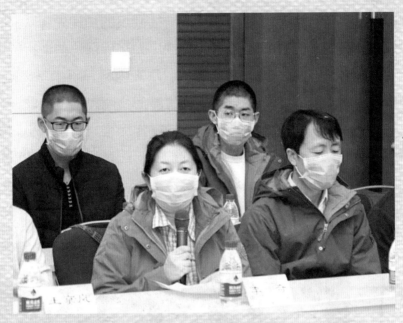

出发前李奇护士长代表队员发言

从接到通知到出发，在不到 20 个小时的准备时间里，他们匆匆与家人告别，收拾行囊，奔赴前线，"毫不犹豫""职责所在"是他们说得最多的词。

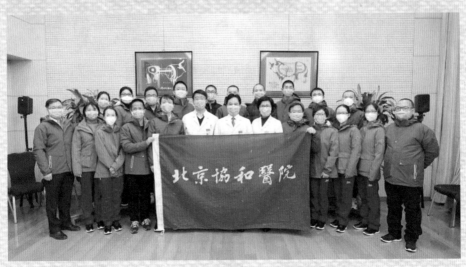

第一批前往武汉的队员，21 人中护士 13 人

护理部不打无准备之仗，第一批前往武汉的护理先锋队拥有重症护理专科知识，但防护实战经验欠缺。为了保证这些逆行的协和勇士"零感染"，急诊科、感染内科、呼吸内科、手术室、ICU 等专科护士长，在护理部的领导下，通过查阅文献，借鉴"非典"防治经验，讨论并制订了科学规范的防护操作流程，仅用 7 小时就完成首版"穿脱防护用品"教学视频的拍摄、配音和剪辑，在第一时间对第一批前往武汉的队员进行紧急培训，确保每一位队员能正确穿脱防护用品。

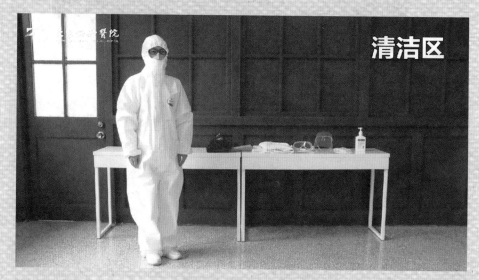

穿脱防护用品视频截图

"兵马未动，粮草先行"，在这不到 20 个小时的时间里，护理部除了紧急调配人员、培训防护技术，还连夜准备了丰富的物资进行打包，防水隔离衣、N95 以上级口罩、封闭式护目镜、防护面屏和乳胶外科手套等数十项医疗物资，沐浴露、毛巾和成人纸尿裤等生活用品及一系列应急药物，一夜之间装满了整整 53 个大箱子，体现了非凡的"协和速度"，更体现了协和人对援鄂队员们的关心和关爱。

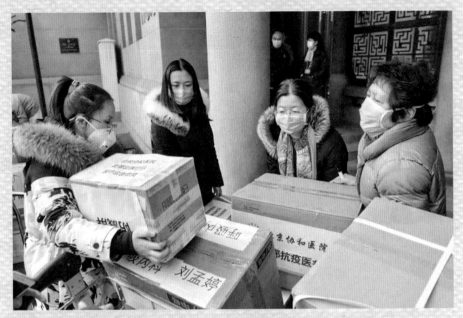

护理部冒着严寒搬运抗疫物资（右一为吴欣娟主任、右二为郭娜主任）

为做好长时间抗击新冠肺炎疫情准备，护理部组建疫情防控第二梯队、第三梯队，除了孕妇、产假以及出国学习人员，全院护士几乎全员报名。护理部有预见性地首先对可能派出人员进行自我防护、重症技术等培训，确保这支协和的精锐之师来之能战、战之能胜。

2月7日，第二批驰援武汉的护理大部队在时任医院党委书记张抒扬、护理部主任吴欣娟的带领下与第一批队员汇合，接管同济医院中法新城院区ICU病区。此批队员来自医院各个科室，工作经验、专业学科均合理搭配，既能满足前线要求，又能保证后方科室的正常运行，满足了武汉前线、北京后方双线同时作战的需要。

第三批前往武汉的队员是一支由心脏专业、肾脏专业和重症医学专业医护人员组成的"特种兵"，2月19日，他们与正在一线奋战的协和第一、二批医疗队164人大部队会师，向重症新冠肺炎患者救治发起"总攻"。

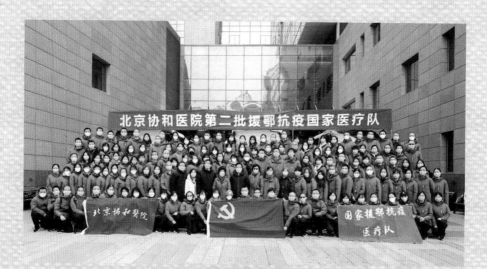

第二批前往武汉的队员 142 人中护士 108 人

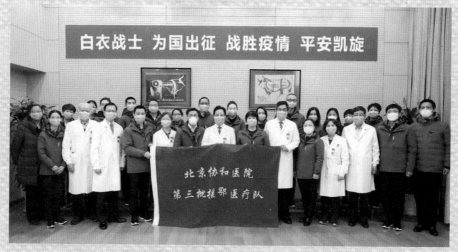

第三批前往武汉的队员，20 人中护士 14 人

护理部先后派出的这三批次共 135 名护理人员加入协和国家援鄂抗疫医疗队，整建制接管武汉同济医院中法新城院区 ICU 病区。在协和医疗队中，护理队员占总人数的 72.6%，平均年龄 33.1 岁，其中共产党员 91 人，护士长和教学老师 22 人，专科护士 39 人，是一支虽年轻但"硬核"的队伍。

生死时速　点亮重症患者生命之光

　　协和医疗队负责的 ICU 病区收治的都是病情最危重的患者，患者病情危重、变化迅速，常合并多器官功能衰竭和多种并发症，临床救治难度极大，可以称得上是前线病房的"重中之重"。

　　第一批医疗队到达武汉后，在短短 8 天内经历过两次病房的迅速改建：从普通病房到新冠肺炎隔离标准病房，再到重症 ICU 病房。"完成了不可能完成的任务""创造了奇迹"是大家对迅速、高质量筹开传染病重症病房的由衷评价。首批援鄂队员，来自内科 ICU 的夏莹护士长从梳理流程、整理物资、临床护理、防护培训与督导等工作着手，将协和护理管理的精髓融入到新病房管理中。随着病患病情的复杂度提升，协和团队的治疗方案也随之升级，为了进一步协助医疗操作，夏莹用专业、全面的护理技术，在病区完成了首例持续肾脏替代治疗，并为其他年轻护士提供技术指导及培训，提升了重症病房的整体护理质量。

　　生命之托，重于泰山。为尽最大努力救治患者，所采用的治疗措施多样，护理工作量极大，对专业技术水平要求极高。面对病情重、变化快、并发症多的危重症患者，护理部吴欣娟主任说："这里护理的难度和强度远超过我院 ICU 病房。在完全陌生的环境，面对未知的疾病、凶险的病情和各种新规格的仪器设备，护理工作者们没有捷径，只能从实战中总结经验，全天候守着患者。"护理团队严密观察病情，严抓护理质量，与医生紧密配合，用专业精神和过硬的专业素质做好危重症患者的整体护理。

　　在救治过程中，护士们密切监测患者生命体征和病情变化，关注患者的呼吸、循环和出凝血情况；严格做好气道管理，进行肺部物理治疗，及时吸痰保持气道通畅并进行有创机械通气管理，做好体外膜肺氧合（ECMO）、俯卧位通气、床旁血滤的护理；更要积极预防呼吸机相关性肺炎、导管相关性血流感染、深静脉血栓形成、压力性损伤等并发症的发生。此外，还要进行生活护理、皮肤保护、口腔护理、营养支持等常规护理工作。与此同时，护士们还需要克服因仪器设备、护理用具与以往常用厂家和型号不同带来的不习惯，以及穿防护服操作带来的不便等，这对专业性和精细程度都是很大的考验。

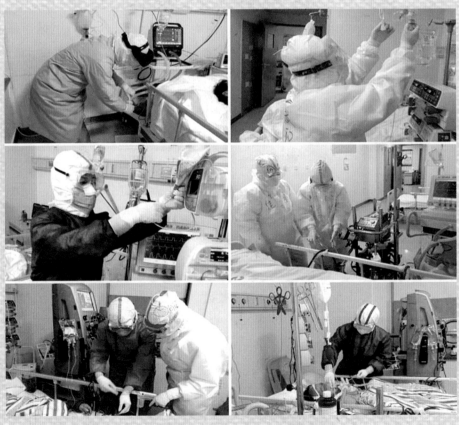

援鄂队员们进行一系列护理操作

ICU 病区共有 32 张病床，几乎所有患者都实施了气管插管和有创机械通气，大多数患者处于镇静或昏迷状态，护理工作难度高、强度大、风险高，某些班次甚至有十多位患者都需要进行俯卧位通气。俯卧位通气简单说就是让患者带着所有管路和仪器在床上趴着呼吸。对于正常人而言，体位由平卧位变换到俯卧位很轻松，可是对于全身插满管路、呼吸机辅助呼吸的重症患者而言，一名患者的俯卧位通气治疗需要多人密切合作，在武汉一线人员极度紧张的情况下也至少需要五、六名医护人员共同实施，非常耗费体力和时间，既是对患者的考验，也是对护士的考验。在更换体位的同时还要保证患者所有管路的通畅和稳定、保证患者血流动力学的稳定、保证患者生命体征平稳、保证患者皮肤不受压、保证分工合作有条不紊……工作繁重程度可见一斑，俯卧位治疗结束后护士们的护目镜上都会布满汗水。为患者吸痰、更换气管切开纱布垫等操作需要与患者近距离接触，这些操作可能会引起患者咳嗽反射，从而引起痰液喷溅，这也是医疗上常说的"气溶胶"。因此，这些操作是感染风险十分高的操作，大家总是毫无怨言，抢在队友前面完成这些操作。一位援鄂护士在"战地日记"中写道："在病房里，防护服、护目镜……从头到脚全副武装是我们的'标配'；工作时间长，汗水浸透的衣服和脸上的压痕也是我们的'标配'。因为护目镜常起雾，视线往往是模糊不清的，常常看不清擦肩而过的是哪位队友。但是医疗队的目标只有一个，每一位队员的行动也是一致的，那就是——拼尽全力救治每一位患者。"

全体医疗队员密切配合，将治疗措施一项项落实到位。在与病魔的较量中，护士们会为患者一个颤巍巍竖起的大拇指高兴好几天，也为每一位成功脱机拔管转出 ICU 病房的患者感到欢欣鼓舞。一位 23 岁的年轻患者在转出 ICU 时，握着护士的手说："是你们让我看到了天使的光环，让我重拾信心和希望，虽然我看不见你们

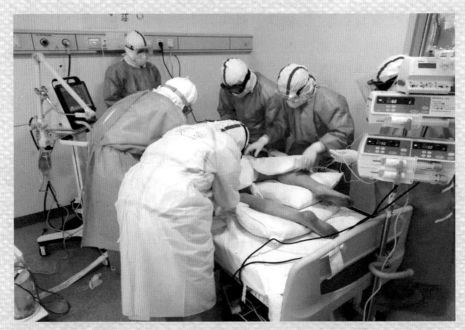

多名队员为患者实施俯卧位通气

的面容，但我会永远记住北京协和的白衣天使，谢谢你们！"这不仅是对护士工作最充分的肯定，更是一种爱的力量！

对于清醒患者，护士会主动与他们沟通交流，并通过手机视频，让他们可以与家人"云见面"，用温暖的话语鼓励他们树立战胜疾病的信心。对于昏迷患者，虽然他们失去了意识，但每次查房和操作时，护士依旧会握住他们的手跟他们说几句。当患者不幸逝去时，护士会用酒精和温热毛巾仔细擦拭遗体，对患者鞠躬致意，并清点、保存好患者的遗物，让尊重和爱陪伴患者走完最后一程。这也正体现了协和护理人对生命和职业的敬畏与尊重。

在工作中，队员们随时互相提醒，发现难点问题及时总结改进，使护理工作不断得到提升。在班车上、在驻地餐厅，护士们还念念不忘他们护理的患者，听到最多的话题是队员们交流专业、关心患者。"呼吸不太好，不见得是痰堵了，有可能管道压扁了。"他们在工作中善于思考、不断改进。李尊柱护士长表示："我们在超声引导

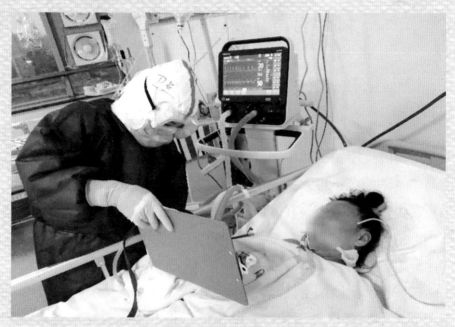

护士通过写字板与气管插管患者交流

下进行动脉穿刺，建立动脉导管，既可以测压，更重要的是可以抽取血标本，护士抽血时间从刚开始的 10～20 分钟明显缩短到 1 分钟，抽血成功率大大提高。"护士赵明曦发现倾倒呼吸机管路冷凝水的操作存在很大的安全隐患，于是改进了装置并申请了专利。

　　全方位、精细化、高质量的护理是提高治愈率、降低病亡率的关键。尽管厚厚的防护服给各项护理操作带来很多不便，但是协和护理的标准从未降低。护士们依靠平时练就的扎实基本功，细致观察病情、精准护理操作、冷静分析应变，为每一位患者实施个性化的护理，通过医护团队的密切配合，一次次将患者从死亡的边缘拉回。特别是来自重症、呼吸、血液净化等专科的护士，凭借着丰富的专业知识与技能，在挽救患者生命、降低并发症发生中发挥了中流砥柱的作用。协和护理人身上流淌着"严谨、求精、勤奋、奉献"的协和精神之血，也闪耀着救死扶伤、甘于奉献的南丁格尔精神之光。

掷地有声　护理规范成范本

新冠肺炎疫情是新中国成立以来发生的传播速度最快、感染范围最广、防控难度最大的一次重大突发公共卫生事件，这既是一次危机，也是一次大考。在武汉同济医院中法新城院区传染病重症病房内，协和援鄂护理团队迅速建立了一系列岗位职责、工作流程、病区环境、物资管理、专业培训和个人防护等标准化管理制度。

在护理部吴欣娟主任、孙红书记、夏莹护士长、李奇护士长的带领下，根据各区域工作内容的不同，将一百余人临时组建的护理队伍进行合理安排，职责分明，以保证各项制度、规范层层落实。根据传染病病房的清洁区、潜在污染区、污染区的要求，分区配置专属工作人员。在清洁区，由4位护士长主要负责物资供应和管理、安全保障、协调支持、监督队员防护用品穿戴等；在污染区

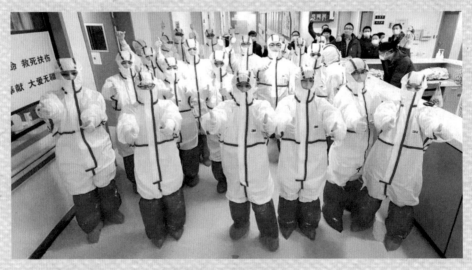

队员们进入污染区前合影

设置督导岗，3 位督导主要负责护理质控、风险预警等；同时组建了 7 个护理战队，每组设组长、副组长及配液人员，还有十余名组员，每组保证都有重症专科护理骨干。

队员们来自不同科室，工作习惯各不相同，有人没有重症护理工作经验，合作起来需要一定时间磨合。为了能让大家迅速适应当前工作流程、快速掌握重症护理技能，护理团队制订严密的工作流程和规范。包括危重症患者交接班流程、中心静脉导管换药流程、气管切开和气管插管固定操作流程、正压通气护理操作流程、穿脱防护服流程等。每一次穿脱防护服都有严格的检查，每一项护理工作都有清晰的核对清单，每一次吸痰操作都有准确的时间记录。下班后，队员们还利用休息时间在驻地进行定期专业培训，使护理工作质量不断得到提升。

面对繁杂的工作，护士长和骨干们立即参与到工作问题、难点及细节的梳理中，形成了一系列制度和规范，并以简明扼要的流程图展示，方便护士们记忆和掌握。援鄂期间共建立 8 项工作流程、4 个护理核查单、60 余项临床护理工作预警提示，从《新冠肺炎患者转入及转出重症监护病房时护理标准操作流程（SOP）》到《北京协和医院援鄂抗疫国家医疗队集中生活驻地卫生防护管理办法》，无论是临床工作还是驻地管理，各方面均严格执行标准化、规范化、同质化，为全国抗击新冠肺炎疫情的护理工作提出了协和方案。

协和护理团队起草的《新冠肺炎重型、危重型患者护理规范》由国家卫生健康委审核通过，并于 2020 年 2 月 29 日通过文件印发各地。其中包括重型、危重型患者病情监测、机械通气、俯卧位通气以及镇静镇痛等护理规范，为开展重症患者的临床护理工作提供有价值的指导。3 月初，由协和护理部编写出版的《实用新型冠状病毒肺炎护理手册》，在第一时间向全国 31 个省区市发送 3.5 万册，被护理同行称为"一份珍贵的礼物"。在"一带一路"国际

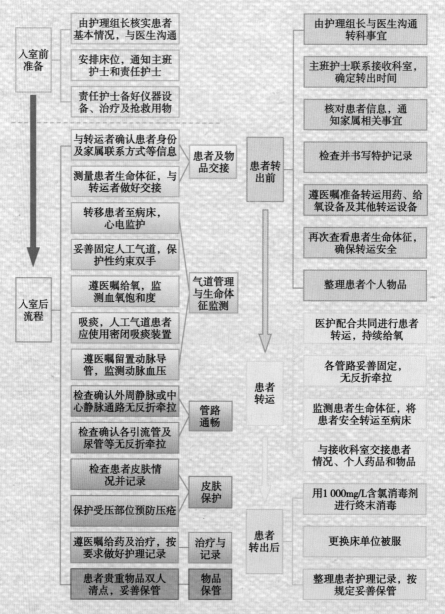

《新冠肺炎患者转入及转出重症监护病房时护理标准操作流程（SOP）》图示

新冠肺炎抗疫护理经验交流会及国际护士会 COVID-19 网络研讨会上，协和人还向世界同行分享了抗疫护理经验，助力全球护理同仁科学抗疫。

全院培训　全员皆兵

　　新冠肺炎疫情给整个社会应急机制都带来了巨大的挑战，在医院领导及各相关部门的大力支持下，经受了疫情考验的护理部，延展"平战结合"的管理理念，加强对抗疫人员的梯队建设及对救治危重症发热患者的护理技能培训，做到全员皆兵、召之即来、来之即战、战之即胜，不断提升协和护理团队应对公共卫生事件的能力和水平。

　　穿脱防护用品的流程管理，就充分体现了协和护理人的"严谨"，甚至用"严苛"来形容也不为过。护理部专门组建了一支专业培训队伍，制作了标准培训视频。进入隔离区的所有工作人员，都要先经过培训，现场演练考核合格后方可上岗。护理部有计划地对全体护士进行相关培训，培训严格模拟一线场景，要求每一名护士按照前线配置，穿好防护服、隔离衣、帽子、鞋套、医用防护口罩、双层手套、护目镜及防护面屏，全副武装完成静脉穿刺、真空采血、动脉导管维护、经气管切开密闭式吸痰、俯卧位通气等操作。确保每一名护士在做好自我防护的同时，随时都能奔赴战场，成为与病毒作战的尖兵。

　　护理部主任郭娜说："前线需要什么，我们就培训什么。"疫情期间，在护理部的组织下，共拍摄35节线上新冠肺炎应急培训课程；组织两千余人完成操作模拟培训，81人进行重症强化培训；组织四千余名本院职工完成防疫理论培训。护理部质控组还建立了三级督查制度，严格执行"四从（从紧、从严、从细、从实）"要求，并驻点急诊、国际医疗部、血透室、手术室等重点科室，落实精细临床质量监管，确保疫情防控常态化落实到位。

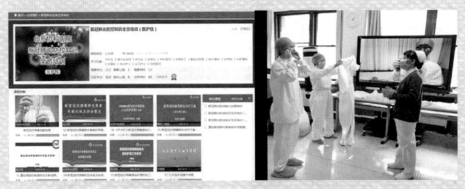

北京协和医院新冠肺炎知识及操作全员培训

　　护理部还不断淬炼护理感控队伍，筑牢病房感控防线。全院124 名感控护士在感控管理小组的带领下，建立了全覆盖、全人群、全流程、制度化、常态化的新冠肺炎院感防控体系，周密、牢固地落实院感防控工作，以查促改、补齐短板，保证了各护理单元患者的安全收治及治疗工作。

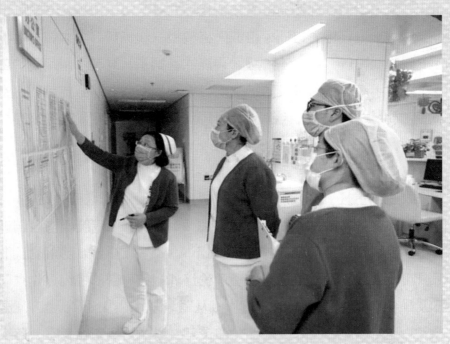

感控护士在病房现场检查

充满温暖的后方之"家"

在做好疫情防控相关工作的同时，护理部还时刻惦念着援鄂护士及家人。大量的生活物资和医用物资，从护理部、工会、总支、科室、支部、个人……源源不断地输向抗疫前线，几乎每天都有数十个甚至上百个承载着全院职工牵挂的箱子，风雨无阻地向着武汉进发。为此，后勤保障处负责对接"北京—武汉"的绿色专递，专车配送援鄂物资，保证"爱的包裹"以最快速度抵达武汉。

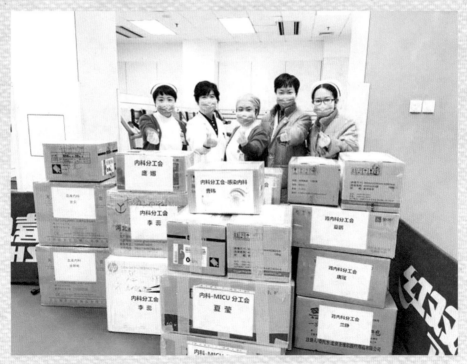

准备运往武汉的物资

护理部成立生活保障与员工关怀组，通过"一对一爱心联络人"了解武汉一线队员各方面需求，慰问队员家属及解决家庭困难，为队员家属送去当时十分紧俏的口罩、酒精、消毒液等防护物品，让队员们没有后顾之忧；建立"心手相连，共渡难关"工作群，拟定切合前线人员及后方家属实际需求的暖心驰援方案；为每位队员购买智能音箱，希望队员们在繁重的工作之余能够休息好、心情好。国际医疗部护士杨璐在日志中写道："下班后掏出手机有二百多条未读信息，很多来自朋友们的关心问候，担心我的身体状况。他们还帮忙筹备物资，各种连我自己都想不到的贴心小物件纷纷打包从北京寄来……我的眼眶湿润了，爱你们！"

双线作战　守好北京协和大本营

　　如果说抗击疫情是一场战役，那么医院里的急诊、发热门诊就是阻止战火蔓延的第一道防线。得知武汉出现新型冠状病毒肺炎疫情后，为防患于未然，早在 2020 年 1 月初，协和急诊即开始与医务处、院感处密切沟通，采取相应措施加强急诊的防控工作，并对发热门诊进行升级转型，使发热门诊从原来单纯的传染疾病筛查中心，迅速提升危重症患者救治能力，完全达到新冠肺炎重症患者的隔离救治标准。为此，护理部从人力、物资、流程等各方面均给予大力支持，从全院抽调精兵强将，先后派出近百人次支援发热门诊。第一批支援护士，妇科病房教学老师杨晓平说："收到支援发热门诊的信息后，我就主动报名了，因为 2003 年我参加过抗击'非典'的工作，有一定经验，所以责无旁贷！"

　　从疫情初期开始，危重患者就诊量激增。护理部亲临一线指挥，发热门诊护理团队通力合作，通过一系列积极而有成效的护理管理与质量把关工作，筑牢了医院内疫情防控的第一道防线。发热门诊实行分区管理，并设置了专职监督员岗位，由 3 名护理管理人员轮流负责，认真细致地检查每一位进出发热门诊的工作人员正确穿脱防护服。面对新型冠状病毒这个看不见的"敌人"，严格落实防护措施就是最有力的盾牌，对大家的严管就是厚爱。

　　通过全方位升级转型，发热门诊以普通急诊四级预检分诊系统为基础，建立了发热门诊预检分诊系统，快速筛检危重患者；根据传染病筛查要求和患者的病情需求，实现发热门诊分级分区管理，减少患者候诊时间，同时避免聚集和交叉感染；开辟危重患者绿色筛查通道，启动快速筛查机制，组织专家远程会诊，对患者进行快速有序的分流；规范各项管理流程，制订了一系列应急预案，并在实践过程中不断整改完善，从各个环节加强流程管理，确保医疗及护理安全。疫情期间，发热门诊共接诊发热患者近 3 万人次，筛查出新冠肺炎确诊病例 19 例，实现了新冠肺炎患者零漏诊、零交叉感染及工作人员院内零感染的目标，在疫情的快速控制上起到了重要的作用。

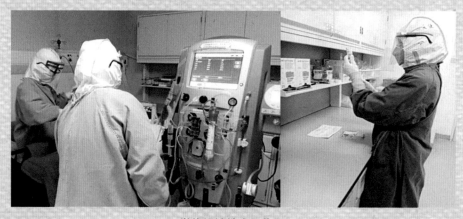

发热门诊护士工作照

主管发热门诊工作的急诊科护士长孙朋霞说："无论是寒冷的冬，还是炎热的夏，我和来自全院各科室的战友们一起奋战在发热门诊。穿着厚厚的防护服，戴着三层手套，透过水雾弥漫的防护镜进行各项抢救及治疗工作，工作真的很辛苦，但大家都努力克服困难，相互鼓励。在这些年轻伙伴们的身上，我看到了乐观和勇敢，看到了坚强和无畏，看到了团结和自信，也看到了热情和希望。还记得有一次，一位患者在结束治疗离院时特意对我说：'谢谢你们，你们真是不容易啊！我闺女也是学医的，真的特别心疼你们，太辛苦了。'那个瞬间，我忍不住热泪盈眶。在这个没有硝烟的战场上，我们并不孤独，有千千万万的战友一起逆行而上，并肩作战，我们勇敢的样子，很美！"

助力北京保卫战　我们责无旁贷

　　自 2020 年 6 月北京区域性疫情发生以来，按照市政府、医院的整体部署，协和护理人又加入到社区核酸采样队伍中。上级的任务常常夜里下达，指挥系统就连夜传达布置。采样队员中 60% 来自护理团队，作为"指挥中枢"的护理部常常工作到深夜。6 月 19 日至 22 日，北京气温连续多日高达 34～35℃，地面温度更是高达 50℃，普通人穿着短袖还一个劲儿冒汗，而医护人员却穿着密不透风的防护服在室外持续工作，连续几个小时的高温作业、身穿厚厚防护服的采样队员们早已浑身湿透，汗如雨下。接受采样的居民们发自肺腑地说，"真是辛苦了，白衣天使们，谢谢你们！"

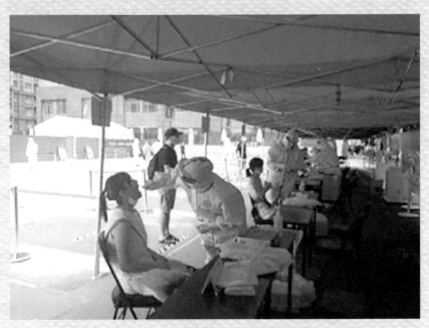

协和采样队工作照

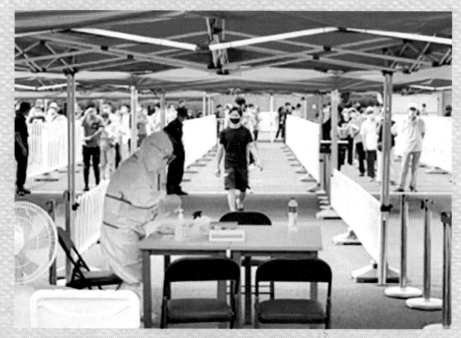

协和采样队工作照

2021 年 1 月 21 日，北京协和医院再次接到任务，组建核酸采样队前往核心区 5 个采集点进行社区核酸采样。国有召之时，协和人必应！从清晨到深夜，采样队员先后奔赴采样点，一棒接一棒，以耐心的态度、娴熟的技术、规范的操作，展现出协和护理特有的质量和温度，共计完成采样近 4 万人次。儿科年轻护士、曾前往武汉的抗疫"老兵"邹垚说："我们的采样队伍经验丰富、配合默契，采样速度非常快。来采样的市民很多，但都特别配合，看到他们口罩后的笑脸和谢意，我们心里也暖暖的。"

协和人的优秀表现也赢得了上级部门和合作伙伴的高度赞赏。西城区卫健委专程发来感谢信，信中称赞协和队员"在时间紧、任务重的情况下，冒酷暑、战严寒，精诚团结、恪尽职守，付出了艰辛努力，作出了巨大贡献"。与协和在同一采样点并肩作战的东城区第一人民医院急诊科主任由衷地说："协和队员的操作非常规范，

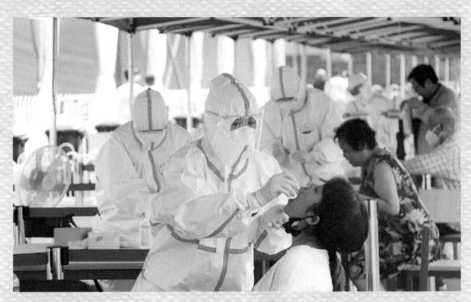

队员们训练有素地为市民进行核酸采样

速度快、质量高，值得我们好好学习。包括他们规范刷手的小视频对我们而言都是极好的培训材料。"

在这场没有硝烟的战斗中，协和护理团队制度科学合理，分工细致明确，质量督导严格，用协和标准、协和速度、协和温度为武汉抗疫、北京抗疫交上了一份满意的答卷、提供了宝贵的护理经验，向全国乃至全世界展现出协和力量、协和品质、协和效率。抗击新冠肺炎疫情，全体协和人"疫"不容辞。

坚守育人初心　传承南丁格尔精神

　　1920年，北京协和医学院护士学校开启了中国护理高等教育的先河，这是我国当时唯一培养护理本科生的高等学府。在历史大背景下，学校先后经历了由高等教育改为中专教育，再由中专教育向高等教育发展的变化。这些坎坷、曲折的历史始终没有改变协和护理人的核心价值观，那就是育人的初心。如果要列数那些从创立之初就站在行业教育最前沿的高等学府，那么北京协和医学院护士学校一定名列其中。追求卓越是协和从开始就烙在成长基因里的文化印记。

协和精神传播

协和护理一直在如何培养创新人才、领军人才上多思考、多探索，充分发挥医院专家学者荟萃的优势与作用，发挥优良传统，精耕细作，培养更多具有胜任力的好护士。协和护理人才辈出，从这里走出了许许多多护理专业领军人物，包括南丁格尔奖章获得者、中华护理学会理事长、护理专家等，她们都有一种共同的情结，就是南丁格尔情结；她们都有一个共同的特质，就是坚强的毅力与使命感，以高尚的职业感召力，担当大任、引领护理事业的发展和进步，以博大的情怀，将毕生无私奉献给护理事业。部分协和护理人离开北京协和医院后，继续在全国其他地方的护理岗位发挥着重要作用，包括："传西方之学，立东方之规"的聂毓禅；"展巾帼英姿，传中国声音"的王琇瑛；"秉南丁格尔之烛，铸伟大于平凡"的陈路得；"乱世守白衣，盛世传薪火"的黄爱廉等。她们是协和精英的代表，是协和精神的传承者，护理事业的亲历者和引领者；她们促进了所在省市护理学会、医院、学校的护理学科进步与专业发展；她们通过自己的身体力行将协和护理精髓传播到全国各地，继承和发展了协和精神，又使协和精神得到弘扬和延续，协和护理享誉中外。

协和护理人到其他医院、学校从事护理工作可以追溯到二十世纪四十年代。2020 年 8 月，《天津护理》杂志社发表了一篇题为《协和医院来津护士对天津护理教育和发展的历史贡献》的文章，文章回顾了北京协和医院去天津工作的五位护理前辈余韫珠、陈路得、袁艺菊、王桂英、甘兰君对天津护理发展所作的贡献，高度赞

省份	姓名	机构	职务
北京	聂毓禅	解放军总医院	副院长
	王懿	北京儿童医院	筹建负责人
	陈琦	北大医院	护理部主任
		宣武医院	护理部主任
	沈长慧	北京安定医院	护理部主任
	张蕙兰	肿瘤医院	护理部主任
	田丽丽	肿瘤医院	护理部主任
	杨英华	阜外医院	护理部主任
	王玉兰	阜外医院	护理部主任
	郭淑茹	胸科专科医院	筹建负责人
	王琇瑛	首都医学院	护理系主任
河北	佘韫珠	保定医学院附属医院	护理部主任
天津	佘韫珠	天津多家医院	护理部主任
	陈路得	天津中央医院	护理部副主任
	袁艺菊	天津市传染病医院	护理部主任
山东	黄爱廉	济南大学亦旭缘附属医院	副院长兼护理部主任
江苏	王懿	苏州博习护校	校长
上海	卢惠清	上海第一医学院	副教导主任
	陈坤惕	上海第二医学院附属广慈医院	护理部主任
广东	卢惠清	中山医科大学卫生学校	名誉校长
	黄爱廉	广州红十字会医院	副院长
重庆	卢惠清	重庆医学院第一附属医院	护理部主任
四川	王懿	华西大学新医院	护理部主任
甘肃	陈琦	西北医院	护理部主任
陕西	李象棠	西安第四军医大学第一附属医院	护理部主任
吉林	佘韫珠	吉林后方医院	护理部主任

扬了五位前辈给天津护理带去规范的制度和严格的管理，为天津护理发展积攒能量，从护理教育、护理管理、护理制度、护理国际交流、护士权益等方面助力天津护理事业发展。

协和五姐妹情况一览表

	佘韫珠	陈路得	袁艺菊	王桂英	甘兰君
出生日期	1907 年 9 月	1914 年 2 月	1915 年 5 月	1920 年 2 月	1920 年 12 月
祖籍	江苏	湖北	上海	山东	上海
护校名称	协和护校	协和护校	协和护校	汾阳护校	协和护校
预科入学时间	1925 年 / 燕大	1931 年 / 燕大	1934 年 / 金陵女大		1939 年 / 东吴大学
本科入学 / 毕业	1929/1931 年	1934/1937 年	1937/1940 年	1935/1938 年	1943/1946 年
协和医院 / 任职	1931 年 / 督导	1937 年 / 督导	1940 年 / 护士长	1938 年 / 护士	
来津时间	1942 年	1942 年	1942 年	1942 年	1946 年
在职最高职务	一中心医院副院长	总医院副院长	护士学校校长	护理学会理事长	医大护理系主任
社会职务	市政协常委	全国政协委员	市人大代表		
去世时间	2009 年 11 月	2000 年 8 月	1995 年 10 月	2012 年 1 月	2011 年 4 月
在世时间	102 岁	86 年	80 年	92 年	91 年
备注		31 届南丁格尔奖		37 届南丁格尔奖	

摘自《天津护理》2020 年 8 月

　　协和对中国护理发展所作出的贡献及影响重大而深远，为中国培养了一批具有扎实理论基础，拥有临床、教学、科研等能力，能够引领护理学发展，成为独当一面的临床护理专家、护理教育者和护理行政管理高级护理人才。从协和走出的护理人陆续在全国各个护理岗位上担任重要职务，他们带去了协和精神和协和文化，在全国各地都起到了推动护理专业发展的重要作用。

　　今天，协和依然坚守育人初心，承担着全国护理人才培养的重任，使护生、进修护士、专科护士学员感悟到协和的气质和精神，并且传承发扬协和精神。

护理学生培养

护理学生是护理事业未来的希望，他们不仅需要将书本上学到的知识、技能与临床无缝衔接，更需要在临床学会尊重患者、关爱患者。从严育人、从优育人、全面育人、分层次育人，这是一代又一代协和护理人探索出的人才培养方针。

协和的护理学生在校期间会经历两种不同形式的临床学习——见习和实习，从 1921 年协和建院持续至今。

见习就是在学校学习部分理论知识后，到临床科室床旁实践。根据理论学习内容，护生第一学年就会到相应的科室进行为期 1 周的临床见习，以后每学期都会有 4 周左右的时间进入临床。见习的目的是为了让护生熟悉临床护理工作环境及工作流程，对所学的操作或疾病有更深刻的认识，也为后期实习阶段打下基础。临床的教学老师会根据护生的见习目标制订带教计划；帮助学生选择合适的病例；让见习护生对患者进行资料收集、疾病问诊、提出护理问题等，并进行点评。

在护生理论学习全部结束后的最后 1 年，会到医院进行 8～10 个月临床实习。护理部会为学生制订实习计划、安排轮转科室，每个轮转科室为期 4 周至 8 周。每位实习护生都有一本实习手册，每轮转一个科室都需要完成实习手册上的各项任务。护理部要求各教学老师根据专科特点，为实习护士示范、指导基础操作，手把手带学生完成护理操作，每周至少有 1 次的理论授课等。出科前会对护生进行理论及操作的考核，每名学生的临床考核成绩都会作为最后入职协和面试的重要参考。评价是双向的，实习护生对临床教学老师的工作也会进行满意度测评，以促进临床教学工作不断提高。

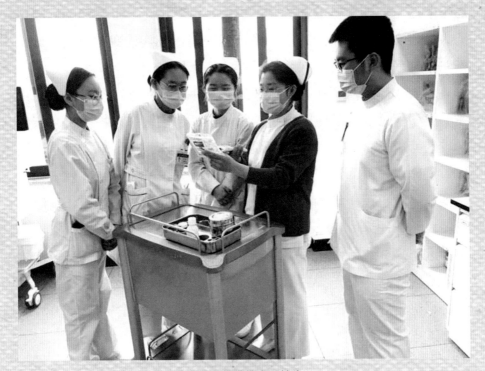

教学老师带教实习护生

一位护生在实习结束后说："老师总是一遍又一遍地让我们进行操作，同学间互为患者体验操作感受，有问题不断改进。在这种严格要求之下，我们将操作流程熟记于心，在真正的患者面前不紧张了。护理部有操作模型，比如静脉输液操作，手臂和血管特别逼真，穿刺后的落空感甚至回血都和真人一模一样，经过反复练习，我第一次给患者静脉穿刺就成功了，当时患者还表扬了我。"

协和要求实习护生掌握一定的药物和检查化验知识。教学老师会制作药物标本册，将药物名称、作用、禁忌证等进行标注，药品的外形也会让实习护生牢记于心。对于常见的化验结果标准，例如白细胞值、血红蛋白值、常见电解质正常值等均要求熟记于心。

要想成为一名合格的护士，除了对专业知识和操作技能的培训外，对于患者病情的观察也尤为重要。为避免在某些科室实习时间短不能碰到典型案例的情况，护理部特别聘请了一批专业的标准化病人，模拟临床常见的问题，设计沟通情景及病情变化情景，培训护生如何应对和处理，帮助他们建立临床思维。

2004年，协和医院护理部敞开大门，开始对外校招收实习护生。为了保证实习护生的质量，每年护理部主任、总护士长会亲自前往重点高校宣传、面试，标准甚至不低于新护士招聘。通过笔试、操作考试、面试的层层选拔，优秀的外校护生来到北京协和医院实习。经过近1年的临床实习，很多优秀的护生留在协和，成为一名协和护理人。

近年来，北京协和医院每年接收来自全国护理院校的实习学生近400人，从协和走出去的实习护生受到用人单位的一致好评。通过协和护士对护生的精心培养，为协和乃至全国医院培养了一大批优秀的护理接班人。

进修护士培养

除了实习护生，每年医院还会接收近 800 余名来自全国各地的护士到协和进修学习，时间为 3 个月或 6 个月。

护理部同样十分重视对进修护士的培养。进修护士入院时，护理部会召开欢迎会和入院教育，进行医院历史、规章制度、文化建设等方面的培训，并带领进修护士参观院史馆，充分感受协和护理文化的魅力与精髓。

进修护士的培训分为三级。护理部层面：协和自主学习平台有大量护理课程，在进修期间，每位进修护士都有一个学习账号，进修护士可自主选择学习平台上千余个课件，内容包括临床护理、护理科研、循证护理、护理人文、护理前沿等；可以一睹近年来协和各类护理授课大赛、科普大赛、微课大赛选手风采；可以学习标准化护理操作等。科室层面：以每个大科为单位，每 2 周组织理论授课、操作技能工作坊、进修生座谈等。病房层面：教学老师会根据进修护士需求，派专人带教进行更加细化的培训，大到病房管理、病室规范、信息系统，小到操作步骤、护理记录书写规范等。

一位进修护生在结业时感慨地说："协和是不藏私的，是开放的，永远向全国医院的护理人员敞开大门，欢迎他们学习指导。通过急诊科半年的进修学习生活，我认识了协和的精英式教育，并融入了协和的文化学习氛围。感谢护理部为我们进修护士安排丰富多彩的学习内容，使我学习到全国最先进的护理管理理念和护理专业技能。各位老师在生活上对我们细致关心，论文撰写上也加以点拨……这半年的学习让我学有所得，学有所获，养成很好的道德修养，掌握了受益终身的学习方法。"

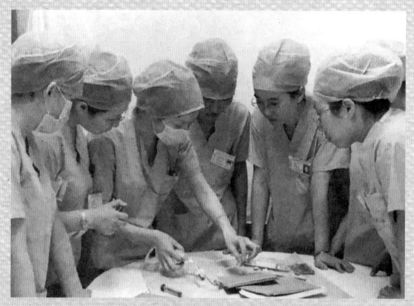

带教进修护士

　　除了网上学习平台和科室讲课，医院所有讲座都对进修护士开放，护理部举办的各种培训班，如护理管理培训班、护理师资培训班等均给予进修护士优惠条件。进修护士还可以办理协和图书馆借书卡，饱览"协和三宝"之一的图书馆馆藏。一位进修护士兴奋地说："在协和进修，如果不会文献检索就太可惜了。在协和，不但可以去图书馆免费借阅书籍和上网检索文献，病房每一台电脑都可以免费下载文献。遇到不懂的疾病，可以即刻上网，从UpToDate、万方上寻找答案，特别人性化。"

　　进修护士在培训期间远离家人，护理部和科室会格外关注她们的心理健康。推荐北京的美食和旅游景点，让大家在学习之余可以放松身心，更加快乐地投入工作。一位进修护士在回到当地后，特意给进修过的病房写了一封信，上面写到："能在进修的时光中加入协和，成为协和护理人，是我一生中最为珍视的幸福时光。在这里学习，真正理解了协和八字箴言：严谨、求精、勤奋、奉献的深刻含义，真正理解到协和精神是一种执着的科学精神，是对待每一件事都要严谨求精，在任何时候都要勤奋奉献。在这里进修，感到境界得到提升，身处高台，见己之不足，上进行之，是这次进修最大的收获。"

在协和进修学习过的护理同仁们，无一不被"严谨、求精、勤奋、奉献"的协和精神所感染，被协和护士"一切为了患者"的真诚之心所打动。通过进修护士这座桥梁，协和与全国各医院建立了友好合作关系，互相学习，教学相长。

专科护士学员培养

专科护士的培养不同于实习学生和进修护士，专科护士培训是为成为临床护理专家打基础。护理部一直致力于对专科护士的培养，从 1999 年至今，协和已有近 500 名各领域专科护士，为全国专科护士的培养奠定了师资力量。

护理部着手打造一流的专科护理师资队伍、一流的教学中心。截至 2020 年，协和已有 37 个中华护理学会及北京护理学会专科护士培训基地，每年接收 600 余名来自全国各地的专科护士来院学习。

专科护士学员带教要求更高，他们为全国各医院的护理骨干，经过前期的理论学习，到临床教学基地进行为期 4 至 8 周的临床实践。实践过程中除了观摩临床护理方法，进行操作考核，还需要完成护理个案或护理综述，甚至是完成科研开题，并完成一次与专业相关的授课。

护理部首先对专科护士学员的带教老师进行严格的考核，只有通过考核具备带教资格的护士才能进行专科护士学员的带教工作。教学计划根据中华护理学会或北京护理学会的要求，同时会结合每一期学员的要求进行调整，充分体现协和特点。

一位专科护士在结束临床实践后说："在选择专科护士临床教学基地时，参加过专科护士培训的同事告诉我，一定要选协和。当我终于有幸来到协和，真的被震撼到了。协和是举全院之力带教专科护士。例如 PPT 制作，邀请的是医院大咖林进教授为我们讲解；'护士如何做科研'采用的是医护协同模式讲解，从医生的角度看护士应该如何在科研上寻求突破、如何与医生合作。虽然只有短短几周时间，但除了专业知识和技能，这种对学术的追求、对科研的训练，让我破茧成蝶，有了质的变化。"

每批专科护士结束临床实践，护理学会对学员进行满意度调查，所有专科护士不约而同地给协和打出高分，这是对协和护理带教工作的最高褒奖！

除此之外，协和每年还会举办各种类型的护理培训班、护理论坛等，将协和高品质的护理传播到全国各地。

"教育是太阳下最光辉的事业，护理是一项最精细的艺术。我的每一个进步都离不开协和精神的熏陶和老师们的谆谆教诲。把协和精神传承好、发扬好是我们这一代人的责任。要履行好'传道'的职责，把对护理、对患者、对学生的爱融入工作的点滴之中；要不断增强'授业'的能力，在夯实专业基础的同时提升临床教学技能；要注重提高"解惑"的技巧，使学生真正能将'勤、慎、警、护'的协和护训内化于心、外化于行。"

——吴欣娟

科学济人道，文化润团魂。协和护士肩负使命与担当，将继续坚守协和育人的初心，努力培养出具有国际视野的高层次、复合型护理领军人才，使协和护理教育品牌成为中国护理教育的典范。

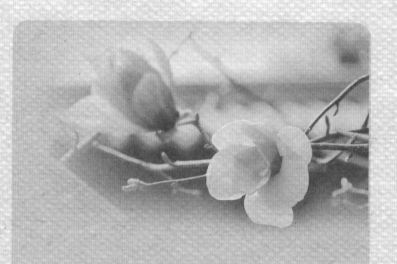

历届主任

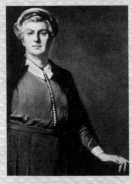

沃安娜　Anna D.Wolf

1920—1925年
北京协和医院首位护理部主任
北京协和医学院护士学校校长

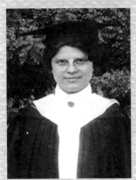

盈路德　Ruth Ingram

1925—1929年
北京协和医院第二任护理部主任
北京协和医学院护士学校校长

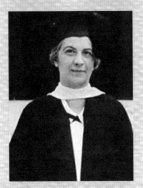

胡智敏　Gertrude E. Hodgman

1930—1940年
北京协和医院第三任护理部主任
北京协和医学院护士学校校长

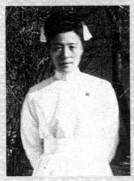

聂毓禅

1940—1953年
北京协和医院首位中国籍护理部主任
北京协和医学院护士学校首位中国籍校长

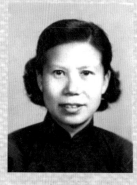

陈坤惕

1953—1958年
北京协和医院护理部主任
1963—1978年
北京协和医院护理部主任

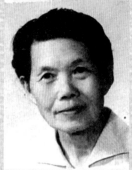

林宝善

1958—1963年
北京协和医院护理部副主任、主持工作
1978—1983年
北京协和医院护理部主任

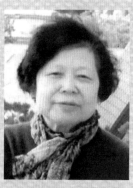

李纯

1983—1985年
北京协和医院护理部主任

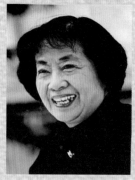

黄人健

1983—1998年
北京协和医院护理副院长
1985—1993年
北京协和医院护理部主任

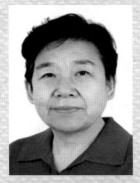

孙秀霞

1993—1998年
北京协和医院护理部主任

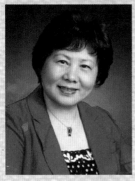

吴欣娟

1998—2020年
北京协和医院护理部主任
2005—
北京协和医学院护理学院副院长

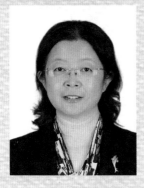

郭娜

2020年—
北京协和医院护理部主任

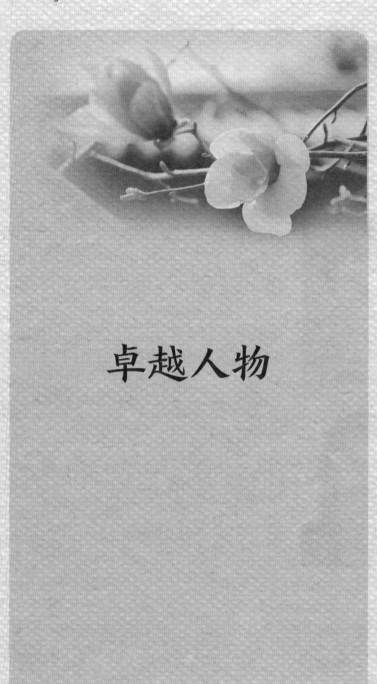

卓越人物

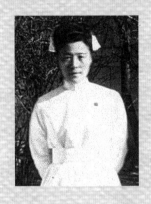

聂毓禅
——北京协和医院首位中国籍护理部主任

1927 年毕业于北京协和医学院护士学校，1940 年任北京协和医院首位中国籍护理部主任、北京协和医学院护士学校首位中国籍校长。1941 年将学校迁往成都，保留了当时中国唯一的高等护理教育学府。1988 年任中国协和医科大学护理系名誉主任。1946—1950 年任第十五、十六届中华护理学会理事长。

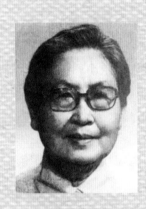

王琇瑛
——我国第一位南丁格尔奖章获得者

1931 年毕业于北京协和医学院护士学校，我国著名的公共卫生护理和护理教育专家，公共卫生工作奠基人之一。1983 年王琇瑛获第 29 届南丁格尔奖，是我国第一位获此殊荣的护理工作者，也是第一位被英国皇家护理学院授予校友奖章和证书的中国护士。1950—1987 年任第十七至十九届中华护理学会副理事长、第五届中华全国妇女联合会副主席。

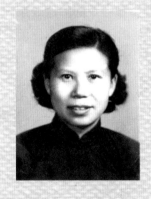

陈坤惕
——从革命圣地延安走出来的护理管理者

1953—1958 年及 1963—1978 年任北京协和医院护理部主任。1945—1947 年任延安中央医院护理部主任。1964—1983 年任第十八届中华护理学会理事长，为任职时间最长的一位理事长。

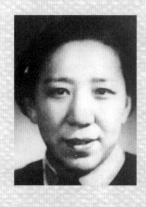

陈路得
——恢复中国高等护理教育的推动者

1937 年毕业于北京协和医学院护士学校，曾任北京协和医院护士长、护士督导兼北京协和医学院护士学校教师，为恢复中国高等护理教育做出重大贡献。1980 年当选为第三届全国人民代表大会代表、第三届全国妇女代表大会代表，1987 年获第 31 届南丁格尔奖。

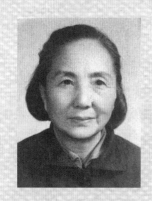

林雨
——第一位担任全国人大常委会委员的护理专家

1941 年毕业于北京协和医学院护士学校，曾任北京协和医院护理部副主任，兼任北京协和医院护士学校教务主任、副校长、名誉校长。1983 年当选第六届全国人大常委会委员，1986 年任全国人大教科文卫委员会委员。她多次对老少边穷地区卫生状况进行考察，是护理人员在国家权力机关任职最高的专家。

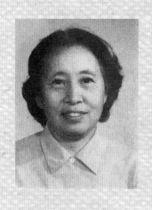

张惠兰
——中国第一位参加国际肿瘤护理会议的护理专家

1941 年毕业于北京协和医学院护士学校，曾任北京协和医院外科护士长、总护士长，为我国著名的外科及肿瘤护理专家。历任中华护理学会常务理事、外科专委会副主任委员，第三届全国人大代表，第五届至第七届全国政协委员，第七届全国政协医药卫生体育委员会副主任。

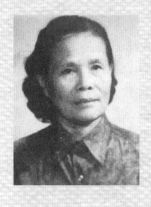

陈淑坚
——WHO护理专家咨询团唯一的中国代表

1944 年毕业于北京协和医学院护士学校，曾任北京协和医院护理部副主任、北京协和医院护士学校校长。1978 年成为 WHO 护理专家咨询团中唯一的中国代表，任职 10 年。1985 年筹备建立了原卫生部护理中心，并任中心副主任。

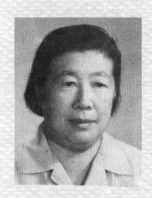

潘孟昭
——中国协和医科大学护理系第一任系主任

1951 年毕业于北京协和医学院护士学校，曾任北京协和医院内、外、妇产科病房护士长，北京协和医院护士学校校长，中华护理学会常务理事。1985 年参与恢复中国协和医科大学护理系，并担任第一任系主任，为恢复协和高等护理教育做出了突出贡献。2017 年荣获北京协和医学院"医学教育管理突出贡献奖"。

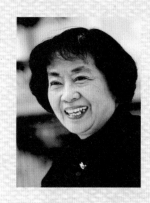

黄人健
——北京协和医院第一位护理副院长

1957 年毕业于北京协和医院护士学校，曾任北京协和医院妇产科护士长、总护士长、护理部主任、副院长，北京协和医院护士学校校长。第八、九届全国政协委员，第二十四届中华护理学会理事长，第一届中国生命关怀协会副理事长，第七届北京护理学会会长等职。先后荣获全国"三八红旗手""全国优秀院长"等殊荣。

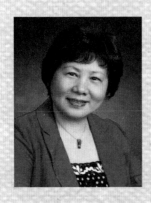

吴欣娟
——中国护理管理改革领军人物

1981 年毕业于北京协和医院护士学校，曾任北京协和医院外科护士长、总护士长、护理部副主任，1998—2020 年任护理部主任。现为主任护师、博士生导师、国务院政府特殊津贴专家、北京协和医院护理委员会主任委员、第二十七届中华护理学会理事长、北京协和医学院护理学院副院长。2011 年荣获第 43 届南丁格尔奖，2013 年当选全国妇联第十一届执行委员，2016 年荣获"泰国王太后护理奖"，2017 年荣获首届"全国创新争先奖状"，2020 年当选"美国护理科学院院士"。

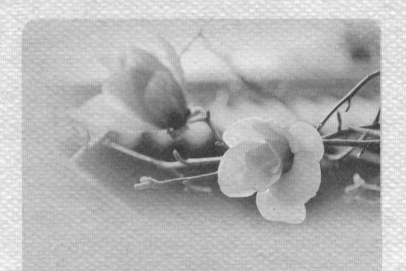

协和护理大事记

1920 年　建立北京协和医学院护士学校，开创我国高等护理教育先河

1921 年　北京协和医院举行开业典礼

1925 年　首创我国公共卫生护理教育

1940 年　聂毓禅成为北京协和医院首任中国籍护理部主任兼护校校长

1941 年　抗日战争时期，聂毓禅校长率协和护校西迁成都继续办学

1946 年　协和护校迁回北平继续办学

1952 年　协和护理团队 60 余人参加抗美援朝志愿队，护士李学增荣立二等功，护士苗文娟和凌秀珍、助理护士黄金龙荣立三等功

1953 年　协和高等护理教育停办

1954 年　北京协和医院护士学校开启中专学历护理教育

1955 年　北京协和医院推行分级护理制度

1971 年　护士王菊芬、刘月娟和黄金龙参加为期 1 年的援藏医疗队

1973 年　护士韩玉卿参加为期 1 年的援藏医疗队

1978 年　傅福贞副总护士长被中华全国妇女联合会授予"全国三八红旗手"称号

1983 年　凌秀珍护士长被中华全国妇女联合会授予"全国三八红旗手"称号

1988 年　北京协和医院启动联合国开发计划署（UNDP）护理人才培养项目，先后选派护理骨干 30 人前往美国、英国、加拿大、澳大利亚、新加坡、日本等国家培训学习交流

1988 年　杜仲芳护士长荣获卫生部"模范护士"称号

1995 年　北京协和医院成为全国"整体护理"协作网牵头单位

1995年起　参加中国医学科学院组织的对口援藏项目，截至 2011 年先后派出李兰苓护士长、张兰茹主管护师、张伟护士长、李丽护士长、袁秀芳护士长、王冬军教学老师、李奇教学老师、常京平教学老师、蒲霞教学老师援藏

1997 年　被卫生部授予"积极推行以患者为中心的整体护理，促进护理工作改革，成绩突出单位"

1998 年　黄人健副院长被中华全国妇女联合会授予"全国三八红旗手"称号

1999 年　黄人健副院长被卫生部授予"全国医院优秀院长"称号

1999 年　北京协和医院护士学校停止招收中专学历学生

1999 年　院内护理期刊《协和护理》季刊创刊，2012 年更名为《协和护理之音》

1999 年　腹膜透析中心护士周紫娟成为我院首名专科护士

1999 年　启动赴芬兰护理人才培养项目，先后选派 82 名护士前往芬兰学习

2003 年　350 名护理人员参加抗击"非典"一线工作

2003 年　ICU 病房成为全国首批 ICU 专科护士临床教学基地

2004 年　外科史冬雷护士长、朱力护士长、李敏护士参加巴基斯坦救援，接回祖国同胞

2005 年　护理部被卫生部、中华全国妇女联合会授予全国卫生系统护理专业"巾帼文明岗"称号

2006 年　成立国内第一个由护士协调管理的专病门诊——血友病门诊

2008 年　38 名护理骨干参加奥运总部、奥运会开幕式、闭幕式、场馆医疗保障工作

2008 年　刘玮楠护士长、高娜护士长、高宇护士长、李红艳教学老师、孙蓓教学老师代表协和护理团队以第一名的成绩荣获"全国卫生系统护士岗位技能竞赛"金奖

2008 年　胸外科护士陈萍、蒋玉青和血液净化中心护士王娟、卢艳支援汶川地震灾区医疗救治工作

2009 年　"经外周静脉置入中心静脉导管（PICC）整体管理模式的建立与研究"荣获首届中华护理学会科技奖二等奖

2009 年　医院启动"百人计划"人才培养项目，先后选派近百名骨干护士前往美国等国家学习

2010 年　护理员黄小斌荣获人力资源和社会保障部"全国技术能手"称号

2010 年　成为卫生部"全国优质护理服务示范工程"首批重点联系医院

2010 年　以第一名的成绩成为卫生部首批"国家临床重点专科——专科护理专业项目建设医院"

2010 年　荣获卫生部"优质护理服务考核优秀医院"称号

2010 年　作为卫生部护士岗位管理试点医院，在全国率先建立护士分层级管理体系

2011 年　吴欣娟主任荣获第 43 届"南丁格尔奖"

2011 年　牵头制订我国首个护理行业标准《静脉治疗护理技术操作规范》，并于 2013 年向全国发布

2012 年　基本外科一病房荣获卫生部全国"优质护理示范病房"

2013 年　"护士岗位精细化管理模式的建立与实践"荣获第三届中华护理学会科技奖一等奖

2015年起　北京协和医院牵头执行中组部、人社部和国家卫生健康委组织的医疗人才"组团式"援藏任务，与兄弟医院共同帮扶西藏自治区人民医院，至今先后派出孙红副主任、王惠珍护士长、沈宁总护士长、潘志英主管护师、关玉霞护士长、李尊柱护士长、周文华护士长、张海洋护士长、孟彦苓护士长、张捷教学老师、曹晶主任助理、杨长捷教学老师共 6 批、12 名护理骨干赴西藏自治区人民医院开展为期 1 年的"造血式"帮扶

2015 年　"卧床患者常见并发症规范化护理模式的构建"获批国家公益性行业科研专项，是我国护理领域唯一成功获批的项目，经费497 万元

2015 年　"以临床需求为导向的护理教学管理体系的构建与实践"荣获中华护理学会第四届科技奖二等奖

2015 年　案例《深化优质护理服务》荣获"改善医疗服务行动计划"全国医院擂台赛十大价值案例

2016 年　"一种上肢制动支架"和"临床常用加压沙袋与沙袋固定装置"分别荣获中华护理学会第一届创新发明奖二等奖和三等奖

2016 年　案例《专科·专业·专心》荣获"改善医疗服务行动计划"全国医院擂台赛十大价值案例第一名、全国医院擂台赛总决赛银奖

2016 年　吴欣娟主任荣获"泰国王太后护理奖"

2017 年　王惠珍护士长荣获国家卫生计生委"优质护理服务表现突出个人"称号

2017 年　孙红副主任荣获中华护理学会"杰出护理工作者"称号

2017 年　案例《热爱·仁爱·关爱》荣获"改善医疗行动计划"全国医院擂台赛十大价值案例、全国医院擂台赛总决赛暨三年总结论坛最佳表现奖

2017 年　护理部被中华全国妇女联合会授予"全国三八红旗集体"称号

2017 年　护理部获国家卫生计生委"优质护理服务表现突出先进集体"称号

2017 年　护理部党支部获国家卫生计生委直属机关党委"先进基层党组织"称号

2017 年　"住院患者静脉血栓栓塞症风险管理体系的成功构建及临床应用"获中华护理学会第五届科技奖一等奖

2017 年　"专病护理模式改善血友病患者整体生存状况的研究与实践"获中华护理学会第五届科技奖二等奖

2017 年　"基于专科小组模式下的静脉血栓栓塞症护理管理体系的构建及质量改善"获中国护理质量大会第三届"护理质量改善提灯奖"

2017 年　吴欣娟主任荣获首届"全国创新争先奖状"

2017 年　"基于实证的现代医院护理管理制度建设与成效"获中国医院协会"医院科技创新奖"一等奖

2018 年　护理部党支部被教育部评为全国高校"双带头人"教师党支部书记工作室、教育部新时代高校党建双创"全国党建工作样板支部"

2018 年　"盆底功能障碍性疾病'门诊-病房-家庭一体化'管理体系的构建与应用"荣获"中国护理管理创新奖"卓越奖

2018 年　"一种预防髋关节假体脱位的梯形枕"荣获中华护理学会第二届创新发明奖二等奖

2019 年　吴欣娟主任、王惠珍执行总护士长荣获国家卫健委直属机关党委"优秀共产党员"称号

2019 年 护理部党支部被国家卫健委直属机关党委确定为"标准化规范化建设试点支部"

2019 年 "急诊预检分诊系统及分诊护士标准管理体系的构建与应用"荣获中华护理学会第六届科技奖二等奖

2019 年 "高龄髋部骨折患者早期活动管理体系的构建"荣获"中国护理管理创新奖"卓越奖

2019 年 护理部被中华全国总工会授予"全国工人先锋号"称号

2019 年 "曲静通优处,行标护安全"和"精准护理分级,为患者安全保驾护航"项目荣获国家卫健委医管中心"国家医疗相关标准执行竞技赛"一等奖

2019 年 护理部牵头成立"中国精英教学医院护理联盟",由 9 所国内顶尖三甲医院组成

2019 年 案例"全人全程·专心专业——老年护理服务模式的创新与实践"荣获"改善医疗服务行动计划"全国医院擂台赛金奖

2019 年 护理部荣获国家卫健委医政医管局"改善医疗服务创新科室"称号

2020 年 "一种下肢肌力锻炼装置的研发及成功应用"荣获中华护理学会第三届创新发明奖二等奖

2020 年 孙红书记荣获中华全国妇女联合会"全国三八红旗手"称号

2020 年 吴欣娟主任当选美国护理科学院院士

2020 年 135 名护理人员参加国家援鄂抗疫医疗队,夏莹护士长荣获国家卫健委"新冠肺炎疫情防控工作先进个人"称号和中宣部等四部委授予的"一线医务人员抗疫巾帼英雄谱";李奇护士长荣获国家卫健委"新冠肺炎疫情防控工作先进个人"称号;崔文博护师荣获共青团中央"全国优秀共青团员"称号;刘金榜主管护师荣获中央文明办和国家卫健委"中国好医生、中国好护士"抗疫特别人物;李尊柱护士长荣获中华护理学会"杰出护理工作者"称号

参考文献

[1] 中国协和医科大学校史（1917—1987）[M].北京：北京科学技术出版社，1987.

[2] 政协北京市委员会文史资料研究委员会编.话说老协和[M].北京：中国文史出版社，1987.

[3] 董炳琨.协和育才之路[M].北京：中国协和医科大学出版社，2001.

[4] 〔美〕约翰·齐默尔曼·鲍尔斯.中国宫殿里的西方医学[M].蒋玉红，等译.北京：中国协和医科大学出版社，2014.

[5] 〔美〕玛丽·布朗·布洛克著.洛克菲勒基金会与协和模式[M].张力军，等译.北京：中国协和医科大学出版社，2014.

[6] 韩小惠.协和大院[M].北京：人民文学出版社，2020.

[7] 王益锵.中国护理发展史[M].北京：中国医药科技出版社，1999.

[8] 张惠兰.协和护理教育与护理精神的形成与发展[J].中华护理教育，2006，3（1）：7-8.

[9] 中华护理杂志编辑部.王琇瑛同志小传[J].中华护理杂志，1983，18（5）：319-320.

[10] 宗淑杰.协和名医（第二册）[M].北京：中国协和医科大学出版社，1995.

[11] 董炳琨.老协和[M].保定：河北大学出版社，2004.

[12] 讴歌.协和医事[M].北京：生活·读书·新知三联书店，2007.

[13] 吴欣娟."北协和"的护理记忆[J].中华护理教育，2017，14（4）：266-268.

[14] 吴欣娟.协和护理记忆[M].北京：人民卫生出版社，2016.

[15] 王琇瑛.护理荟萃[M].北京：科学普及出版社，1987.

[16] 金平钰.默默的圣洁——记陈淑坚[J].瞭望周刊，1990，29：22-24.

[17] 韩淑芳.老协和[M].北京：中国文史出版社，2017.

[18] 王云峰，赵雁.中国护理百年发展史的主要历程及其评价[J].中华现代护理学杂志，2009，4（11）：641-644.

[19] 毛秀英，黄人健等．无菌持物钳保持方法的探讨 [J]．护士进修杂志，1993，8（5）：24-25.

[20] 吴欣娟．协和护理奇葩盛开 [J]．协和医学杂志，2010，1：27-28.

[21] 吴渭虹，赵金相．关于功能制与整体护理的思考 [J]．中华医院管理杂志，1999，7（7）：408-409.

[22] 王斌全，苏琳．整体护理发展史 [J]．护理研究，2008，22（4）：1033.

[23] 子英．UNDP 行动：中国的《护理与发展》[J]．当代护士，1999（06），本刊特稿．

[24] 唐文娟．公共卫生护士与大众健康——以私立北平协和医学院高级护士学校与北平市第一卫生区事务所为例的研究 [C]．人类健康理念国际论坛、第四届国际医史学大会、中华医学会医史学分会第 12 届 2 次学术年会论文集．2009：223-234.

[25] 许燕．国内外护理信息化实践现状 [J]．中国护理管理，2010，10（5）：11-14.

[26] 姜月平．协和医院来津护士对天津护理教育和发展的历史贡献 [J]．天津护理，2020，28（4）：465-470.

[27] 黄人健．协和护理精神在全国的传播 [J]．中华护理教育，2006，（3）：9-10.

[28] 吕式媛．谈谈护理责任制 [J]．中华医院管理杂志，1985，1（2）：102-103.

[29] S. E. Allison. Anna Wolf's dream: establishment of a collegiate nursing education program、Image J Nurs Sch. 1993, 25 (2): 127-131.

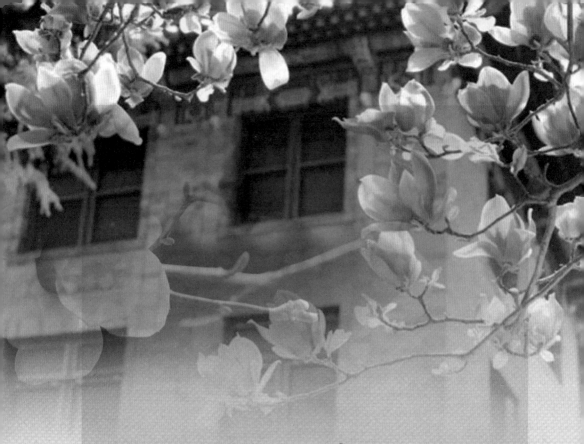

尾 声

百年前，一个名字诞生，
从此，协和护理人披星戴月，风雨兼程；
看今朝，华彩如故，
他们意气风发，畅想新百年，迈向新征程。

严把质量关，苦练基本功，
是对患者无微不至的爱；
人才梯队立根基，科研转化结硕果，
是对护理事业深深的情。

协和护理精神，如满院盛开的玉兰，向阳怒放，
化作光，照亮迷茫，聚成景，排解忧伤，铺满路，通向希望，
我们与患者手挽手、肩并肩，迎接未来，拥抱健康！

52检

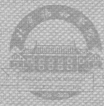